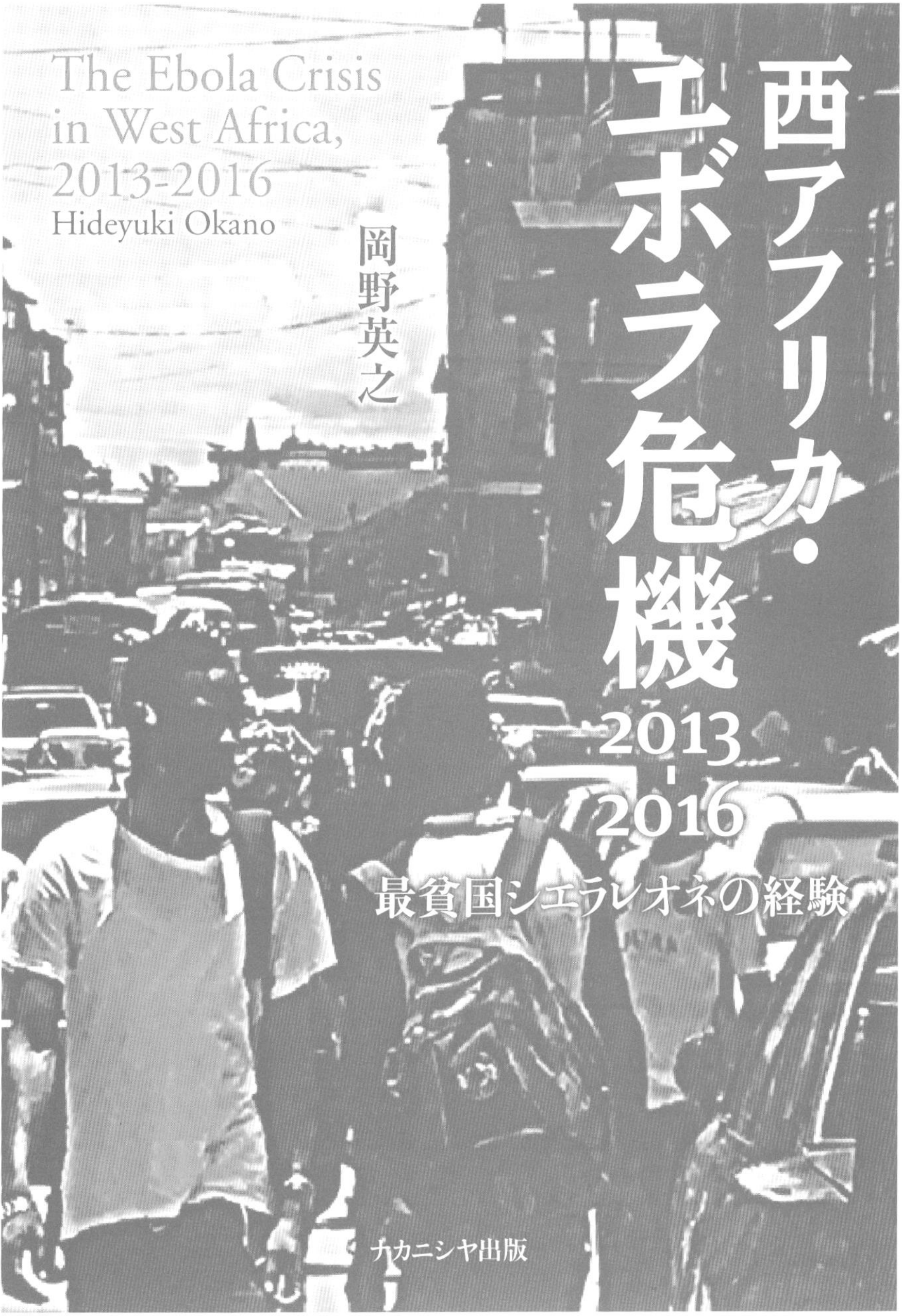

西アフリカ・エボラ危機 2013-2016

最貧国シエラレオネの経験

岡野英之

The Ebola Crisis in West Africa, 2013-2016

Hideyuki Okano

ナカニシヤ出版

はじめに

「ちょっと、ちょっと、俺に近寄るな!!」

とかなり強い声で言われた。そのとき、私は高熱にやられ、病院に来ていた。西アフリカの小国シエラレオネでの経験である。簡易的な防護服を着た男は

「その線から前に出るなよ」

と私に念を押した。さきほど非接触型の体温計で体温を測られたばかりであった。熱は三九度を超えていた。男は約二メートル先の机に座り、書類を記入している。どうやら、その書類は、エボラ出血熱の症状を記したチェックリストのようだ。下痢はあるか、吐き気はあるか、と一つずつ質問しては書類に何かを書き込んでいる。熱で朦朧とするなか、私は

「まだエボラ出血熱のことを警戒しているのか」

と考えた。

このとき、私がいたのはシエラレオネのケネマ政府病院（Kenema Government Hospital：☞152頁）である。この病院は二〇一四年、すなわち、私が訪れる二年前にエボラ出血熱治療の最前線として機能していた。ケネマ政府病院は、この地域の医療の中核を担っていたが、エボラ出血熱流行時にはそれが裏目に出た。農村部からエボラ出血熱に感染した人々が次々と運ばれ、収容能力以上の感染者を受け入れざるをえなかった。その結果、防疫がずさんとなり医療従事者に多くの感染者を出した。ケネマ県では六〇〇名の感染者を出したが、そのうち六六名がケネマ政府病院で働く医療従事者であったといわれる（Senga et al. 2016）。

後で落ち着いてから気づいたのだが、病院の敷地には、その当時の痕跡がまだ残っていた。印象に残っているのは、壁に貼りつけられた顔写真である。何枚かの写真が貼られ、その下には、「彼（彼女）はエボラとの戦いのなかで犠牲になった。安らかに眠りたまえ」と英語で書かれていた。

このとき、私はエボラ出血熱の流行下で人々はどのように暮らしていたのかを調査するためにシエラレオネに滞在していた。二〇一六年八月から九月にかけての一カ月ほどの滞在であった。それまでにもシエラレオネには何度も来たことがある。私はシエラレオネを専門とする研究者であり、内戦や紛争後の平和構築を専門とする。シエラレオネは、かつて一一年にもおよぶ内戦に巻き込まれており（一九九一-二〇〇二年）、これまでにも内戦当時の話を聞き取ったり、内戦後の社会変化について調査したりしていた。

このときの訪問は三年ぶりであった。その頃、すでにエボラ出血熱は終息していた。最後の感染者が見つかったのはこの年の一月であり、三月一七日には世界保健機関（World Health Organization: WHO）がシエラレオネの流行は終息したと宣言した。それを受けて現地調査に行くことにした。

高熱に襲われたのは、今回の調査も残すところあと五日という帰国間近の夜中であった。このとき、滞在していたのはダル（Daru）という町である。ダルは、シエラレオネでも、ごく初期段階にエボラ出血熱が蔓延した町であった。この日、私は、ダルから選出された県議会議員、モハメド・サノ議員と面会し話を聞いた。「私の選挙区では人口の半分が死んだ村がある」という話だった。翌日、サノ議員はその村に案内してくれるという。しかし、その夜に高熱を出したために、その予定はキャンセルせざるを得なかった。翌朝、私は高熱でガタガタ震えながらも、調査を手伝ってもらっている友人に

「どこでもいいから病院に連れてってくれ」

と頼み込み、早朝にダルを出発した。車を出してもらい、病院へと向かうことになった。

「熱ならしょうがねえな。また来いよ」
と送り出してくれたサノ議員の笑顔は今でも覚えている。苦笑いにも見えるような笑顔であった。

数時間ほどで、大きな町まで出た。この町がケネマであり、私が運び込まれたのがケネマ政府病院であった。このあたりで大病になった者が運び込まれるのは、必ずというほどケネマ政府病院である。他に選択肢がないからだ。

私が病院に担ぎ込まれた日は日曜日であり、本来ならば病院は休みであった。それでも、診察は受け付けていた。私がまず通されたのは大きな部屋であった。面接会場のようなレイアウトで、机と椅子が設置されている。私は部屋の真ん中に置かれた椅子に座れと命じられた。机との距離が異常に離れているのに違和感を覚えた。この部屋はスクリーニング室であった。患者がやってきた場合、まずエボラ出血熱の可能性がないかを確認するのである。このとき、シエラレオネではまだエボラ出血熱が再発生するかもしれないという懸念が払しょくできておらず、警戒態勢が維持されていたのである。冒頭に記したのは、この時の経験である。

防護服を着た男に問診された後、私は別の男に採血され、しばらく、待たされることになった。小一時間した頃であろうか。ひとりの男が私に近づいてきた。この男は防護服を着てはおらず、白衣であった。おそらく、エボラ出血熱には感染していないとわかったのであろう。「ついてこい」と言われて診察室まで案内された。

診察室に入る。

中の様子は日本と何ら変わりはない。「医師」が目の前に座っており、血液検査の結果に目を通していた。私が入るや否や、彼は
「ああ、マラリアだねえ」
と何の変哲もない口調で私に言った。

マラリアとは、蚊が媒介する感染症であり、シエラレオネではごく日常的にみられる。現地の人も頻繁に罹っており、「マラリアになっちゃったんだよね」と言いながら、普通に仕事をする人も多い。ただし、それは子どもの頃からマラリアに慣れており、免疫がある者に限られる。免疫のない者にとってマラリアは致命的になりうる。かつてシエラレオネは、「白人の墓場」といわれており、海上交易に従事する船乗りたちや、イギリスから派遣された植民地行政官たちが無数に命を落とした（Curtin 1961）。現在でも開発援助に従事する外国人がマラリアで命を落としたという話をたまに聞く。しかし、そんなマラリアも投薬さえすれば、数日のうちに軽快する。

彼は私に、注射を打てば数日で治ると告げた後、お尻にでっかい注射を打った。「明日、また来い」と言う。もう一本注射を打つのだそうだ。

ところで、私を診察してくれた「医師」は、正確にいえば医師ではない。シエラレオネには医師の資格をもつ人材は限られており、各県に一〜二人しかいない。しかも、その多くが行政職に就いている。すなわち、医療政策を立案・運営する役割についているのだ。そのため、実際に診察に当たるのは、ほとんどの場合が「地域医療官」（Community Health Officer）という資格をもつ者である。[1] この資格は、シエラレオネ独自の資格であり、医師と看護師の中間にあたる。シエラレオネは、最貧国であり、十分な数の医師を養成することができない。そのために最低限の医療行為をする資格を設けることで、最低限の医療サービスを何とか提供しようとしているのだ。

しかしながら、シエラレオネが直面しているのは、医師不足という問題だけではない。なにせ、予算不足のために医療機器や薬剤が調達できない。さらには、公務員の給料が遅れることが日常茶飯事である（地域医療官など政府病院で働く医療従事者は公務員である）。予算の都合上、給料の一部しか支払われないことも珍しくはない。給料だけでは、食っていけないのだ。

そうした状況だからこそ、職権濫用や汚職が生まれる。

地域医療官は診察を終えた後、私にこう言った。

「で、いくら払えるんだ」

私は、その質問の意図が理解できなかった。「ちゃんと料金は支払いますよ」と答えると、彼はこのように答えた。

「日曜は本来、休みなのだ。だが、自分の稼ぎのため、そして、人助けのために診察をしている。君が払ってくれた診察代は病院ではなく、私のものになるんだ」

私は事情を把握し、薬代や診療代などすべてを含めて適切な金額を提示してくれとお願いした。そうすると彼は、明日の注射代を含めて一〇万レオン（約二六〇〇円）[2]という金額を提示した。妥当な金額だった。薬代も含めれば、普通に診察を受けてもそれくらいはする。日曜に診察してくれて本当に助かったのでチップも含めて一一万レオンを渡した。一万レオン札（一枚が約二六〇円の価値しかないが最高額の紙幣）が一一枚である。彼は手渡した紙幣を数え、一一枚あることを確認した後、そのすべてをポケットにいれた。もしかすると、私に打ってくれた注射も、くすねたものかもしれない。

その後、私の症状は徐々に軽快し、その翌々日には、病明けの倦怠感を引きずりながら、調査を続けることができた。


シエラレオネでは、彼のように「副業」に従事する医療従事者は珍しくない。勤務時間外に働き、患者からお金を貰っている者もいるし、自分の診療所を開設して、勤務時間外に診察している者もいる。こうした「副業」をしないと生活できないのである。こうした状況は周辺国ギニアやリベリアでもあまり違いはない。エボラ出血熱はそんな

[1] 地域医療官はシエラレオネではCHOと略されることが多い。あまり略語が多いと煩雑になるため、本書では「地域医療官」と表記することにした。
[2] シエラレオネの通貨はレオン（Leone）である。エボラ出血熱が流行した二〇一四年から二〇一六年のあいだは一米ドル＝三九〇〇-四三〇〇レオンで推移した。その数値に基づき本書では一〇〇〇レオン＝約二六円と計算した。

国々で流行したのだ。

西アフリカ・エボラ危機とは

エボラ出血熱はエボラ・ウイルスに起因する感染症であり、その致死率は五〇-九〇パーセントにもおよぶ。一九七六年に存在が確認されて以降、アフリカ大陸を中心にたびたび流行を繰り返してきた。こうした流行のなかでも、本書が取り上げる西アフリカ・エボラ危機は最大のものである。

西アフリカ・エボラ危機は、二〇一三年一二月から一六年六月にかけて発生した。その二年半のあいだに、二万八六五二名が感染し、一万五二六一名が死亡した（CDC 2019a）。その中心となったのがギニア、リベリア、シエラレオネの三国である（本書ではこれら三国を「西アフリカ・三国」と呼ぶことにする）（図0-1）。西アフリカ・三国はいずれも最貧国であり、医療体制が十分に整備されていない。大きな病気をしても病院に行けず、自宅で亡くなる人も少なくない。先ほど、西アフリカ・エボラ危機では二万八六五二名の感染者を出したと記したが、この数字も統計に上がっているだけにすぎず、実際にはそれよりも多いであろうといわれている。ある研究では、その一・二七から一・七倍の感染者がいたであろうと推定している（McNeil Jr. 2015）。

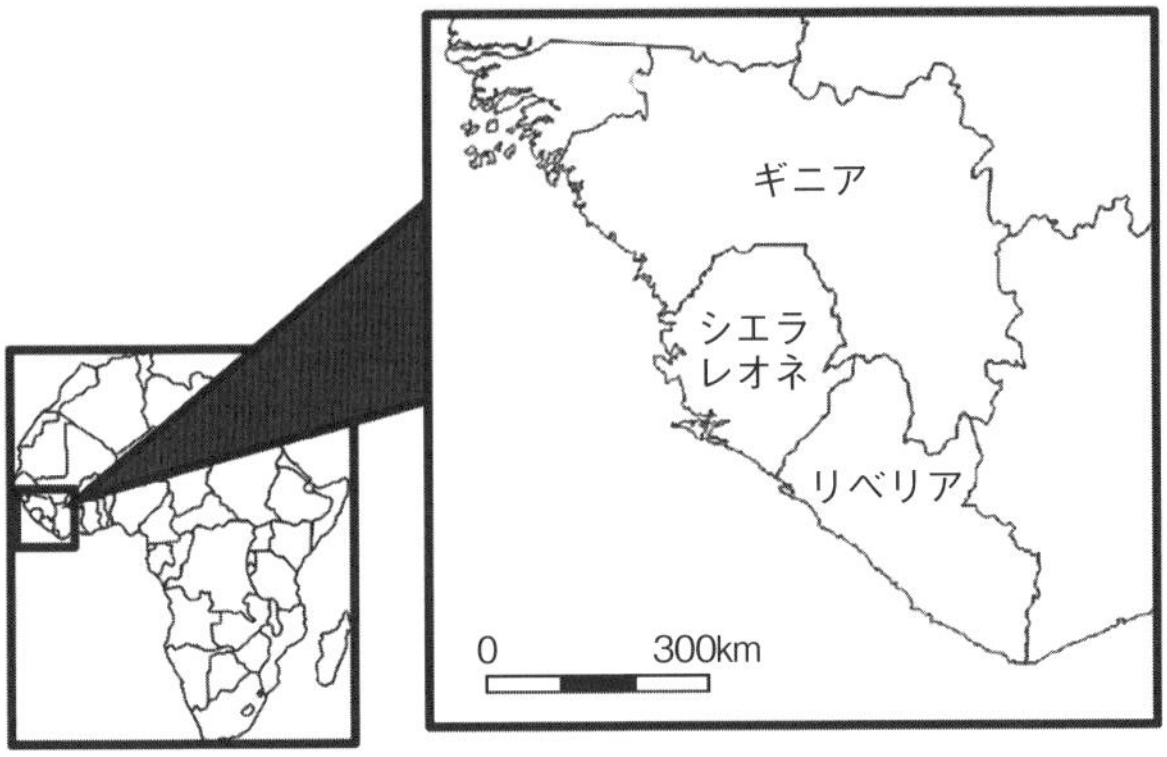

図 0-1　西アフリカ・三国

西アフリカ・エボラ危機が未曾有の規模に拡大したのには二つの理由がある。第一に、それまでエボラ出血熱の発生報告がなかったところで起きたことである。それまでエボラ出血熱の流行はアフリカ中央部に集中していた。国でいうとウガンダ、コンゴ民主共和国（キンシャサ）（一九七一から九七年までの国名はザイール）、コンゴ共和国（ブラザビル）、スーダン（特に二〇一一年に南スーダンとして独立する地域）、ガボンである。西アフリカ・三国は、これらの国から遠く離れていた。人々も政府も医療従事者もエボラ出血熱に関する知識は持ち合わせておらず、エボラ出血熱が流行するとは予想だにしなかった。

第二に、流行した国々の面積が小さかった。エボラ出血熱は農村部で突如として発生することがほとんどである。これまでエボラ出血熱が発生した国は面積が広い国が多かった。ゆえに発生地から都市までの距離が遠く、感染者が都市へとアクセスすることが難しい。ゆえに局所的に発生しては終息するというパターンが多かった。それに対して、西アフリカには小さい国が集まっている。都市間の距離も小さく、農村の人々は都市部へと容易にアクセスできた。都市には周辺地域から人々が集まってくる。無論、診察を求めてやってくる病人もいる。人の移動によってウイルスが拡散した。さらに、小国であることは国境までの距離も近いことを意味する。ギニアで発生したエボラ出血熱は、国境を越えてシエラレオネやリベリアへと広がった。

国境を越えた感染拡大に対して国際社会はできるだけの対処をした。西アフリカ・三国に人的・物的な支援を投入し、エボラ出血熱を抑え込むための体制を築き上げた。さらには、世界各国がエボラ出血熱の侵入に備えた。空港では厳重な防疫体制を敷き、感染者が発生したときのために感染者の受け入れ態勢を整えた。そうした努力もあり、西アフリカ・エボラ危機は二年半で終息した。

本書のねらい

本書は、西アフリカでエボラ出血熱がいかに広がり、それに対して、〈人類〉はいかに対処したのかを明らかにする。特に本書で意識したのは、西アフリカ全体の状況や国際的な対応といった全体像を描くのと同時に、ローカルな状況をも描くことである。

「〈人類〉はいかに対処したのか」という大げさな問いを掲げたのには理由がある。その理由とは、エボラ出血熱対策では、国際社会からローカルなレベルまで、さまざまな組織や個人が関わっているからである。そこには人類の経験や英知が詰め込まれている。「人類の経験や英知」というのは、医学の知識、国際的な保健衛生の制度、国際援助のノウハウといった世界標準のものだけではない。現地の人々が有する在来知や問題解決の方法も、そのなかには含まれる。アフリカには、現地の人々がみずから創造・蓄積し、運用してきた知識や制度がある。それらは、ローカルなレベルで問題解決をもたらし、新たな社会を想像する原動力として機能してきた。西アフリカ・エボラ危機は国際的な課題であると同時に、感染に直面する人々にとってはローカルな課題でもある。ゆえに現地の人々がこれまで培ってきた経験や知識についても目を向ける必要がある。

人類学者、松田素二が指摘するように、アフリカ社会の問題解決の思考や制度はグローバル化のなかで異なる思考や制度とふれあい、衝突し、折衝、融合、接合しながら日々再創造されている（松田 n.d.)。西アフリカ・エボラ危機でも同様のダイナミズムがみられた。たとえば、国連安全保障理事会（the United Nations Security Council）は二〇一四年九月に、西アフリカでのエボラ出血熱の流行を「国際の平和と安全に対する脅威」（Threat to international peace and security）と認定し、その対策のために国連エボラ緊急対応ミッション（United Nations Ebola Emergency Response: UNMEER）を設置した。また、先進国政府も流行地に対してさまざまな支援を実施した。さらに、現地の政府も、医療や公衆衛生を扱う省庁だけではなく、さまざまな組織や人々を動員して対策にあたった。それらに加えて、村やコミュニティ・レベルでも人々は独自の対策を実施した。すなわち、エボラ出血熱対策は、グローバルなレベルからローカルなレベルまで、さまざまな動きが重なりながら進んでいった。そのなかで、これらさまざまな思考や制度が混交した。本書ではそうした動きをできるだけカバーしていこうと思っている。だからこそ、〈人類〉という大げさな言葉を使ったのだ。

現場の動きと国際社会の動きの両方に目を向ける

西アフリカ・エボラ危機は、さまざまな動きが重なり合いながら進展している。その複雑な経緯をうまく書き記すために本書では二つの方向性を採用することにした。

第一に、ローカルな「現場」に注目することである。人々が日常生活を送る現場、すなわち、都市や町、村の様子に注目する。国際的な支援が論じられる際、しばしば「現場」とは、「支援が入る現場」や「海外からやってきた開発援助の職員が働く現場」が注目されることが多い。確かに、それらも重要かもしれない。しかし、これらに関しては、現地でエボラ対策にあたった方々がリアルな体験談を記している（その一部は本書でも引用した）。筆者が書くまでもない。むしろ、筆者が本書で描きたいのは、現地の人々にとってエボラ危機とはどのような経験であったのかである。すなわち、エボラ出血熱に直面した人々はどのようにこの疾病を経験したのか、そして、いかにして国際社会からの支援を受け止めたのかを記述したいのである。

ローカルな現場には、グローバルなレベルからローカルなレベルまでのさまざまな取り組みが「地続き」なものとして立ち現れる。たとえば、エボラ危機の最中には、現地の人々のなかから有償ボランティアが動員され、市井の人々に対する啓発活動が実施された。彼らは国際機関によって実施される研修を受け、その賃金は緊急支援金から捻出された。こうしたボランティアのなかには「仕事」を政治家から斡旋された者も少なくない。政治家はコネを通じて、支援者に利益誘導をしたのである。しかし、こうしたボランティアもエボラ対策に大きな貢献をした。エボラ出血熱の症状を一般の人々に説明し、発症が疑われたときにはどうすればよいのかを説いて回った。こうした啓発活動は人々の行動変容を促し、エボラ対策に大きく貢献した。これはほんの一例にすぎないが、現場での出来事をみると、さまざまな主体が関わっていることがわかる。

また、現場では、人間の本能的な部分もみえてくる。人間は病に対して恐怖や不安を抱く。一般人のみならず医療従事者でさえ、その不安からは逃れられない。医療従事者は「病が怖い」、「医療従事者としての使命を全うしたい」

といった気持ちを抱きながら医療活動に従事した。また、エボラ出血熱を金儲けのチャンスだと捉える者もいた。彼らにとって国際社会からの支援は汚職の機会であった。さらには、「エボラなんて聞いたことがない、エボラは政府が海外からの支援を引き出すためのでっち上げにすぎない」という疑念を抱いた人も少なくなかった。「現場」では、こうしたさまざまな思いが錯綜した。本書ではそうした人々の思いも記述の対象としたい。

ただし、エボラ危機を理解するのに「現場」だけに目を向けるわけにはいかない。なぜなら、西アフリカ・エボラ危機には国際社会のさまざまな主体が介入したからである。そこで本書では、第二の方向性として、国際社会に目を向けることにした。

西アフリカ・エボラ危機では、多くの国際的な組織が対策に乗り出した。主なものだけでも、WHO、国境なき医師団（Médecins Sans Frontières: MSF）、アメリカ疾病対策予防センター（Centers for Disease Control and Prevention: CDC）などが挙げられる。こうした国際的な主体が、自らの目的に沿って行動した結果、「政治」が生まれる。たとえば、MSFは、現場にいる患者を重視したオペレーションを重視し、迅速に対応しないWHOを批判した。その一方、国際機関であるWHOは現地政府との関係を重視せざるを得ない。現地政府に危機感がないことから、WHOの支援は遅れがちになってしまった。そうしたWHOをMSFは批判し、対立関係が生まれた。流行地に対する支援は、こうした国際的な主体が繰り広げる「政治」によって形作られ、現場へと反映される。ゆえに現場だけを見ていては、エボラ対策がいかに進められたのかを十分に理解することはできない。

また、国際社会の動きに注目して西アフリカ・エボラ危機を論じることは、このときまでに構築された感染症対策の国際的な制度を検証することにもつながる。国際社会は感染症対策の制度を改善し続けてきた。特に、二〇〇〇年代以降、重症急性呼吸器症候群（SARS）や鳥インフルエンザ（H5N1）、中東呼吸器症候群（MERS）といった世界的なパンデミックにつながりうる感染症の流行があった。それらの経験によって感染症対策の制度も改善された。国際社会による西アフリカ・エボラ危機への対応は、そうした経験蓄積のうえで成り立っている。

さらには、西アフリカ・エボラ危機そのものも人類の教訓として、その蓄積に加わっている。西アフリカ・エボラ危機が終息してから三年半後、人類は新型コロナウイルス感染症（COVID-19）のパンデミックを経験した。そのときの人類の対応は、西アフリカ・エボラ危機を含めた過去の感染症対策の集大成のはずである。西アフリカ・エボラ危機をみることは、国際社会による感染症対策を振り返ることにつながる。このように考えると、「ポスト・コロナ」を生きる我々にとっても西アフリカ・エボラ危機を検証する意義は大いにある。

シエラレオネを中心に論じる

ローカルな現場を描き出すためには、現地社会の様子や人々の日常生活を詳しく知る必要がある。西アフリカ・三国すべてを取り上げるには、筆者の知識も経験も足りない。そこで本書はシエラレオネに絞って論じることにする。

私は、シエラレオネの政治・社会を調査する研究者であり、医学の専門家ではない。いわゆる「文系」の研究者である。それでもなお、私がエボラ出血熱について執筆しようと思ったのは、シエラレオネ、さらには、西アフリカ・三国の社会的な状況を踏まえたうえで本感染症の流行について理解する必要があると考えたからである。私は二〇〇七年以降、シエラレオネに何度も足を運び、内戦の歴史を聞き取るために現地調査を繰り返した。その過程で得た経験と知識は十分といえないまでも、それらを踏まえれば現地の状況を踏まえたうえで西アフリカ・エボラ危機について論じることができる。

エボラ出血熱が流行した三国は、いずれも「最貧国」とされている。そうした地域での感染症対策では、先進国に住む人々にとっては想像も及ばないことが起きうる。たとえば、聞き取り調査対象者の一人が、「まさかエボラが本当にあるとは思わなかった」と語ったことがあった。彼女は首都郊外のコミュニティでリーダー的立場にあった。彼女は自分のコミュニティで発生した感染者を目の当たりにし、ようやくエボラ出血熱がまやかしではなく、本当にあるのだと思ったという。しかしながら、彼女はそれまでにシエラレオネ政府が実施するエボラ出血熱に関する研修を受けたことがあった。研修を受けることにしたのは、参加を要請されたからであり、日当が支払われたからである。研修を受けても、彼女はエボラ出血熱の存在を信じていなかった。その後、彼女は自身のコミュニティでエボラ出血熱が発生したことによって初めて、エボラ出血熱が本当に存在するのだと認識した。しかし、その後の対応は適切であった。研修で学んだ通りに対処したからである。

彼女がエボラ出血熱の存在を信じなかったのは、必ずしも彼女が頑固だったからではない。シエラレオネには確かな情報源がない。テレビやインターネットは十分普及しているとはいえない。ラジオは、ある程度普及しているものの信頼できるチャンネルは少ない。政府も信頼できるとはいえないし、医療体制も十分整っていない。そして、いろんな噂が飛び交っている。そんな状況で見たことも聞いたこともない病のことを信じろという方が無理である。この例にみられるように、感染症対策の現場では、先進国で暮らす人々にとっては予想のつかないことも起こっている。本書では、筆者の現地での経験や現地社会に関する知識を盛り込んだうえで、エボラ出血熱の流行中に何が起こったのかを論じることにしたい。

なお、私事とはなってしまうが、本書がコロナ禍の渦中で執筆されたものだということを申し上げておきたい。筆者は二〇二〇年三月下旬、コロナ禍のため、新たな調査地であった東南アジアから日本へと逃げ帰ってきた（岡野 2021b）。このままでは帰国できなくなると感じたからである（就航便がだんだんキャンセルされていった）。世界の状況は、その後、さらに悪化した。その後は、京都の自宅に閉じこもらざるを得ず、大好きな生ビールも飲めない日々が続いた（缶ビールはともかく、生ビールは飲食店でしか飲めない）。大学での授業もオンラインで実施せざるを得なかった。そんななかで本書を執筆した。本書の執筆には一年半を費やしたが、ようやく出版社に原稿を手渡した二〇二一年七月、筆者は新型コロナウイルスのワクチンを接種することになった。こうして振り返ると筆者にとって本書はコロナ禍の産物である。ゆえに本書ではコロナ禍だからこそ感じたストレスや感情が反映されているかもしれない。

最後に「エボラ出血熱」という表記について断っておく。国際的にみると「エボラ出血熱」（Ebola Hemorrhagic Fever）という表記は使われなくなっており、むしろ、「エボラウイルス病」（Ebola Virus Disease）と表記されることが多くなっている。ＷＨＯもこの表記を用いている。なぜなら、出血は本感染症に共通する症状ではなく、感染者の一部にしかみられないからである（増田 2015）。それでもなお、本書が「エボラ出血熱」という表記を用いたのは、日本の感染症法がその表記を採用しているからであり、かつ、日本語ではこの呼び方が広く用いられているからである。

目次

第一章　流行のはじまり

本章では、西アフリカ・エボラ危機のはじまりについて記していく。その際、エボラ出血熱とはいかなる疾患なのか、といった背景情報も適宜提示していく。

一　西アフリカ・エボラ危機のはじまり

はじめのうちは「よくあること」だったのが、気づいたときには大ごとになっている。感染症の流行が、そうした形で始まるのは珍しいことではない。二〇二〇年に新型コロナウイルス感染症が流行したときもそうだった。世界のどこかで新しい感染症が流行しているというニュースはそれまでにもしばしばあった。それが世界規模の大きな変化に繋がったことはほとんどない。けれども、「ポスト・コロナ」を生きる私たちはそうした「よくある」ニュースが報じられて数カ月後、世界が大きな変化を遂げていることもあることをすでに知っている。

西アフリカ・エボラ危機も同じように「よくあること」から始まった。

謎の病気

二〇一四年三月のことである。ごくありふれたニュースが報じられた。「ギニアの南東部で原因不明の疾患が拡大している」というニュースだった（Baize et al. 2014）。

実は、この手のニュースは西アフリカでは珍しいものではない。現地の新聞を追っていると、一年から数年に一度のペースでそうした記事を目にする。大概、「〇〇〈地名〉で謎の病が拡大！　〇〈数字〉人が犠牲に」という見出しである。その後、調査団が派遣され、病の原因が判明する場合もある。公害病の場合もあるし、ウイルスや細菌による感染症の場合もある。続報が見当たらない場合もある。

このニュースが報じられた後、ギニア南西部には調査団が入った。彼らによる調査の結果、その疾患がエボラ出血熱であると判明する。その時点でニュースはありふれたものではなくなった。これまで発生したことのない国でエボラ出血熱が発生し、それが拡大しているというのだ。その後、現地ではさまざまな方策でエボラ出血熱を抑え込もうとしたものの、十分な結果が得られなかった。半年のあいだでエボラ出血熱は周辺国にも拡大し、「国際平和と安全に対する脅威」とみなされるまでとなった。

謎の病気がギニアにて広がる

エボラ出血熱が突如としてギニアに現れたのは、「よくある」ニュースが報じられる約四カ月前のことであった。二〇一三年一二月である。

舞台は、ギニア南西部にあるゲゲドゥ県メリアンドゥ（Meliandou）村であった（図1-1）。この村は三一世帯しかない小さな農村である。最初の患者は、この村に住む二歳の男児であった。この男児は、二〇一三年一二月二日に高熱や嘔吐といった症状を呈し、その四日後に息を引き取った（Saez et al. 2015）。

最貧国であるギニアでは、大きな病になっても病院に連れて行けないことも多い。たとえ病院に連れていけな

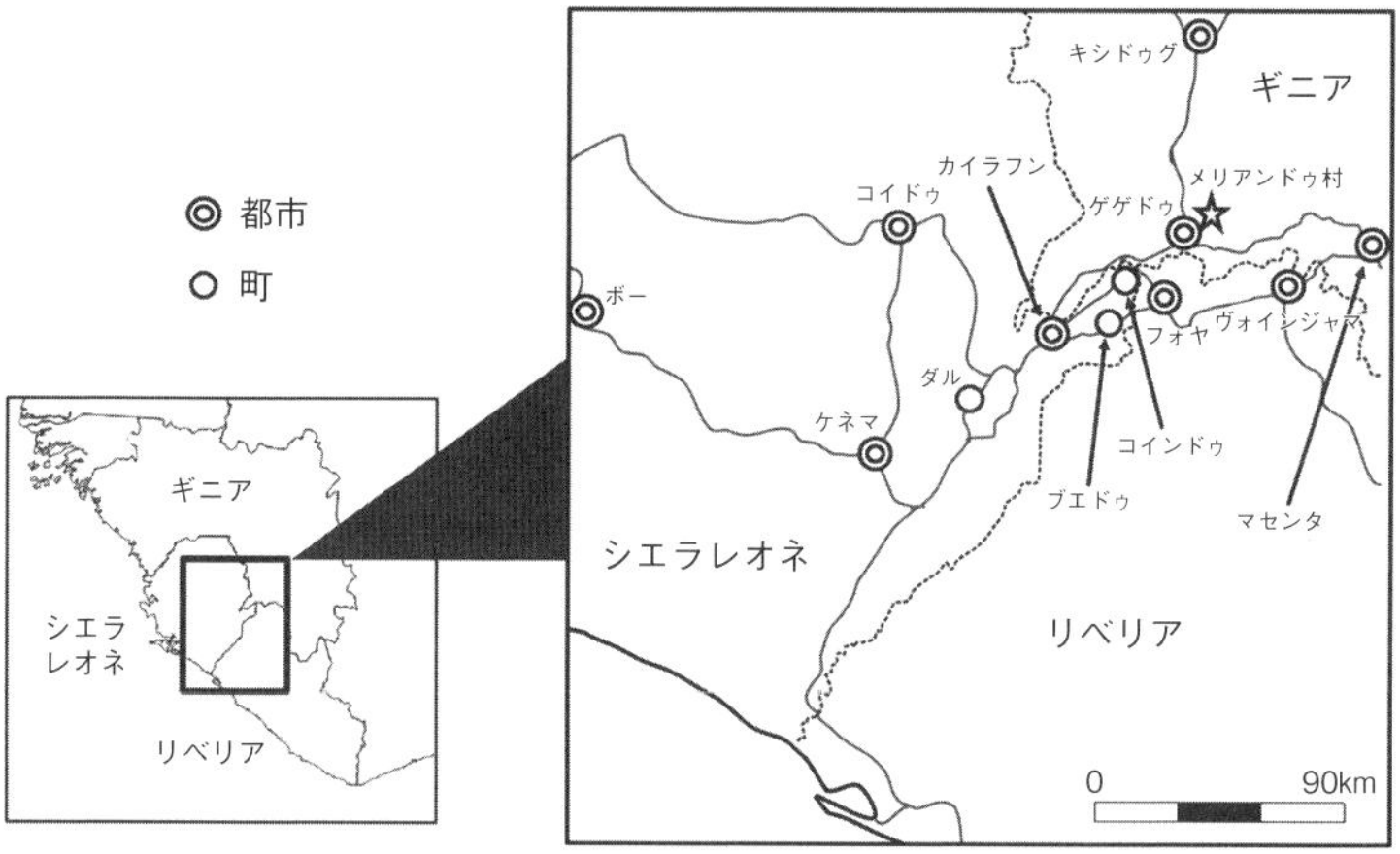

図 1-1　西アフリカ・三国国境地帯

かったとしても、この男児の家族は、彼を懸命に看病したはずである。看病を通して、エボラウイルスは男児からその家族へと伝染した。そして、彼らの葬儀を通してさらに近隣の人々へと広がった。医学雑誌『新イングランド医学ジャーナル』（*The New England Journal of Medicine*）の二〇一四年九月号に掲載された論文には、初期におけるエボラ出血熱の拡大プロセスが克明に記されている。その論文によると、第一号感染者である男児から姉、母、祖母へと感染が広がった。祖母がゲゲドゥ（Gueckedou）の町に出向き、医療機関を受診したことで、医療従事者が感染した。その後、ゲゲドゥの町で感染が拡大する。さらに、ゲゲドゥから人々が移動することでエボラ出血熱は近隣の町へと広がった。町名を挙げると、マセンタ（Macenta）、ゼレコレ（Nzerekore）[1]、キシドゥグ（Kissidougou）である。これらの町はゲゲドゥから数十〜二〇〇キロメートルの距離にあった（Baize et al. 2014）。

　エボラ出血熱の初期症状は、高熱やのどの痛み、頭痛、筋肉痛などである。これらの症状は特にエボラ出血熱に特有というわけではなく、マラリアや腸チフスといったこのあたりで一般的にみられる感染症と変わらない（Pronyk 2014）。誰かが体調を崩したとしても、

［1］図1-1には記載なし。マセンタから一二〇キロメートル先にあり、リベリア国境とも近い。

家族はいつもと同じように看病をしたはずである。しかしながら、感染者は体調を崩した後、数日後にその症状を急激に悪化させた。そして、たいていの場合そのまま死亡した。看病にあたった者も、その後、同じ道筋を辿った。

上述した町の医療機関には、原因不明の疾病に罹った者が次々と運ばれてきた。そして、その治療に当たった医療従事者にも感染者・死者が出た。ゲゲドゥとマセンタの医療機関は、三月一〇日にギニア保健省に対して原因不明の疾病が拡大していることを報告した（Baize et al. 2014）。

エボラ出血熱の発生が世界に向けて発表される一二日前の出来事であった。

エボラ出血熱の発生が判明する

報告を受けたギニア保健省は、そのニュースを三月一三日に公にした。「ありふれたニュース」が報じられたのはこのときである。ギニア政府は、この感染症が何なのかを突き止めるために調査団を組織した。ただし、ギニア政府には単独で調査をするだけの能力がない。国際援助機関に支援を仰いだ。WHOのアフリカ地方事務局、そして、国境なき医師団（MSF）から専門家が加わった。MSFとは、医療活動に従事するNGOであり（☞51頁）、マラリアに関するプロジェクトのために二〇一一年からゲゲドゥで活動していた（WHO n.d.[a]）。

調査団は一四日から二五日にかけて調査を実施し、この疾患がゲゲドゥの町から広がっていることまでつきとめた。調査団は、当初、その疾患がラッサ熱ではないかと疑った（WHO n.d.[a]）。なぜなら、ラッサ熱は西アフリカ一帯でみられるからだ。

このときの調査で患者から採取された検体はフランスへと空輸され、パスツール研究所（Institut Pasteur：☞53頁）に持ち込まれた。解析の結果、まず、この疾患がラッサ熱ではないことが判明した。さらに解析が進められた結果、エボラウイルスが検出された。三月二二日、パスツール研究所はそのことをWHOに報告した。そして、その翌日、WHOはエボラ出血熱がギニアで発生したことを世界に向けて公表した。表向きには、ギニア政府からの報告を受け、それを世界に公表したという体裁が取られた（WHO n.d.[a]）。その公表によると、三月二三日までに四九事例が確認され、二九名が死亡したという。感染が拡大していることも付け加えられた（WHO 2014a）。それまで、ギニアにエボラ出血熱が発生したという記録はない。その発生は想定外であった。

運が悪かったのは、エボラ出血熱が発生した場所が、シエラレオネやリベリアの国境から近かったことである。ゲゲドゥやマセンタは、シエラレオネやリベリアへと向かう玄関口であった。乗り合いバンに乗れば国境まで数時間で辿り着ける。エボラ出血熱が国境を越えて広がったのは、発生地が国境から近かったという地理的条件もあった。

二　エボラ出血熱とは

エボラ出血熱とは

エボラ出血熱とは、ウイルス性の急性感染症で、その致死率は五〇–九〇％にも達する（厚生労働省 n.d.）。その病原体がエボラウイルスである。五種類の亜型があり、致死率も異なる。西アフリカでの流行を引き起こしたのは、そのなかで最も毒性が強いザイール型であった。その致死率はおよそ八割だといわれる。[2] ただし、その数値は治療をまったく行わない場合である。西アフリカ・エボラ危機のデータでは、致死率は四〇％弱であった。[3]

エボラウイルスは、感染者の血液や体液（唾液や分泌物等）、嘔吐物、排泄物に存在している。それらが別の人の

［2］この数値は、西アフリカ・エボラ危機までの流行での致死率を平均したものである。詳細は以下の文献を参照。Gatherer (2014).
［3］CDC（2019a）に基づいて筆者が算出した。

傷口に触れたり、目や口に入ったりすると感染する。直接接触した場合の感染力は強く、医療従事者が防護服を脱ぐときに手が目に触れてしまい感染したという事例もあるほどだ。また、針刺し事故の場合は、ほぼ確実に感染するという（厚生労働省検疫所 n.d.）。さらに、感染者の遺体にも感染力がある。

ただし、いわゆる「空気感染」の可能性は少ないといわれている。すなわち、感染者の咳やくしゃみ、会話等により飛び散った飛沫を鼻や口から吸い込むことで感染することは考えにくい（横山 2015）。インフルエンザのように町を歩いただけで不特定多数に感染するという類の感染症ではないのである。そのことを示すように、エボラ出血熱が、明確な接触のない不特定多数に広がったことはない。感染者が生存し、受け答えができる限り、その人物が誰から感染したのかは、かなり絞り込むことができる。というのは、感染したとすれば、発症者の体液や嘔吐物に触れたり、体液に接したりしているからである。その証左となるように、西アフリカでエボラ出血熱が広がった主な経路は、患者を看病した家族・親族への感染、そして、葬儀の参列者への感染であった。葬儀の参列者が感染したのは、現地の葬儀では遺体に触れたりキスをしたりする慣習があるからである（横山 2015）。

エボラウイルスの潜伏期間は、数日から二一日である。つまり、ウイルスに感染しても（すなわち、ウイルスが体内に侵入しても）、それくらいの期間は無症状でいられる。無論、そのあいだ、体の中でウイルスは増殖している。症状が出ていないうちは感染力がない。つまり、発症前の感染者からウイルスは広がらない。

潜伏期間を過ぎると発症する。

病状の進行を教科書的に記せば、以下の通りとなる。

エボラ出血熱はしばしば「インフルエンザ様の症状」から始まる。すなわち、発熱・悪寒・筋肉痛・疲労感である。発症は劇的なものではない。こうした症状はエボラ出血熱に特有の症状ではないため、マラリアや腸チフスと間違われることもよくあったのは、上述の通りである（Pronyk 2014）。しかし、発症から四～七日目で症状は劇的に悪化する。急激な吐き気をもよおし、水のような下痢になる。咳や呼吸困難といった症状もみられる。また、頭痛や血圧低下もみられる。さらに重篤になると出血症状が現れる。身体のあらゆる細胞が破壊されるからである。歯肉（歯ぐき）や目から出血し、皮下出血が全身にみられる。消化器官（胃腸）からの出血もあるため、吐血や粘血便もみられる。ただし、すべての患者に出血がみられるのではなく、一部の患者にみられるにすぎない（発症者の三パーセントという数字もある）。大半の患者は出血症状が現れる前に、多臓器不全あるいは下痢に伴う脱水症状で死亡する（McElroy 2015）。

こうした経緯を辿るのは、発症から七―一四日のあいだである。その後は死亡するか回復する（横山 2015）。

筆者がシエラレオネ人医師や感染者に話を聞いたところ、エボラ出血熱で特徴的なのは吐き気が強いことだという。現場でも、他の疾病と区別する一つの目安としていたようだ。その他にも、しゃっくりが頻繁に出る。シエラレオネに赴任中にエボラ危機に巻き込まれたイギリス人医師、オリバー・ジョンソン（Oliver Johnson）は、その手記のなかでしゃっくりが大きな手掛かりだったと書いている。ジョンソンは、エボラ危機が始まったばかりで、まだ患者を診たことがない頃、医学書を調べてみたという。そうすると、エボラ出血熱の症状として、発熱・悪寒・吐き気といった症状の他に、しゃっくりと書かれていたという。そのときには「なぜ、わざわざしゃっくりなんて書いてあるのだろう」と思ったそうだが、後に実際に患者を診るようになってから、しゃっくりが一つの手掛かりとなることを理解したそうである（Walsh & Johnson 2018）。

エボラ出血熱は野生動物からヒトへと感染する

話をギニアに戻そう。なぜメリアンドゥ村で、突如として二歳の男児がエボラ出血熱に感染したのか（☞2頁）。おそらく野生動物から感染したというのが有力視されている。

エボラ出血熱に感染するのはヒトだけではない。自然界でも流行しており、さまざまな動物が感染する。過去の流行地でもゴリラやチンパンジーの大量死が報告されているし[4]、感染実験によって霊長類（サル類）や齧歯類（ネズミやリスなど）、コウモリ類がエボラウイルスに感受性をもつことがわかっている。そうした野生動物とヒトが接触することで、エボラ出血熱はヒトの世界に入り込む。そのことを示すように、過去の発生は決まって都市から離れた農村地域であった（山内 2000）。

エボラウイルスの自然宿主は正確に判明していない。自然宿主とはウイルスが存続し続けることを可能とする宿主である。自然宿主は、そのウイルスに感染しても重い症状を呈したり、死んだりすることがない。そのため、ウイルスの運び屋となる。たとえば、カモはインフルエンザウイルスの自然宿主であり、渡り鳥であることからウイルスを世界にばらまいている。この例のように、自然宿主を突き止めれば、ウイルスの分布域や伝播経路を調べることができる。しかしながら、エボラ出血熱に関しては、その自然宿主がはっきりしない。

ただし、オオコウモリが自然宿主であるという説が有力である。オオコウモリはコウモリのなかでも大きい部類に属し、羽を広げると人間の両手をひろげたくらいの大きさがある（オオコウモリのなかにも、いろいろな種類がいるのだが、ここでは踏み込まない）。小型コウモリは昆虫など動物質の餌を主食とするものが大半だが、オオコウモリ類は果実や花蜜など植物質を主食としている。そのため、フルーツコウモリ（fruit bat）と呼ばれることもある。研究者たちは、エボラ出血熱が蔓延した地域で、野生動物を大量に捕獲しては、その検体を解析してきた。そのなかでオオコウモリが有力視されるに至った。なぜなら、オオコウモリからエボラウイルスの抗体が検出されたからである。しかも、実験により感染させたオオコウモリは重篤な症状を示さない。しかしながら、オオコウモリからエボラウイルスそのものの遺伝子が検出されたことがない。すなわち、決定的な証拠がまだない。そのため、「有力である」としかいえないのである（山内 2000）。

いずれにせよ、野生動物との接触でヒトはエボラ出血熱に感染する。だからこそ、農村で発生するのだ。

野生動物とヒトとの接触の機会として、しばしば指摘されるのが「ブッシュミート」（bush meat）（野生獣肉）の消費である。アフリカでは未開拓の森林地帯や草原地帯を「ブッシュ」と呼び、そこで捕れる野生動物の肉を「ブッシュミート」という。ブッシュには多様な動物がいるために、捕獲する動物も多様である（白戸 2019）。鳥類や爬虫類を食べる地域や、サルやゴリラを食べる地域もある。カメルーンの森林地帯で、一年間調査した研究チームによると、狩人が捕まえた獲物は三八種類に上った。その内訳は三三種類の哺乳類、三種類の鳥類、二種類のトカゲ類であったという（Bobo et al. 2015）。地域によっては、子どもが遊びのなかで小さな動物を捕まえては炙って食べることもある。

ブッシュミートは、自給自足がなされている地域では重要なたんぱく源となる。とはいえ、ブッシュミートのみで生活している人々はもはや少ない。家畜や家禽を飼育する傍ら、野生動物を捕まえる人が大半である。コンゴ盆地（コンゴ民主共和国とコンゴ共和国を含む地域）の人々は、たんぱく源の三割から八割をブッシュミートに頼っていると推定する研究もある（Wilkie & Carpenter 1999）。

これまでブッシュミートは自然保護の観点から問題視されてきた。乱獲が問題になっているのだ。その消費が森林地域に住む人々の個人的なものだけなら環境への圧力はそれほどでもなかったのかもしれない。ところが、近年では道路網の発達によって都市へのアクセスが容易になった。そのことから、ブッシュミートを都市へと流通させることが可能となり、野生動物の捕獲量が格段に増えた。近年では農村地域に住む狩人が多めに罠をしかけ、自家消費できない分を売るのだという。それが環境への負荷になっているというのだ。そのブッシュミートが、エボラ出血熱の感染源として注目を集めている。狩猟や調理の過程でウイルスに感染するからである（白戸 2019）。

西アフリカ・エボラ危機でも、当初はブッシュミートが疑われた。ギニア政府は三月二五日に、コウモリの売買や

［4］二〇〇三年の報道によると、コンゴ共和国（ブラザビル）のオザラ国立公園では、八家族一三九頭のローランドゴリラが観察地域から消えたという。エボラ出血熱で死亡したと推察されている。本事例での最初の死亡は二〇〇二年一一月に報告され、その後の調査では四頭のゴリラと二頭のチンパンジーの死骸からエボラウイルスが検出された（藤本 2014）。

消費を禁止するとともに、ブッシュミートの危険性を周知するキャンペーンを開始した。このときはまだ感染経路が判明しておらず、とりあえず最も可能性が高いブッシュミートに注目が集まったといえよう。後にシエラレオネやリベリアでも、ブッシュミート禁止令が出された。しかしながら、後の調査によって、エボラウイルスが自然界からヒトへと入り込んだのは、たった一度きりであったと判明している。おそらく、それがメリアンドゥ村に住む二歳の男児による感染である。

西アフリカ・エボラ危機の発端はブッシュミートではない

皮肉にもメリアンドゥ村の起源は、ブッシュミートと深く関わっている。この村を設立したのは狩人であった。メリアンドゥ村ができる前、近くの村にメリ（Meli）という名の狩人が住んでいたそうだ。彼は自分の狩場のなかでも、二つの山のあいだにある平地でよく休息をとった。やがて彼はそこに住むようになった。それが今のメリアンドゥ村だという。村の名前も現地語で「メリの土地」を意味するらしい（Diallo 2018）。

ただし、メリアンドゥ村でエボラ出血熱が発生したことは、ブッシュミートと何ら関係はない。エボラ出血熱の発生が判明してから一カ月もたたない二〇一四年四月、ドイツにあるロベルト・コッホ研究所（Robert Koch Institute）の疫学者ファビアン・リーンデルツ（Fabian Leendertz）率いる調査団がギニアへと入った。この調査団は、エボラ出血熱の発生を突き止めるための多角的な調査を目的としており、生態学者、獣医、文化人類学者といった多岐にわたる専門家が参加していた。彼らはメリアンドゥ村に八日間滞在し、村人からの証言を集めたり、野生動物の血液や組織などを採取したりした（Quammen 2014）。

この調査団が後に出した見解によると、ブッシュミートがエボラ出血熱の感染源となった可能性は低い。第一に、メリアンドゥ村で消費されるブッシュミートのほとんどが、リベリアやギニアの別の地方から干し肉としてやってくるものであった。感染の危険はない。第二に、この地域でも狩人が獲物をしとめることがあるものの、そこから感染した可能性も低い。なぜなら、最初に感染したのは子どもと女性だったからである。もし狩猟を通してエボラウイルスが入ってきたのであれば、最初の犠牲者は狩人になるはずだ（実際、コンゴ盆地で発生した過去の流行事例をみると狩人が第一号感染者となっている）。第二に、この地域に生息する大型哺乳類の個体数には変化がみられない。チンパンジーやダイカー（ウシ科の偶蹄類の一種）といったこの地域に生息する大型哺乳類の個体数は、以前の調査と同等、あるいは、それ以上であった。すなわち、大型哺乳類の大量死はみられない（Quammen 2014）。これらの調査結果に基づくと、西アフリカ・エボラ危機の発生がブッシュミートの消費と関連している可能性は低い。

三　エボラ出血熱はどのように発見されたのか

ここで少しギニアを離れ、エボラ出血熱の歴史を押さえたい。エボラ出血熱が、どのように「発見」されたのか、そして、西アフリカ・エボラ危機までにどのような流行があったのかを辿ることは、西アフリカ・エボラ危機を理解する一助となるからである。エボラ出血熱について、ある程度の知識をもった読者の方は、本節（第三節）はとばしていただいてもかまわない。

エボラ出血熱のことを人類が知るようになったのはここ五〇年のことにすぎない。一九七六年に、ほぼ同時に起きた二つの流行をきっかけに、エボラ出血熱は人類の知るところとなった。流行が発生したのは、スーダン（現・南スーダン）とザイール（現・コンゴ民主共和国）である。両国は隣接しており、どちらもアフリカ中央部に位置する。流行が発生したのは、直線距離で約七〇〇キロメートル離れた二つの町、ヌザラ（Nzara）とヤンブク（Yambuku）であった。以下にそれぞれの流行についてみていきたい（図1-2）。

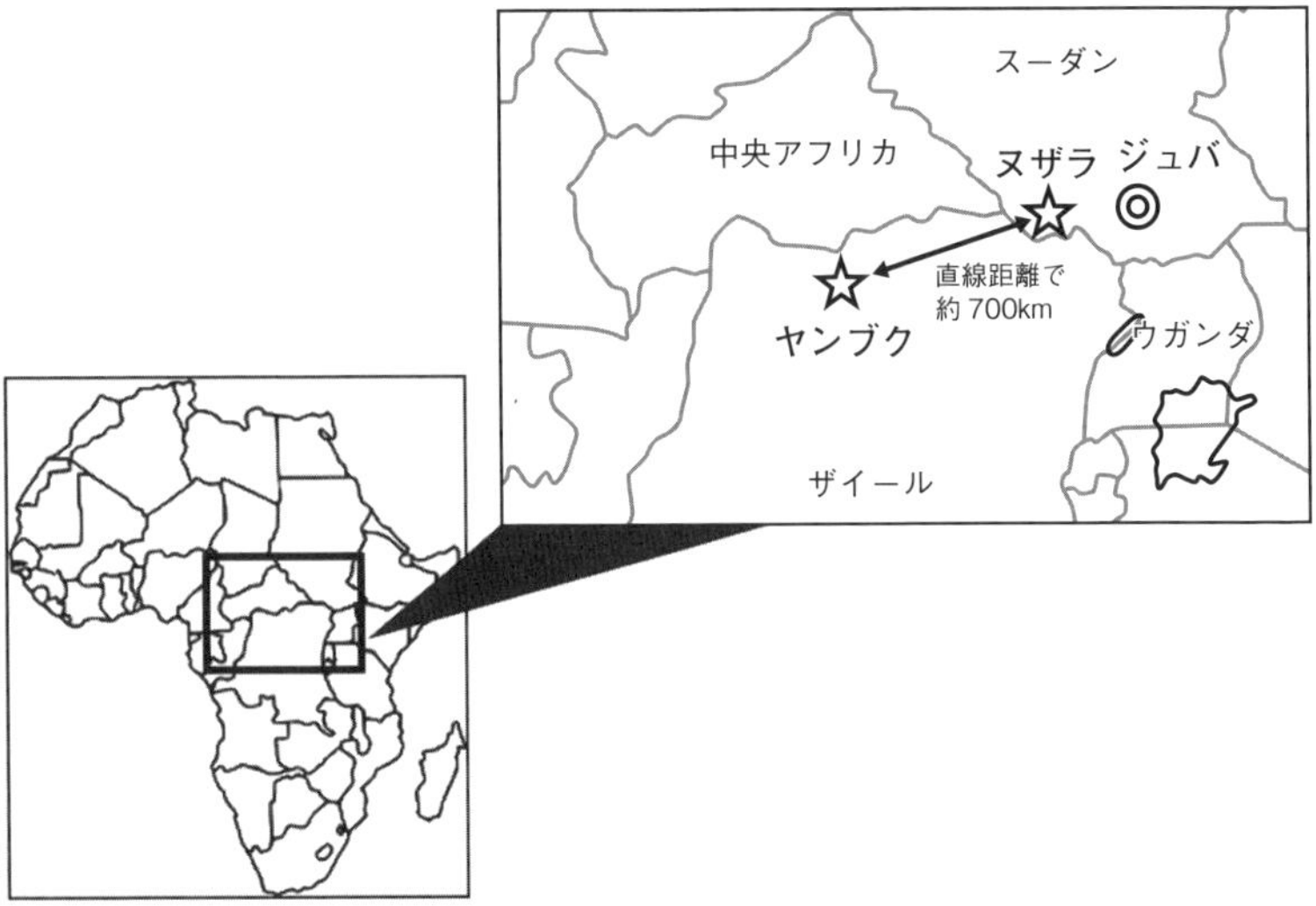

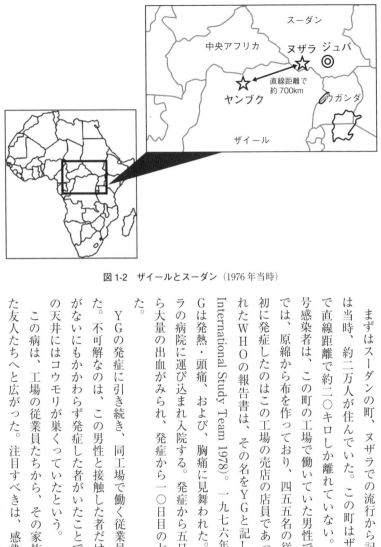

図 1-2　ザイールとスーダン（1976 年当時）

スーダンでの流行

まずはスーダンの町、ヌザラでの流行から記そう。[5] ヌザラには当時、約二万人が住んでいた。この町はザイールの国境まで直線距離で約二〇キロしか離れていない。ヌザラでの第一号感染者は、この町の工場で働いていた男性である。この工場では、原綿から布を作っており、四五五名の従業員がいた。最初に発症したのはこの工場の売店の店員であった。後に発表されたＷＨＯの報告書は、その名をＹＧと記している（WHO/International Study Team 1978）。一九七六年六月二七日、ＹＧは発熱・頭痛、および、胸痛に見舞われた。三〇日にはヌザラの病院に運び込まれ入院する。発症から五日目には鼻や口から大量の出血がみられ、発症から一〇日目の七月六日に死亡した。

ＹＧの発症に引き続き、同工場で働く従業員が次々と発症した。不可解なのは、この男性と接触した者だけではなく、接触がないにもかかわらず発症した者がいたことである。この工場の天井にはコウモリが巣くっていたという。

この病は、工場の従業員たちから、その家族や見舞いに訪れた友人たちへと広がった。注目すべきは、感染者の生活スタイルが感染経路と深く関わっていることである。第一号感染者Ｙ

Ｇを含め、工場での感染者のほとんどが、町から比較的離れた場所に住んでおり、わざわざ彼らを訪ねる友人もいなかった。ゆえに感染の大半は彼らの家族で止まった。一方、社交的な一部の感染者が感染を広げた。特にＹＧと同じ部署で働く男性ＰＧは注目に値する。ＰＧはヌザラの町中に住んでおり、友達の多い人物であったという。ＰＧが体調を崩すと、多くの人が見舞いに訪れた。ＷＨＯの報告書によると、ＰＧから少なくとも六名の友人に感染が広がった。ヌザラでは最終的に六七名の感染者が報告されているが（うち三一名が死亡）、そのうち四八名の感染がＰＧに端を発するという（うち二七名が死亡）。ヌザラの町で最後の感染者が見つかったのは一〇月二七日である。約四カ月で自然終息したのである。

ヌザラの町で感染がある程度広がった後、エボラ出血熱はマリディ（Maridi）の町に飛び火した。マリディはヌザラから一三〇キロメートル離れた町である。感染がマリディへと広がったのは、ＰＧを見舞った男性がマリディへと移動したからであった。マリディは人口約一万人の町である。ＰＧを見舞ったという男性は八月七日にマリディ病院に入院し、一七日に死亡した。マリディ病院では彼から感染が爆発的に拡大した。まず、この男性と接触した看護師や助手、掃除夫が感染した。次に彼らを介して、病院で診察を受けた他の患者にも感染が広がった。さらに、患者が帰宅することで患者の家族へと感染が広がった。マリディの町で最後の感染者が入院したのは一一月二七日のことであった。それまでに二一三名が発症した（そのうち死亡は一一六名である）。

感染者が移動したことにより、その他にも、いくつかの町で感染者が発見されたが、感染拡大には至らなかった。

ＷＨＯの報告書はヌザラとマリディの町を比較し、感染拡大の経緯を分析している（WHO/International Study Team 1978）。それによるとヌザラの病院は医療設備が十分ではないため、人々が病院に行かなかった、あるいは、行ったとしても短期間しか留まらなかった（病院に行ったのは全感染者の四分の一程度であった）。それに対してマ

［５］本節の記述は、WHO/International Study Team（1978）とプレストン（2014）に基づいている。

リディにあるマリディ病院では比較的高度な医療サービスを提供することができた。そのため感染者の三分の二がマリディ病院を訪れ、最長で二週間の入院をしている。その結果、院内感染を通して感染が広がった。

この感染拡大を受けてWHOは調査団を派遣した。調査団が現地入りしたのは一〇月二九日である。この頃、ヌザラでの流行は自然に終息へと向かっていた。調査団はマリディへ向かい、この感染症に対して考えられうるだけの措置をとった。当時、マリディの人々は、マリディ病院から感染が広がっていることに気づいており、マリディ病院に患者はほとんど残っていなかった。事後に収集された記録にも、マリディ病院の医師や看護師一五四名中六一名が感染し、医療補助スタッフや掃除夫あわせて八名も発症したと記されている。生き残った病院関係者もパニックに陥り職場を放棄した。

WHOの調査団にとって最優先事項は、この感染症がどのような特徴をもっているのかを把握することであった。その情報を提供したのが、病気から回復し、自宅にいた看護師である。その証言から、この感染症がヒトからヒトへと感染することが判明した。封じ込めるためには患者を見つけ出し、隔離をする必要がある。WHOはマリディ病院の敷地内に隔離施設を設置し、感染症から回復した看護師らを働かせた。もちろん、隔離施設では防護服が用いられた（防護服はドイツやアメリカからの支援物資として提供された）。さらには町の人々を動員し、患者探しが行われた。感染者が見つかった場合、隔離施設に入るように説得した。断わられた場合は、家族に感染症のリスクを説明し、患者に接するのは家族のなかでも一人にするようにといった指示を伝えた（防護服の提供も申し出たものの、たいていの場合、断られたという）。さらには首長（コミュニティのリーダー）たちに感染症のリスクを説明し、患者を見つけ出すための協力を依頼した。こうした努力によりマリディの町でも感染者が減少し、一一月二七日に入院した患者を最後に流行は終息した。振り返ってみると、この流行は五カ月続き、そのあいだに二一八名の感染者を出した。そのうち死者は一五一名であった。

WHOは治療にあたるあいだにも、感染経路を確かめるための調査を実施したり、患者から検体を採取したりした

（喀痰や尿、血液など）。さらには死亡した者の解剖を実施し、体の各部位を検体として持ち帰った。それらの検体から、この感染が、後述するザイールでの流行と同じウイルスに起因することが判明する。

ザイールでの流行

エボラ出血熱発見のきっかけとなったもう一つの流行は、ザイール（現コンゴ民主共和国）のヤンブクで発生した。ヤンブクは、ザイール北部の町であり、三万五〇〇〇人の人口を擁する。この町があるブンバ地区（territoire de Bumba）には、あわせて約二七万人が住んでいた。その多くが五〇〇人以下の村に住んでいたという。ブンバ地区には電気も水道もなく、自動車も限られた台数しかなかった（Breman et al. 1977）。

ブンバ地区の区都がブンバである。当時の人口は一万人ほどだった。ブンバはコンゴ河と面しており、水上交通を通じた広域交通網のハブになっていた。その水運をあてにして、ブンバの周囲にはプランテーションが点在しており、コーヒー、ココア、ゴム、コメ、アブラヤシなどが栽培されていた。そのほとんどがユニリーバ社の所有であったという（Breman et al. 1977）。

エボラ出血熱が見つかったヤンブクには、ヤンブク教会病院（Yambuku Mission Hospital）があった。そこには、十分な医薬品が備えられていたため、遠隔地からも多くの人が診察を受けに来ていたという。月に六〇〇〇人から一万二〇〇〇人の外来患者があった。この病院を運営していたのは、ベルギー人が主体となるヤンブク・カトリック宣教団（Yambuku Catholic Mission）である。一九三五年からヤンブクで活動を続けていた。この病院にはザイール人準医師（paramedical assistant）の監督下で十七名の医療従事者が働いていた。そのなかには三人のベルギー人看護師が含まれていた。残りはザイール人である（Breman et al. 1977）。

ヤンブクでの第一号感染者は、この宣教団が運営する学校の校長であった。四四歳のザイール人男性である。一九七六年八月一〇日、彼は教会の車を借りて、友人たちとともに休暇旅行に出かけた。二二日までの一二日間の旅程である。彼らはザイール北部へのドライブを楽しんだという（Breman et al. 2016）。

この一行はドライブの帰路にアンテロープ（有蹄類の一種）の生肉やサルの干し肉を買った。干し肉には感染能力がない。問題となったのは生肉である。彼らはこの肉をヤンブクに持ち帰った。第一号感染者となる男性とその家族はアンテロープの肉をシチューにして食べたという。八月二六日、この男性が体調を崩し、ヤンブク教会病院を訪れた。そのときの見立ては、マラリアであった。マラリアの薬が処方され、熱も下がった。しかし、九月一日には再び発熱し、その後、容体が悪化する。九月五日には入院することになった。その後も体調は悪化の一途を辿り、彼は八日に死亡した。入院したときにはすでに消化管からの出血がみられたという（プレストン 2014: 117–118）。

その後、彼の家族や彼を看護した医療従事者も同様の症状を呈するようになり、さらには、ヤンブク教会病院で診察を受けた外来患者にも感染者が現れた。外来患者にも感染が広がったのは、注射器を使いまわしたからである。当時は、まだＨＩＶ（ヒト免疫不全ウイルス）も発見されておらず、注射器の使いまわしの危険性が十分に周知されていなかった。ヤンブク教会病院では、毎朝五本の注射器が用意され、ぬるま湯で洗うだけで使いまわされたという。悲劇だったのは、体調を崩した者が治療を求めて、ヤンブク教会病院を訪れ続けたことである。患者は病院で注射を受け、ウイルスに感染し、帰宅した。そして、この感染症を家族や近隣の人々へと広げた。新たに体調を崩した者も治療を求めてヤンブク教会病院を訪れた。この連鎖で感染が拡大した（プレストン 2014: 117–118）。

人が次々と死んでいくことで、ヤンブク教会病院はザイール政府に支援を求めた。その求めに応じて派遣されたのが、ブンバ地区の医療担当官であった。医師の資格をもち、ブンバ地区の医療行政に携わる人物である。彼は九月一五日から一九日にかけてヤンブクに滞在し、調査を実施した。その報告によると、ヤンブク教会病院では、三〇例の感染が確認され、そのうち二二例が死亡したという。それを受けて多くの患者が病院から逃亡したとのことであった。この医療担当官は調査結果に基づき中央政府に緊急支援を訴えた（Breman et al. 2016）。

この要請を受けてザイール保健省は、調査団を派遣した。第一次調査団がヤンブクへ到着したのは九月二三日のことである。そのときまでに感染者は三二名に増えていた。この調査団は感染者から検体を採取し、感染の兆候がみられた一人のベルギー人看護師を首都キンシャサへと連れ帰った。本流行を報告した論文では、その看護師のことをMEと記している（Margaretha et al. 1977）。MEが首都キンシャサに到着した後、キンシャサでは新たな事態が生じた。そのことについては後述することにする。

ヤンブクについて、引き続き記す。第一次調査団が訪れた後も、ヤンブクでの感染は拡大した。一〇月三日、ヤンブク教会病院は閉鎖された。閉鎖後、病院の建物はロープで囲われ、その近くにあった木にはリンガラ語（現地語）で「このフェンスを越えた者は死ぬ」と書かれた掲示が打ちつけられたという。生き残った関係者は自分たちもいずれ死ぬのだと覚悟し、修道院の宿舎に息をひそめて、過ごすことになった（ピオット 2015: 45）。

一〇月四日、第二次調査団が到着した。この惨事に対して彼らはブンバ地区全体を封鎖することに決めた。ヤンブクだけでなくブンバ地区全体を封鎖したのである。地区全体に感染が拡大していたからである。ブンバ地区の区都ブンバはヤンブクから約一〇〇キロメートル離れている。そのブンバにもヤンブク周辺から人々が逃げてきた。ブンバには二つの隔離施設が設置された。一つには、ヤンブク高校から逃れてきた学生ら四三名が収容された。もう一つには、感染の疑いがある者が隔離された。すなわち、重篤化していないが体調悪化がみられる者、および、症状はないものの、感染者や感染の疑いがある者と接触した者である。その他にもヤンブクから逃げてきた二人の感染者が一軒の家に隔離された（彼らが六日に死亡すると調査団は防護服で防護したうえで、彼らの埋葬作業をした）（Sureau et al. 1977）。ブンバ地区につながる幹線道路は軍によって遮断され、水上交通や空路も絶たれた。ブンバ地区に住む約二七万人の人々は外の世界と遮断され、食料や医薬品が不足する事態に陥った。そうしたなかで人々は原因不明の疾病に怯えなければならなかった（Sureau et al. 1977）。ブンバ地区の封鎖は功を奏した。その後、感染者は減った。

その一方で、首都キンシャサでは新たな事態が起き、それは謎の感染症が首都に蔓延するかもしれないという事態にまで発展した。発端は、第一次調査団が連れ帰ったベルギー人看護師MEであった。看護師MEは、宣教団の神父と同僚の看護師ERに付き添われて九月二四日にヤンブクを出発し、翌日、キンシャサ市内にあるンガリエマ病院（Clinique Ngaliema）へと収容された。この移動の際、飛行機の定期便が利用されたという。さらに空港からンガリエマ病院へはタクシーで向かった（Breman et al. 2016; Margaretha et al. 1977）。幸いながら、そこから感染は拡大しなかった。MEはンガリエマ病院で三〇日に死亡した。同行した看護師ERも一〇月七日に体調を崩し、一四日に死亡した。

しかしながら、感染の連鎖は彼らで終わりではなかった。ンガリエマ病院のザイール人看護師が感染したのである。この女性MNは、ベルギー人看護師MEの看護を担当していた。二三歳と若く、ヨーロッパで学ぶための奨学金を得ており、渡航を待つ身であったという。MNは初期症状が出始めると無断で病院を欠勤した。もしかすると留学が取り消されてしまうと思ったのかもしれない。MNは一二日、パスポートを取得しようとザイール外務省の窓口に並んだ。翌一三日、彼女はもう一度、町に出た。前日よりも体調が悪化したのであろう。向かった先は病院であった。しかし、彼女が訪れたのはンガリエマ病院ではない。MNはベルギー人看護師MEが次第に重篤化し、全身から出血しながら死亡したのを目にしたはずである。もしかすると自分も同じ病気に感染していると信じたくなかったのかもしれない。訪れた病院で彼女に下された診断はマラリアであった。しかし、その二日後、MNはンガリエマ病院に戻ってきた。彼女は、そのまま隔離され、二〇日に死亡した（Margaretha et al. 1977）。

問題となったのは、MNがキンシャサの町を歩き回ったことである。それにより市中感染の懸念が出てきた。当時キンシャサには、約二百万人の人々が住んでいた。大都市で謎の出血熱が蔓延するかもしれない。その懸念を受けてザイール政府が動いた。ンガリエマ病院の第五病棟はスタッフごと隔離された。彼らは三週間、病院から出られなくなった。さらに追跡調査が実施され、ザイール人看護師MNに接触した三七名も同病院に隔離された。幸いなことに、MN以降、新たな発症者は現れなかった。この出来事により、本感染症が町を歩いただけで不特定多数に感染する類のものではないとの知見が得られた（プレストン 2014: 145–147）。

エボラウイルスの発見

では、エボラ出血熱のウイルスはどのように発見されたのだろうか。実は、エボラウイルスがはじめて分離されたのは、ベルギー人看護師MEの検体からであった。彼女が死亡する二日前の九月二八日、彼女から血液検体が採取された。その検体は即座に各国へ空輸され、複数の研究所で分析が進められた。そのなかでウイルスの分離に成功したのがアメリカのCDC（疾病予防管理センター：☞52頁）に所属する研究者カール・ジョンソン（Karl Johnson）であった。一〇月一三日のことである。これにより、そのウイルスが新種であることが判明した[6]（ピオット 2015: 22）。

病原体が新種であることは、その病原体がもたらす感染症の治療法も定まっていないことを意味する。ザイール政府は、本疾病に対処するため、WHOに支援を求めた。その要請に基づき、一〇月一八日付で国際医療委員会が組織された。この委員会にはザイール保健省やWHOからの研究者の他、先進国の研究所からも研究者たちが派遣された。名を挙げると、CDC、パスツール研究所（フランス）、そして、アントワープ熱帯医学研究所[7]（Institute of Tropical Medicine Antwerp）（ベルギー）である。これらの組織から派遣された研究者は、この日に合わせて、ザイールの首都キンシャサに集まった[8]。

［6］その他にも、イギリスのポートンダウン（Porton Down）にある国防科学技術研究所（Defence Science and Technology Laboratory）と、ベルギーのアントワープにあるプリンス・レオポルド熱帯医学研究所が、ほぼ同時にウイルスの分離に成功している（ピオット 2015: 22）。

［7］この名称は通称であり、正式名称は「プリンス・レオポルド熱帯医学研究所」（Prince Leopold Institute of Tropical Medicine）である。

［8］本委員会の設立経緯についてはピオット（2015: 3–33）を参照。

ＣＤＣから派遣された研究者のなかには、ウイルスの分離に成功したカール・ジョンソンも含まれていた。彼はウイルスを分離した二日後に、医療器具のつまった一七個の箱とともにザイールへ向かったのだという（プレストン 2014: 134）。ウイルスの命名権は発見者にある。ジョンソンはこのウイルスをエボラウイルスと名づけた。「エボラ」という名前は、ヤンブクから六〇キロメートルほどのところにあるエボラ河にちなんでいる。ジョンソンは、ウイルスや感染症の名称に地名を用いれば、その場所に悪評が立つという理由から、河の名前を選んだのである（ピオット 2015: 65）。

国際医療委員会が設立された翌日（一九日）、そのメンバーのうち五名が先発隊としてブンバへと飛んだ。この先発隊のなかにピーター・ピオット（Peter Piot）という若き医師が含まれていたのは言及しておく必要がある。彼は、後にグローバルな感染症対策の第一人者として知られるようになる。彼はブンバでの経験をきっかけにエボラウイルスの研究に従事し、その後、ＨＩＶウイルスの研究にも取り組むようになった。さらに、その後は、一九九六年に新設された国際機関、国連合同エイズ計画（Joint United Nations Programme on HIV/AIDS: UNAIDS）の初代事務局長（Executive Director）を務めた（任期：一九九五–二〇〇八年）。いわば、グローバル・ヘルスを象徴する存在である。ピオットがアントワープ熱帯医学研究所からザイールへと派遣されたとき、弱冠二七歳であった。医師の資格を取得して二年もたっていなかったという。

先発隊がキンシャサからブンバへと向かうために使用されたのはザイール軍の輸送機Ｃ–一三〇であった。機体には現地で移動するためのランドローバーも積み込まれた。現地で車を確保できないからである。この先発隊の目的は大規模調査団の受け入れに先立って、基本的な情報を収集し、受け入れ態勢を整えることだった。

このＣ–一三〇機がブンバに到着すると、人々がそのそばに押し寄せたという。食料や日用品を運んできたと思ったからであった（ピオット 2015: 35）。このとき、すでにブンバは封鎖され、食糧品や日用品は不足していた。

先発隊はヤンブクを訪れ、生き残った修道女たちに話を聞いた。そのときのことをピオットは回想録に記している

（ピオット 2015: 45）。

シスター・マリエッテが夕食の支度をしている間、シスター・マルセラは私たちに何冊かのノートを見せてくれた。そこには出血熱で死んだすべての患者の記録と最近の旅行歴など、この病気に関して重要だと彼女が思ったことが細かく書き込まれていた。病院のスタッフ一七人中九名が死亡し、宣教会の周りに住む家族六〇人中三九人とシスター四人、神父二人も死亡していた。患者の症状と苦しみながら死んでいく様子を説明する間、彼女は何度も泣き崩れた。

先発隊は宣教団への聞き取り調査を実施した後、村々を回った。可能であれば採血を行い、話を聞いて情報を収集した。村々では、この病気について経験したこと、患者数、死者数、死亡した日付を尋ね、具合の悪い者がいないかを聞いた。さらには、動物との接触はなかったのか、新たに切り開かれた森に入ってはいないか、どんな食べ物を食べたのか、旅行者や行商人との接触はなかったのかなど村人に日々の行動を聞き取った（ピオット 2015: 47–61）。当然のことながら、彼らは実際の感染者も目にすることになった。CDCの研究者ジョエル・ブリーマン（Joel Breman）が初めて目にした感染者は二－三〇代の男性であった。家族や友人に囲まれ、苦しそうに椅子に座っていたという。ブリーマンが聞き取りをしようとしても、もはや答えることができなかったという。ブリーマンはこう話している（Haglage 2014）。

私は彼を安心させるためにすべての薬を置いてきた。そして、彼を家の中に留めておくこと、〔家人のなかでも〕一人だけが彼に食事や水を運び、それ以外の者は接触を避けることを家人に伝えた。

ブリーマンが訪問した二日後、彼は死亡した（Haglage 2014）。

大規模調査団（つまり、本隊）は一一月九日にブンバへと到着した。あらかじめ研修を受けた看護師や運転手から構成される一〇のグループが村々を回り、状況の把握に努めた。彼らは一六日までのあいだに五五〇ヵ所の村、計三万四〇〇〇世帯（平均世帯人数は七人）を調査した。さらに二次、三次の調査団が派遣された。しかしながら、大規模調査団がやってきてから患者は見つからなかった。どうやら一一月五日に死亡した者が最後の患者らしい。一一月末にはそう結論づけられた。一二月半ばにはブンバ地区の隔離も解かれた。流行は自然と終息したのだ。この流行では三一八人が感染し、二八〇名が死亡した（Breman et al. 1977）。致死率は八八パーセントであった。

以上が、エボラ出血熱が最初に発生した二つの事例である。ヌザラとヤンブクは七〇〇キロメートルしか離れておらず、二つの流行はほぼ同時に起こっている。しかしながら、二つの流行は別々に発生したことが後に判明している。ザイールに派遣された調査団は一一月にランドローバーを使って実際にヤンブク＝ヌザラ間を往復してみた。赤土舞う道を走り、小川を渡り、草をかき分けての旅だった。道中の村々では感染した者がいないかも調査した。しかし、感染者は見つからなかった。さらに調査団は、何カ月も車の音は聞いていないという村人の証言を得る。道の悪さ、そして、村人の証言に基づいて考えると、感染した人がヌザラとヤンブクのあいだを移動したとは考えにくい。調査団はヌザラとヤンブクの感染爆発は別個に発生したものであると結論づけた。その後、二つの感染を引き起こしたのは同じエボラウイルスであるものの、型が異なることが判明した（Breman et al. 2016）。

これら二つの発生例から、あらためてエボラ出血熱の特徴を確認しておく。第一に、エボラ出血熱の流行は野生動物からヒトへと感染が持ち込まれることで始まる。ヌザラの事例はコウモリが関連していると考えられているし、ヤンブクの事例はブッシュミートの消費と関連すると考えられている。第二に、どちらの事例でも感染者が病院を訪れることで流行が明らかになった。逆にいえば、エボラ出血熱が発生しても感染者が病院にかからなければ、その存在は認知されない。さらには、流行が確認された場合でも、病院にかからずに治癒したり、死亡したりする者がいる場合、彼らは統計から漏れることになる。第三に、エボラ出血熱は、毒性や致死率があまりにも高いために自然と終息する。そのあいだには次のようなことが起こった。たとえば、一つの集落で皆が感染し、その集落には誰も近寄らなくなることもある。あるいは、一つの集落で流行が発生したものの、村人が集落を放棄し、森に分散して住み、村人のあいだでの接触を絶ったことで流行が収まる場合もある。後述するように、これらの特徴は西アフリカ・エボラ危機でもみられた。

なお、これらの事例では注射器の使いまわしが感染の拡大を助長したが、西アフリカ・エボラ危機では注射器の使いまわしが問題になったことはない。なぜなら、その危険性がすでに認識されていたからである。筆者はシエラレオネやリベリアで体調を崩したことが何度かあり、現地で注射を受けたこともある。いずれの場合も注射器は使い捨てであった。二〇〇八年に西アフリカで初めて体調を崩し、ローカルな診療所で診察を受けたことがある。その際、注射を受けたのだが、そのとき、おそるおそる「この注射針、大丈夫だよね。使いまわしじゃないよね」と聞いたのだが、そうしたら大爆笑されながら、「そんなわけがないじゃないか。いつの時代の話をしているんだ」と看護師に言われた。ちなみに、一九八〇年代にアフリカで現地調査をした文化人類学者（すなわち、筆者の大先輩たち）のなかにはアフリカでの調査中、使いまわしの注射針を使われたと語る者もいる。医療の常識はアフリカでも更新されているのだ。

その後のエボラ出血熱の流行

一九七六年に発見されて以来、エボラ出血熱はアフリカを中心にたびたび発生してきた。これまでアフリカでみられた事例では、いずれの場合も農村部において突然発生している。図1-3はその発生地点をプロットしたものである。西アフリカ・エボラ危機のみ、★印で示した。この地図からはエボラ出血熱の発生がアフリカでも、その中央部に集中していることがわかる。さらに、表1-1では過去の流行の発生国とその感染者数を示した。この表からは、繰り返し発生しているのが、コンゴ民主共和国（旧国名ザイール）、コンゴ共和国、ウガンダ、ガボンであることが

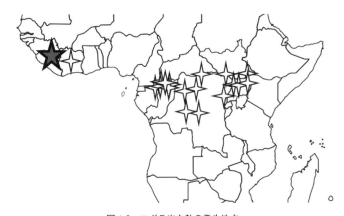

図 1-3　エボラ出血熱の発生地点
（Malvy et al.（2019）に基づき筆者作成）

表 1-1　エボラ出血熱の過去の流行（Chippaux（2014）に基づき筆者作成）

		国名	型	感染者	死亡者
1	1976 年	スーダン（現南スーダン）	スーダン型	284	151
2	1976 年	ザイール（現コンゴ民主共和国）	ザイール型	318	280
3	1977 年	ザイール（現コンゴ民主共和国）	ザイール型	1	1
4	1979 年	スーダン（現南スーダン）	スーダン型	34	22
5	1994 年	コートジボワール	タイフォレスト型	1	0
6	1994-95 年	ガボン	ザイール型	52	31
7	1995 年	ザイール（現コンゴ民主共和国）	ザイール型	315	254
8	1996 年	ガボン	ザイール型	31	21
9	1996-97 年	ガボン	ザイール型	60	45
10	2000-01 年	ウガンダ	スーダン型	425	224
11	2001-02 年	ガボン、コンゴ共和国	ザイール型	122	96
12	2002-03 年	コンゴ共和国	ザイール型	143	128
13	2003 年	コンゴ共和国	ザイール型	35	29
14	2004 年	スーダン（現南スーダン）	スーダン型	17	7
15	2005 年	コンゴ共和国	ザイール型	12	10
16	2007 年	コンゴ民主共和国	ザイール型	264	187
17	2007-08 年	ウガンダ	ブンディブギョ型	149	37
18	2008-09 年	コンゴ民主共和国	ザイール型	32	14
19	2011 年	ウガンダ	スーダン型	1	1
20	2012 年	ウガンダ	スーダン型	24	17
21	2012 年	コンゴ民主共和国	ブンディブギョ型	57	29
22	2014-16 年	ギニア、シエラレオネ、リベリア等	ザイール型	28646	11323
23	2014 年	コンゴ民主共和国	ザイール型	66	49
24	2018 年	コンゴ民主共和国	ザイール型	54	33
25	2018-20 年	コンゴ民主共和国（ウガンダにも限定的に飛び火）	ザイール型	3850	2272

わかる。これらのことから、西アフリカ・エボラ危機（地図中には☆で記した）が例外的な場所で発生したことがわかるはずだ。

ただし、西アフリカ・エボラ危機の他に、もう一つ、西アフリカで発生した事例がある。それが一九九四年にコートジボワールで発生した事例である。このときの感染者は一人しかいない。スイス人の動物学者（三四歳・女性）であった。彼女は野生のチンパンジーが生息するタイフォレスト（Tai Forest）国立公園で働いていた。一九九四年一一月、この国立公園でチンパンジーの死体が数頭発見された。一一月一四日、死因を明らかにするため、三名の研究員が一頭のチンパンジーを解剖した。解剖の結果、そのチンパンジーには出血熱の兆候がみられた。その解剖は感染症対策をしたうえで実施されたものの、八日後に一名が体調を崩した。それが彼女であった。彼女は、発症から三日後、高度な治療を受けるためにコートジボワールの首都アビジャンへと搬送された。それでもなお、原因不明の高熱が続き、吐き気や下痢といった症状も現れた。発症から八日後には出身国であるスイスへと緊急輸送された。マラリアや腸チフス、デング熱、リケッチア症などが疑われたが、いずれも陰性であった。流行地域から遠く離れていたことから、エボラ出血熱という可能性は考慮に入れられなかった。幸いなことに彼女は次第に回復し、発症から一五日目に退院した。この女性から採取された検体はパスツール研究所に持ち込まれ、さらなる研究が進められた。その結果、エボラウイルスが検出されたのである。その型は、これまでにはみられない新しい型であり、タイフォレスト型と名づけられた（Formenty et al. 1999）。表1－1では、それぞれの発生事例がどの型に起因するのかも併記した。いずれの流行も四つの型のいずれかに起因する。すなわち、ザイール型、スーダン型、タイフォレスト型、ブンディブギョ型である。

しかし、エボラウイルスにはもう一つの型があることがわかっている。それがレストン型である。エボラウイルスは、いずれの型も、発生した地名にちなんでいるものの、レストンという地名はアフリカにはない。この地名は、アメリカ合衆国、それもワシントンD・C近郊の町の名である。なぜそんな場所でエボラ出血熱が発生したのかというと、実験用に輸入されたカニクイザルがレストンで発症したのである。しかも、そのサルがもたらされたのはアフリカからではない。東南アジアのフィリピンから持ち込まれた。エボラウイルスは東南アジアにも分布していたのである（レストン型というアメリカの地名がついた型はフィリピン由来であった）。このことが意味するのは、アフリカだけにエボラウイルスが分布しているわけではないことである。ウイルス学者、高田礼人は著書『ウイルスは悪者か』のなかで、レストン型は、フィリピンだけでなく、中国でも確認されたことを述べている。さらには、新種のフィロウイルスが、二〇〇二年にフランス、スペイン、ポルトガルで見つかった（エボラウイルスもフィロウイルスの一種である）（高田 2018）。未だに研究の途上であるが、エボラウイルスやその仲間は、世界中に存在しているかもしれない。

なお、レストン型はヒトに感染しても症状が現れない。

四　メリアンドゥ村再び

話をギニアのメリアンドゥ村に戻そう。

前述したように、二〇一四年四月、ドイツにあるロベルト・コッホ研究所からの調査団がメリアンドゥ村で調査し、その結果、エボラ出血熱が大型哺乳類からヒトへと持ち込まれた可能性は低いと結論づけた（☞10頁）。では、エボラ出血熱は何からヒトへともたらされたのか。調査団が注目したのはコウモリであった。二歳の男児はコウモリから感染したというのが最も有力な説である。

メリアンドゥ村には、自然宿主とされるオオコウモリはさほどいない。しかしながら、昆虫を主食とする小さなコウモリは多いという。現地の人はこのコウモリを「ロリベロ」と呼ぶそうだ。「小さくてイヤな臭いがする、尾の長いコウモリ」だという。調査団は、メリアンドゥ村にある、一つの大木に目をつけた。中が空洞になっている大木であり、第一号感染者である男児の家から五〇メートルも離れていない。調査団が目にしたときはすでに焼かれた後であり、「ロリベロ」はいなかった。以前、この木は「ロリベロ」の住処となっており、男児も、この木の近くでよく遊んでいたという（Quammen 2014）。

ただし、この男児がコウモリを捕まえて食べたのかは不明である。アフリカの一部では、子どもたちが遊び感覚で小動物を捕まえ、炙って食べることがよくある。しかし、二歳ではそうした行動をするには幼すぎる。動物を捕まえて食べるというのは、だいたい六歳くらいからみられる行動だそうだ。もし年上の子どもと一緒に遊んでいた場合、いっしょに捕まえて食べた可能性は捨てきれない。

調査団の報告によると、三月二四日に村人はこの木を焼いたという。木を燃やしたとき、コウモリが「雨のように」あふれ出てきたという。しかし調査団は、なぜ村人はこの木を焼いたのかまでは突き止めることができなかった（Quammen 2014）。その一方、「あまりにもたくさんのコウモリがいるために、村人は捕まえて食べようとした」という証言もある。大量のコウモリが出てきたので、皆、必死に捕まえたという（Diallo 2018）。

調査団が、その大木の根元から採取した土壌サンプルを解析したところ、この大木にいたのはアンゴラ・オヒキコウモリ（Angolan free-tailed bat）だったことがわかった。このコウモリは、中央アフリカから西アフリカに分布し、エボラウイルスへの感染実験でも強い耐性を示す。すなわち、感染しても症状がほとんど出ない。しかしながら、その大木にいたコウモリがエボラウイルスに感染していたという証拠は見つからなかった。その大木付近から採取したサンプルからは何も検出されなかったのである（Quammen 2014）。こうした調査に基づいて、二歳の男児が遊んでいるあいだにコウモリと接触し、エボラウイルスに感染したという説が作られた。

本章では、西アフリカ・エボラ危機の端緒を紹介すると同時に、エボラ出血熱に関する背景情報を提示してきた。西アフリカ・エボラ危機が始まったのは、ギニアのなかでもシエラレオネやリベリアとの国境に近いメリアンドゥ村であった。二〇一三年一二月に発生したエボラ出血熱は翌年三月に発見されるまでに近隣の町へと広がっていた。

この感染拡大の経緯をみると、これまでの感染拡大と同様、いくつかのパターンに沿って広がっていることがわかる。すなわち、①野生動物からヒトへとエボラウイルスが感染する、②看病を通して家族が感染する、③葬儀を通して近隣の人々へと感染する、④感染者が医療機関を訪れることで医療従事者や外来患者へと感染する、というパターンである。

エボラ出血熱の発生が公表された後、数カ月のあいだに、エボラウイルスは近隣国であるシエラレオネやリベリアにも広がり、半年後には国際的な脅威と認識されるまでになった。その経緯については三章以降に後述する。その前の章、すなわち、次に来る二章では、西アフリカ・エボラ危機を理解するために、少し回り道をしたい。

第二章　最貧国と国際社会の感染症対策

西アフリカ・エボラ危機に襲われた三国は、いわゆる、「最貧国」に属する。すなわち、世界のなかで「最も貧しい国」という部類である。こうした国々では、平常時でも医療サービスがままならない。予算不足で制度を運営できないばかりでなく、医療に携わる人材も十分養成できない。そうした状況を補うために、海外からの援助で補っているものの、焼け石に水である。そのことを踏まえて本章は、最貧国における一般的な医療事情や国際的な感染症対策について論じる。これらのことを踏まえると、西アフリカ・エボラ危機のことがさらに理解できるはずである。

一　最貧国の医療事情

最貧国で発生したエボラ危機

最貧国とは、開発途上国のなかでも取り残された国々のことを指す。開発途上国とは開発援助を受け取っている国と定義でき、その数は結構多い。約一五〇ヵ国だといわれる。その大部分の国がこの数十年で大きく発展した。なかには先進国とほぼ同じレベルの生活が可能になっている国もある。ベストセラーとなった書籍『ファクトフルネス』

で指摘されているように、もはや世界は先進国と開発途上国、あるいは、豊かな国と貧しい国、という単純な二分法で理解できないのである（ロスリングほか 2019）。開発途上国といっても、いまや経済水準も多様であり、国内で提供されている社会サービスも多様である。たとえば、国民の所得は低いものの、医療や教育が行き届いている国もあれば、所得水準からすると教育や医療の普及が十分とはいえない国もある。こうした状況になったのは、第二次世界大戦後、世界のほとんどの地域で所得が向上したからである。それに伴い、開発途上国であっても社会サービスの拡充が可能となった。

しかしながら、開発途上国のなかでも、所得の向上が他の国と比べて極端に緩やかな国がある。そうした国が最貧国だといえよう。経済学者ポール・コリアー（Paul Collier）によると、世界人口七〇億人のうち、成長から取り残された人々は約一〇億人であり、そのうちのほとんどがサハラ以南アフリカに暮らしているという（コリアー 2008）。それらの国は、他の国と比べると発展スピードが遅いために取り残されてしまう。こうした国々では政府の統治能力が低く、社会的混乱も起きやすい。教育の普及も十分ではなく、医療体制も十分ではない。

そのことは統計からも見て取れる。たとえば、人間開発指数という指標がある。この指標は、人々の暮らしの豊かさを示すために、教育水準・平均寿命・経済指標を組み合わせて算出した複合指標であり、国連開発計画（United Nations Development Programme: UNDP）によって毎年公表される。西アフリカ・エボラ危機の渦中である二〇一四年には、世界一八七ヵ国で人間開発指数が算出された（統計の不備や非公開という理由から算出されない国もある）。このなかで、最下位グループとされたのは四三ヵ国であった。このなかで、サハラ以南アフリカに位置する国は三五ヵ国であり、西アフリカ・三国はすべてそのなかに含まれる。リベリアは一七五位、ギニアは一七九位、シエラレオネは一八三位であった（UNDP 2014）。西アフリカ・エボラ危機は、まさしく「最底辺の一〇億人」が住む国々で発生したのである。

表2-1　西アフリカ三国と日本、LDCの主な開発指数

（出典）The World Bank Data。主に2017年、2018年のデータを使用。データが入手できないものに関してはそれよりも古いデータを使用した。最も古いのは2013年である。

	シエラレオネ	ギニア	リベリア	後発開発途上国平均	日本
平均余命	53.9歳	60.7歳	63.3歳	64.7歳	84.1歳
成人識字率	43.2%	32.0%	48.3%	64.8%	データなし
ひとりあたりの名目GDP（米ドル表示）	US $552	US $885	US $674	US $1,043	US $39,286
10万人あたりの医師の数	2.5人	7.9人	3.7人	25.9人	241.2人
10万人あたりの看護師・助産師の数	99.6人	38.4人	10.1人	63.5人	1151.8人

医療従事者の不足

この三国の状況を浮き彫りにするために表2－1に開発や医療に関わる指標をいくつか提示した。平均余命、成人識字率、人口一人あたりの名目GDP（国内総生産）、人口一〇万人あたりの医師数、人口一〇万人あたりの看護師・助産師数、である。比較のために、日本の数値、および、後発開発途上国（Least Developed Countries: LDC）の数値も付記した[1]。

表2－1を見ると、西アフリカ・三国では医師、および、看護師・助産師の数が圧倒的に少ない。たとえば、日本では医師数が人口一〇万人あたり二四一人であるのに対して、シエラレオネでは二・五人にすぎない。看護師・助産師の数も、日本では人口一〇万人あたり一一五一人のところ、シエラレオネでは九九・六人である。こうした数値が示しているのは、医療サービスのあり方が日本とは大きく異なることである。小さな診療所さえもない村が大半であり、診療所が設置されていたとしても、そこに常駐するのは看護師のみで医師はいない。さらに村の診療所では、日常的にみられる基本的な疾病にしか対処できないのが現状である。

［1］最貧国という用語は定義が曖昧なために、代わりにLDCのデータを用いた。LDCとは、国際連合による、開発途上国のなかでも最も貧しい国の分類であり、三年毎に更新される。二〇一四年時点では四八ヵ国がLDCと定められている（United Nations 2014a）。

日常の医療サービスもままならない状況

無論、最貧国で問題となるのは人材不足だけではない。資金不足、そして、医療機器や医薬品の不足といった問題もある。こうした状況のなかで喫緊の課題とされるのは、日常における保健衛生や医療状況の改善である。もしものときに備えて新たな感染症に備える余裕はない。なぜなら、最貧国では、先進国ならば比較的容易に治療できる疾病が命取りになるからである。いくつか例を挙げよう[2]。

第一に、下痢は、最貧国の乳幼児にとって主要な死亡原因の一つである（UNICEF & WHO 2009）。飲料水などから経口的に感染し、急性腸炎が生じた場合には、激しい下痢や嘔吐の症状が現れる。下痢で水分が失われ、嘔吐によって水分補給もできない。こうした場合、高度の脱水状態へと発展し、命に関わる。

先進国では激しい下痢に対処するために、点滴などによる治療が可能である。すなわち、経口ではない手段で水分や電解質を補うことで、脱水症状を和らげることができる。こうした手段が取りうるため、自然回復を待つしかない疾病の場合でも、下痢によって重篤な状態に陥ることはまれである。筆者も日本で激しい下痢を経験したことがある。そのときは脱水症状で手がシワシワになったことから「ヤバい」と思い病院に行った。点滴を受けると、その状況がみるみる改善したことを覚えている。しかし、最貧国ではそうした治療が受けられない。激しい下痢を起こした場合、体力のない乳幼児やお年寄りは脱水症状で死亡する。

下痢が主要な死亡原因の一つになっている背景として挙げられるのが、最貧国では安全な飲み水の確保が難しいことである。日本では水道管を通して安全な飲料水が家々に提供されている。しかし、最貧国ではそうはいかない。水道が十分普及していないからである。そうした地域では、井戸や川から水を汲んでくる。都市部も例外ではない。

水を煮沸して使用すればいいではないかと思うかもしれないがそうはいかない。最貧国では、たいていの場合、薪や炭を使って火を起こす。薪や炭を買うには、お金がかかる。あるいは、薪を拾ってくるという労力がいる。さらに、薪や炭で火を起こすのも大変である。日常生活において水を煮沸して使用するのは現実的ではない。

第二に、急性呼吸器感染症での死亡率も高い。急性呼吸器感染症とは、咽頭炎、気管支炎、肺炎などの総称であり、これらの軽いものは俗に「風邪」と呼ばれる。最貧国では栄養失調などにより、これら軽微な「風邪」が重篤な肺炎に発展してしまう可能性が少なくない（日本ユニセフ協会 2002: 20）。

第三に、サハラ以南アフリカに関しては、マラリアでの死亡も多い。前述のようにマラリアとは、蚊によって媒介される感染症である（☞ iv頁）。詳述すると、マラリアとはマラリア原虫によって引き起こされる感染症で、マラリア原虫をもった蚊に刺されることで感染する。その症状は、倦怠感、頭痛、筋肉痛、関節痛である。この疾病は、南アジアや東南アジアの一部でもみられるものの、サハラ以南アフリカでは、マラリアのなかでも重篤化の恐れの高い熱帯熱マラリアが多くみられる。ゆえにマラリアによる死亡の九〇％がサハラ以南アフリカに集中している。特に、乳幼児のリスクは高く、マラリア流行地域では乳幼児に蚊帳をかぶせたりして対策をしている（厚生労働省検疫所 2019）。筆者が治療を受けたように、重篤化する前に薬を投与すれば簡単に治る。

このように最貧国では簡単な医療サービスによって対処できるはずの疾病にも対処しきれていない。西アフリカ・三国も同様であった。たとえば、シエラレオネにおける乳幼児（五歳以下）の死亡理由をみてみると、下痢（一一％）、肺炎（二〇％）、マラリア（一三％）、はしか（五％）と続く。これらは基本的な医療サービスの提供があれば救えるものだ。それだけで約六割以上を占める[3]（WHO/Africa 2010）。

国際援助機関

そうした状況を少しでも緩和しようと活動するのが国際援助機関である。国際援助機関は、たいてい開発途上国の

［2］本項での記述に関して大枠は、結核予防会（2004）に依拠し、子細について別の文献も利用した。
［3］その他の死因として、早産（八％）、出生時仮死（六％）、ケガ（三％）、先天性異常（一％）と続く。

首都にオフィスを構え、援助事業を実施している。彼らが活動するのは最貧国だけではない。比較的豊かな開発途上国でも国際援助機関は援助を実施している。しかしながら、そうした国では、経済規模が大きく、開発援助機関の存在はあまり目立たない。オフィスがあったとしても、大企業の本社や商業施設に紛れてしまう。その一方、最貧国では経済規模が小さく、上述の施設があるわけではない。そのため、国際援助機関の存在は目立つ。首都には多くの機関がオフィスを構えており、機関名が書かれた公用車が公道を行き来する。最貧国では自家用車が少なく、乗り合いバンやタクシーがほとんどなので、国際援助機関の公用車は目立つ。

国際援助機関の活動を理解することは西アフリカ・エボラ危機に対するより深い理解につながる。そこで国際援助機関について紹介していきたい。まず、国際援助機関は以下の三つに大別できる。

第一に、国際機関である。国際機関とは、国家をメンバー（＝加盟国）とする組織であり特定の目標を有する。数え方にもよるが、世界には三〇〇ほどの国際機関があるとされる（国連広報センター n.d.）。その規模は、国際連合（以下、「国連」と略称する）のように、ほとんどの国を加盟国とするものから、加盟国が数ヵ国しかないものまでさまざまである。国際機関というと、まずは国連を想起する読者も少なくないだろう。国連とは、国連本体（そのなかに安全保障理事会や総会、事務局がある）の他に、複数の機関が集まった集合体であり、それらは、まとめて「国連システム」と呼ばれることも多い。いわば、国連システムの傘下には多数の国際機関があり、それぞれが独自の活動を実施している（国連広報センター n.d.）。

国連システムのなかでも開発途上国への援助を実施する主な機関を挙げると以下の通りとなる。国連児童基金（United Nations Children's Fund: UNICEF、ユニセフ）は、児童問題や教育を扱う。国連開発計画（ＵＮＤＰ）は貧困撲滅を目標とする。国連人口基金（United Nations Population Fund: UNFPA）は人口問題を扱う。国連難民高等弁務官事務所（United Nations High Commissioner for Refugees: UNHCR）は難民問題を扱う。世界食糧計画（World Food Programme: WFP）は食糧問題を扱う。国際移住機関（International Organization for Migration:

IOM）は移民や住環境の問題を扱う、などである。本書で頻繁に登場するＷＨＯ（世界保健機関）も国連システムの一部であり、世界の保健衛生・医療の問題を担っている。これらの機関は、独立した国際機関として、それぞれ独自の加盟国をもち、独自に業務を実施している。国連システムの傘下であっても、それぞれの加盟国は異なるのである。その資金源は各機関の加盟国から拠出される拠出金である。

国際援助機関の第二の分類は、二国間援助機関である。二国間援助とは、国から国への援助を指す。すなわち、政府（主に先進国政府）から開発途上国への援助である。二国間援助の資金源は、通常、援助を提供する国の予算である。二国間援助を実施する機関は国によって異なる。たとえば、アメリカやイギリスでは開発途上国の支援に特化した省庁をもっている。それぞれ国際開発庁（United States Agency for International Development: USAID）、および、国際開発省（Department for International Development: DFID）という名称である。日本からの援助は、外務省の傘下にある独立行政法人、国際協力機構（Japan International Cooperation Agency: JICA）が担う。アイルランドのように大使館が開発援助を担う国もある。

かつて、二国間援助の実施主体といえば先進国政府に限られていたが、近年では、それ以外の国々も援助を実施することが増えてきた。たとえば、中国はアフリカ各地でインフラ支援をしているし、中東の産油国がムスリム（イスラム教徒）の多い国に支援をすることも少なくない。

国際援助機関の第三の分類が、国際ＮＧＯである。ＮＧＯとは、開発途上国に援助を実施する民間の団体であり、Non-Governmental Organization の略称である。日本語では、しばしば「非政府組織」と訳される。特に、国際ＮＧＯは先進国で資金調達し、開発途上国で事業を実施する。国際ＮＧＯとして有名な機関を挙げると、セーブ・ザ・チルドレン（Save the Children）やオックスファム（Oxfam）がある。本書でも頻繁に登場するＭＳＦ（国境なき医師団）も、医療分野で活動する国際ＮＧＯである。

国際機関、二国間援助機関、国際ＮＧＯは、普段から開発途上国において、それぞれの業務を実施している。西アフリカ・三国でもエボラ危機前から多くの国際援助機関が活動していた。これら国際援助機関のなかでも、WHOについては本書で重要となってくるので、以下に詳しく説明する。

WHO（国際保健機関）：保健・衛生医療を担う国際機関[4]

WHOは国連システムの傘下にある国際機関であり、「すべての人々が可能な最高の健康水準に到達すること」を目的とする。その活動範囲は、感染症だけではない。生活習慣病、障がい、食の安全、喫煙など健康に関する多岐の分野を活動の範疇とする。開発途上国の問題だけではなく、先進国の問題も扱っているのだ。

WHOの役割は以下の三点にまとめることができる。

第一に、開発途上国政府に対して援助を実施する。開発途上国の首都にはたいていの場合、WHOの事務所が置かれており、その国の活動拠点になっている。こうしたオフィスでは、基本的な保健衛生・医療サービスに関する支援を実施している。ギニアで謎の感染症が発生したとき、調査団のなかにWHOからの要員が含まれたのは、こうしたオフィスがあるからだ。

第二に、保健衛生・医療問題に対して、世界的な基準を作成する。たとえば、アルコール依存症の診断基準を設定したり、どの国でも揃えるべき必要最低限の薬剤リストを作ったりしている。また、さまざまな疾病に関して診察基準や標準的な治療方法を策定している。エボラ出血熱に関しても例外ではなく、標準的な対策や治療方法についてのマニュアルが作成されている。

第三に、保健衛生・医療に関する世界的な危機が発生した場合には、その対策のリーダーシップを取ることになる。たとえば、感染症が流行した際には、移動制限・交易制限など、どのような措置を取るべきかの指針を発表している。後述のPHEIC宣言もそうした役割の一環である。コロナ禍においては、WHOのリーダーシップに関して疑問が呈されたことを記憶する人も少なくないだろう。西アフリカ・エボラ危機の際にも、同様の問題が出た。

いずれにせよ、WHOのこれらの役割は、西アフリカ・エボラ危機を理解するためにも踏まえてほしい。

プロジェクト援助によって「分断」される行政

ここまでさまざまな国際援助機関が開発途上国に援助を実施していることを確認した。しかし、さまざまな機関がさまざまなプロジェクトを実施することで、新たな問題を生んでいる。それが「分断化」(fragmentation) という問題である。

国際援助機関の援助方法として一般的に用いられているのが、「プロジェクト援助」という方式である。プロジェクト援助では、被援助国の省庁や地方自治体などが受け皿となり、その業務の一部を国際援助機関に手伝ってもらう(あるいは、実施してもらう)。たとえば、JICAはシエラレオネのエネルギー水資源省 (Ministry of Water Resources) と合意書を交わしたうえで「地方都市における給水業務関連職員の能力強化」プロジェクトを実施した。そのプロジェクトでは、カンビア (Kambia) 県の県都カンビアで浄水施設を建設し、その運営のための技術指導を実施した。実施期間は二〇一二年から一三年までの一年間である (国際協力機構 n.d.)。JICAはそれ以外の期間、あるいは、それ以外の地域の水道事業を担うわけではない。ゆえにシエラレオネ政府は、さまざまな国際援助機関と合意文書を交わすことになる。すなわち、さまざまな地域で、さまざまな機関が援助を実施しているのである。国際援助機関は、それぞれの制度、予算、やり方でプロジェクトを動かす。その結果、最貧国では全国一律に一貫した政策を取ることが難しくなっている。それが「分断化」である。

簡単なたとえ話を挙げる。ある国が幹線道路の整備事業を実施した。この国は、一部の補修を日本に依頼し、別の一部を中国に依頼した。その他にも、幹線道路網の整備をするために多くの国際援助機関に支援を求めた。それぞれ

［4］本節は主にWHO (n.d.[b]) に基づいて作成した。

の国際援助機関が、それぞれの規格で整備をした結果、その道路の規格がバラバラになり、ツギハギになってしまった。援助が入らずガタガタのままの区間もあった。道路であれば、ツギハギでも問題ないかもしれない。しかし、行政サービスになると話は別である。特に、保健衛生・医療に関してはこの問題が深刻に捉えられており、「保健衛生・医療の分断化」(health sector fragmentation)と形容する研究者もいる(Barr et al. 2019)。

もちろん、分断状況はこれまでにも問題視されており、医療政策の一貫性や効率性を求める取り組みもないわけではない。しかし、プロジェクト援助という構造がある限り、分断は免れない。そうした状況は、シエラレオネだけではなく、西アフリカ・三国で同様の状況であった。このことは、エボラ危機を理解するためにも踏まえる必要がある。

ここまで論じてきたように最貧国では日常的な保健衛生・医療問題さえ解決すべき課題が山積みである。医療に携わる人材も不足しているし、医療機関における資金や物資の調達も不十分である。ゆえに将来、発生するかもしれない致死性の高い感染症に対して各国が準備態勢を整える余裕はない。それらに関しては、国際的な体制でカバーするしかない。

二　国際社会と感染症対策

では、国際社会は感染症対策において、どのような協力体制を築いてきたのか。感染症一般とエボラ出血熱に分けて確認したい。保健衛生・医療問題をめぐる現在の国際的な協力体制は、さまざまな失敗や試行錯誤の産物ともいえる(詫摩 2020)。感染症は簡単に国境を越える。それに対処をしようとする国家間の協力体制は十九世紀にヨーロッパで始まり、現在では世界規模なものとなった。とはいえ、感染症対策の歴史的変遷を追うことは本書の目指すところではない。本書ではさしあたり、新興感染症に対する脅威の認識が高まった一九九〇年代以降の状況を取り上げる。

非伝統的安全保障としての感染症対策

一九九〇年代には、国際社会で次のような見解が共有されることになった。すなわち、「グローバルなモノやヒトの動きが加速しているため、ひとたび感染症が発生すれば、その拡大は急速なものとなる」という見解である（cf. WHO 2007: vi）。この見解が共有された背景には、それに先立つ数十年のあいだに、ＨＩＶ感染症やラッサ熱、エボラ出血熱といった新たな感染症の発見が相次いだことがある（岡部 2016; 詫摩 2020: 109–112）。さらに、一九九〇年代は、冷戦が終わったばかりの時代であり、国際機関への期待が高まった時代であった。こうしたタイミングもあり、一九九〇年代以降、上述の見解は国際社会で共有されるようになり、それに伴い感染症に対する国際的な協力体制の構築も進展した。

その特徴として指摘できるのが「安全保障化」という方向性で協力体制が進んだことである（齋藤 2019; Aldis 2008）。「安全保障化」とは、これまで安全保障の範疇とみなされてこなかった課題を「安全保障上の危機」とみなす動向を指す。

従来、「安全保障」という用語は、他国からの武力攻撃や侵略、核武装に対して国家を守る意味で用いられ、国家の存亡をも脅かしうる問題だという含意があった。しかしながら冷戦終焉後、従来は安全保障とは関わりのない国際問題や社会問題が「国家を脅かしうる安全保障の課題」として取り上げられるようになった（cf. Buzan et al 1998: 25）。具体例を挙げるならば、越境犯罪や違法移民、環境問題などがそれに該当する（本多 2018; 本名 2017）。感染症も例外ではない（齋藤 2019; Aldis 2008）。

ここで注意しておきたいのは「安全保障化」がもつ作用である。安全保障化はその課題を、国家に対する脅威と位置づけることになるため、平時では認められないような手段を取ることが可能となる（cf. Aldis 2008; Buzan et al. 1998: 29）。

第一に、安全保障や治安に関わる主体や制度が課題解決に向けて用いられるようになる（安全保障も治安も英語では「セキュリティ」（security）である）。たとえば、感染症対策のために軍が検問を張ったり、警察が動員されたりする。第二に、法的例外が許容される。「感染症対策のためには法を遵守している場合ではない」という政治的決定がなされ、例外措置が取られる。すなわち、移動の制限や非常時の緊急逮捕といった基本的人権を制限するような措置や、戒厳令のように平時の法制度を一時的に停止させる措置へとつながる。二〇二〇年の新型コロナウイルスの流行でも、こうした措置がごく当たり前に実施された。こうした状況が作られたのは、冷戦終焉以降、「安全保障化」の概念に基づいてグローバルな感染症対策の制度作りが進行し、それが当たり前のこととして受け入れられるようになったからである。

こうした動きに拍車をかけたのが、二〇〇〇年代以降に次々と発見された感染症であった。重症急性呼吸器症候群（ＳＡＲＳ）や鳥インフルエンザ（Ｈ５Ｎ１）、中東呼吸器症候群（ＭＥＲＳ）である。なかでも、二〇〇二―〇三年にみられたＳＡＲＳの流行のインパクトは大きく、安全保障化の流れを大きく加速させた（Rushton 2016: 175）。ＳＡＲＳとはコロナウイルスの一種によって引き起こされる肺炎である。致死率は約一〇パーセントとされ、通常の肺炎よりも高い。二〇〇二年一一月に中国広東省で始まった。このときはまだ「未知の肺炎」であった。この肺炎は香港へと拡大し、そこから航空機による人の移動に伴い、カナダ、ベトナム、シンガポールへと広がった。二〇〇三年三月一二日にＷＨＯは、これまでにはみられない肺炎が流行していることを全世界に向けて発信し、本格的調査を開始した。一五日には、この肺炎を「重症急性呼吸器症候群（ＳＡＲＳ）」と名づけたうえで、「世界規模の健康上の脅威（a worldwide health threat）」であると位置づけた。さらにＷＨＯは、旅行者と航空会社を対象とした緊急旅行勧告も発表した（WHO n.d.[c]）。これらの警鐘に危機感を高めた各国は、ＳＡＲＳ対策に真剣に取り組むようになった（Rushton 2016: 187–191）。

宣言を発信することによって国際的な危機感を高めるというＷＨＯの手法は、安全保障化の典型例だといえる。なぜなら、その手法は、国連安全保障理事会（以降、「国連安保理」と表記）が軍事的脅威に対して用いる手法とよく似ているからである。国連安保理とは、国連システムのなかでも「国際の平和及び安全の維持に関する主要な責任」を負う機関である（United Nations 1945: art. 24）。主な議題は、核兵器問題、国家間戦争、内戦の勃発、テロ事件、武力衝突の発生、集団虐殺である。まさに伝統的な安全保障に対処するための機関といえよう。ここで注目したいのは、その国連安保理が、世界規模で安全保障に関わる重大な事件を「国際の平和と安全に対する脅威」と認定する権限をもつことである（United Nations 1945: art. 39）。この認定は国際社会に対して「この事象は国際的な安全保障に対して脅威であるから一丸となって対処しなければならない」という認識を共有させる意味をもつ。ＷＨＯは同様の手法を用いてＳＡＲＳへの対策を呼びかけた。この手法は、ＳＡＲＳに対応するための場当たり的な対応であったものの、数年後には同様の手法が制度化される（詳細は、後述するＰＨＥＩＣ宣言についての記述を参照）。

ＳＡＲＳに対してＷＨＯが警鐘を鳴らしたことにより、各国はＳＡＲＳを封じ込めるために対策を取ることになった。その措置も異例づくめであったといえよう。「法の例外」を拡大させたのである。香港政府は隔離に関する規定を急遽改め、ＳＡＲＳの患者や感染の疑いがある者を隔離できるように法制度を改変した。また、カナダ政府も隔離の対象となる感染症リストに急遽ＳＡＲＳを追加した。さらには、流行の拡大が懸念されたトロントでは、必要以上の者が隔離されたといわれる。感染の疑いがある者は二五〇人にすぎなかったものの、大事をとって三万人が隔離された。それら以外の国でも、ＳＡＲＳに対する国内での緊急措置が実施された。そのなかには、隔離の準備、広報活動、医療体制の整備などが含まれ、それらを実行可能とする法改正も場当たり的に実施された（Rushton 2016: 189-190）。まさしく、「法の例外」を作り出すことでＳＡＲＳ対策が実施されたのである。こうした経緯をみると、ＳＡＲＳの流行はグローバルな感染症対策の安全保障化を後押ししたことがわかる。

なお、二〇〇三年七月にＷＨＯが終息宣言を出すまでに、ＳＡＲＳは三二の国と地域へと広がり、八〇九六人の感染者と七七四名の死亡者を出した（Rushton 2016: 18）。

人間は先例に弱い。過去に実施した政策や他国が導入した政策は受け入れられやすい。感染症の安全保障化も、そうした積み重ねによって進展した。

二〇〇五年の国際保健規則（IHR）改定

感染症対策の「安全保障化」でメルクマールといえるのが、国際保健規則（International Health Regulations: IHR）の改定である。IHRとは、国際保健に関する情報共有や対応を規定する国際的な合意文書である。基本的にはWHOやその加盟国を拘束するものであるが、本文書に署名した一九六ヵ国のなかにはヴァチカン市国やリヒテンシュタインといったWHO非加盟国も含まれている。世界のほぼすべての国が署名していると言っても過言ではない。いわば、IHRとは、保健衛生・医療をめぐる国際協力体制の根幹をなす文書である。そのIHRが二〇〇五年に改定され、二〇〇七年に発効した。その背景には、一九六九年に制定された旧IHRが、保健衛生・医療をめぐる新しい状況に対応できていなかったことがある（武見 2020）。

新IHRの主軸を構成しているのが「国際的に懸念される公衆衛生上の緊急事態」（Public Health Emergency of International Concern: PHEIC）という概念である。旧IHRは特定の感染症を指定し、それらが発生した場合にWHOが対応するという決まりであった。それに対して新IHRでは、「国際的に懸念される公衆衛生上の緊急事態を構成するかもしれない事象」（events which may constitute a public health emergency of international concern）に対してWHOは取り組むと指定された。「かもしれない」という曖昧な表現となったのは、新興感染症だけでなく、バイオテロや公害、自然災害、放射性物質による健康被害も念頭においたからである（WHO 2007）（下線は筆者による強調）。以降の数ページには、この「国際的に懸念～かもしれない事象」という文言が頻繁に出てくるので「PHEICかもしれない事象」と略称する。

このIHR改定によってWHOの権限は強化された。以下に重要な点をまとめる。

第一に、「PHEICかもしれない事象」が発生した場合、加盟国はWHOに対して二四時間以内に報告する義務を負うようになった（第六条）。この条項で特徴的なのは疾病の種類を限定していないことである。旧ＩＨＲでは、コレラ、ペスト、黄熱病など疾病を指定したうえで、それらに対して国際的な協力を求めた。そのため、次々と現れる新興感染症に対応できなかった。それに対して、新ＩＨＲでは、疾病の種類を限定せず、「ＰＨＥＩＣかもしれない事象」という概念を使って活動範囲を拡大した。もし仮にＩＨＲが改定されていなければ、エボラ出血熱が発生したとしてもギニアはそのことをＷＨＯに報告する義務は法的にはもたない。それどころか、新型コロナウイルス感染症に対しても、報告する義務は生じないのである（一方、当事国が疾病の発生を報告し、任意に支援を求めることができるのは、すでにみたスーダンやザイールの事例からもわかるはずだ）。

第二に、「ＰＨＥＩＣかもしれない事象」が発生した際、ＷＨＯは各国が取るべき措置を勧告できることになった（第一五条）。すなわち、「今の状況であれば、このような措置を取るべきである」という指針を公表できるようになった。グローバルに一貫した対策を取るようにするためである。しかし、勧告を強制する規定は設けられなかった。すなわち、加盟国が勧告に従わなくとも罰則はない。

この条項の帰結が如実に表れたのが、二〇二〇年の新型コロナウイルス感染症の流行時である。コロナ禍においてＷＨＯは各国がどのような措置を取るべきかを公表し、それに従わない国を批判した。しかしながら、ＷＨＯはそれを強制する権限を持たないため、それぞれの国が独自の判断で対策を実施することになり、ＷＨＯのリーダーシップが疑われることになった[5]。それに対して、西アフリカ・エボラ危機では、当事者からの批判はみられなかった。なぜなら、エボラ出血熱に襲われた国のすべてが貧しい国であり、ＷＨＯの支援なくしては対策を実施できなかったからである。むしろ、ＷＨＯに対する懸念は、当事国ではなく、国連システムの代表である国連事務総長（Secretary

［5］二〇二〇年四月から五月頃以降、ＷＨＯや当時の事務局長、テドロス・アダノム（Tedros Adhanom）に対する批判が盛り上がった。しかしながら、コロナ禍が長期化するにつれて、そうした論調は忘れ去られていった。

General）から提起されることになった。その結果、ＷＨＯはリーダーシップを奪われ、別の機関が国際社会を主導することになった（☞85頁）。

第三に、世界的なパンデミックが懸念される場合、ＷＨＯは「国際的に懸念される公衆衛生上の緊急事態」（Public Health Emergency of International Concern: PHEIC）の発生を宣言できる（第一二条）。わかりやすく言えば、「ＰＨＥＩＣかもしれない事象」が深刻化し、もはや「かもしれない」と言っている場合ではなくなったと宣言できる。

厳密に説明するならば、ＰＨＥＩＣ宣言とは「疾病の国際的な拡大により他国に公衆の保健上の危険をもたらすことが認められ、かつ、緊急に国際的対策の調整が必要な事態が発生したこと」を国際社会に警告する宣言である（WHO 2005: art. 12）。いわば、危機の深刻さをアピールし、世界中に本気で取り組むよう呼び掛けるための宣言といえよう。この手法は、国連安保理のもつ「平和に対する脅威」を認定する権限と類似している。これにより警戒レベルが一気に上がる。

言うまでもなく、西アフリカ・エボラ危機でもＰＨＥＩＣ宣言は発令された。その他にも、豚インフルエンザ（二〇〇九年）やジカ熱（二〇一六年）、新型コロナウイルス感染症（二〇二〇年）にも発出されている。

三　エボラ出血熱が発生したときの支援体制

ＩＨＲの改定に代表されるように、国際的な感染症対策は、安全保障化という方向性に基づいて整備されていった。では、エボラ出血熱が発生した場合、国際社会はどのように対応するのか。本節では、エボラ出血熱が発生した場合、現場では、どのように対策が実施されるのかを記していきたい。

エボラ出血熱が発生した場合に取るべき手順は、ＷＨＯによって標準化されている。以下では、ＷＨＯが発行したマニュアル『エボラおよびマーブルグ・ウイルス病――その対策、警報、コントロール、評価』(*Ebola and Marburg Virus Disease Epidemics: Preparedness, Alert, Control and Evaluation*) に基づいて、その概要を記す (WHO 2014d)。必要な場合は、他文献で補足したい。このマニュアルによれば、エボラ出血熱が発生したときに取るべき措置はいくつかに大別できる。

第一に、隔離施設、治療施設、検査ラボの設置である。エボラ出血熱の発生が確認される場合、まず必要となるのが、隔離施設である。隔離施設には、エボラ出血熱と疑われる症状がある者、および、感染者と接触した者 (接触者) を隔離する。後者に関しては無症状であっても潜伏期間である可能性がある。それらの者を隔離することで、家族やコミュニティに感染が拡大するのを防ぐ。隔離期間は二一日である。エボラ出血熱の最大潜伏期間が二一日だからである。接触者がこの期間に発症しなければ、エボラウイルスに感染していなかったことになる。

エボラ出血熱が疑われる症状がある者については確定診断のための検査を実施する。なぜなら、前述したようにエボラ出血熱の初期症状は他の疾病と区別がつきにくいからである。ゆえに、発症者から採取された検体を分析することで確定診断する。そのための施設、すなわち検査施設が必要となる。検査施設は英語でラボラトリー［Laboratory］と呼ばれるため、本書では以降、「検査ラボ」と表記する。検査方法は複数あるが、最も多く用いられたのがＰＣＲ法である (新型コロナウイルスの流行時にもＰＣＲ法は用いられたために記憶にある方も多いだろう)。ＰＣＲ法とは、ウイルスの遺伝子を見つけ出す手法である。

検査によって陽性が確定した場合、治療を実施しなければならない。そのためには治療施設が要る。隔離施設がとりいそぎ隔離するための施設であるのに対して、治療施設は治療に専念するための施設である。陽性が確定した場合、患者は隔離施設から治療施設に運ばれる。

西アフリカ・エボラ危機時、エボラ出血熱の治療法はまだ確立していなかった (現在でも確立しているとはいえないが、治療法が大きく進展した)。当時、治療として可能なのは対症療法のみである。できるだけ症状を和らげ、体力を温存させる。具体的には、水分補給(点滴を投与し、下痢に伴う脱水症状を和らげる)、鎮痛剤やビタミン剤の投与(痛みを和らげ、栄養分を補給する)、抗菌薬の投与(併発感染症を避ける)、抗凝固薬の投与(血管が詰まるのを防ぐ)である。こうした措置を取ることで、できるだけ体力を温存させ、身体が抗体を作るのを待つ。エボラウイルスの抗体が感染者の体内から検出されるようになると急速に回復に向かう(谷・西條 2015)。

以上のように、隔離施設、検査ラボ、治療施設を設置することで感染者の治療体制を整える。もちろん、これらの施設には、医師や看護師、検査技師など高度な専門性をもった人材が必要であり、そうした人材は、発生当事国の国内からだけでなく、世界中から集められることになる。

エボラ出血熱が発生したときに取るべき措置として第二に挙げられるのが、コンタクト・トレーシング(contact tracing)である。コンタクト・トレーシングとは、感染者の行動履歴を明らかにし、それに基づいて接触者を見つけ出す調査である。どこで何をしていたのか、だれと会ったのかを感染者から聞き出し、誰から感染したのか、そして、誰へと感染させた可能性があるのかを割り出す。日本語では、通常、コンタクト・トレーシングとカタカナで表記されたり、「接触者追跡」と言われたりすることが多い。本書では「接触者追跡調査」と表記することにした。接触者追跡調査を実施するのは、市中感染を防ぐためである(市中感染とは、病院などの医療機関に立ち入らずに日常生活を送っている人が、日常生活のなかで感染することを意味する)。接触者追跡調査によって新たな感染者、あるいは、新たに感染の可能性がある者が見つかった場合、隔離されることになる。

第三に、安全な葬儀や埋葬のために埋葬チームを組織する。エボラウイルスは感染者の遺体からも感染する可能性がある。ゆえに、感染対策をしたうえで葬儀や埋葬を実施する必要がある。埋葬チームはたいていの場合、地元の人々から選ばれ、感染予防や埋葬プロセスの訓練が施される。そのうえで、防護服や死体袋、消毒液、運送手段(遺体を運ぶ車)といった必要機材が与えられ、活動を実施する。埋葬チームに必要とされるのは、感染予防に関する知識だけではない。現地の人々とスムーズにコミュニケーションを取る必要がある。家族や親族、コミュニティの人々と話して、感染対策に納得してもらう必要があるからである。そのためにも地元の人々である必要があるのだ。もし死者が冒涜されると思われれば、感染対策に協力が得られないどころか、埋葬チームや接触者追跡調査の調査団に対する暴力事件につながりかねない。ゆえに遺族の心情に配慮した活動が必要とされる。

第四に、一般の人々に対してエボラ出血熱の危険性を周知するため、市中で啓発活動を実施する。エボラ出血熱の専門家クリス・レイン（Chris Lane）は、ウガンダやコンゴ共和国での勤務経験から、「感染地域の人々みずからが、エボラ出血熱の存在を信じなければ、エボラ出血熱を封じ込めることは難しい」と語る（Walsh & Johnson 2018: 98）。政府や海外からの支援団体が活動するだけでは不十分なのである。啓発活動のために一般的に用いられる方法が、コミュニティの一部の人に研修を受けてもらい、彼らを仲介者とすることである。コミュニティに住むその他の人々には、彼らに情報を伝達してもらう。最貧国では、テレビやインターネットへのアクセスが限られているので、口コミが重要な伝達手段となる。

第五に、エボラ出血熱の感染が止まれば、WHOが終息宣言を出す。終息宣言についても規定がある。その規定では、最後の感染者が死亡、あるいは、陰性判定を受けてから四二日のあいだに新規感染者が発生しなければエボラ出血熱が終息したとみなされる。四二日というのは、エボラ出血熱の最大潜伏期間である二一日の二倍である。ただし、エボラ出血熱は四二日間を越えても突如として再発生することがある（その理由はのちに述べることとする）。再発生の可能性は徐々に減りつつあるが、完璧にゼロにするまでに待つのには膨大な時間がかかる。ある程度のところで区切りをつけるのはやむを得ない。終息宣言が出されても、細々と警戒態勢は維持され、やがて平時に戻す。

防護服（PPE）

エボラウイルスへの感染を防ぐために医療従事者や埋葬チームのスタッフが着用するのが「防護服」である。「防護服」とカッコつきで表記したのは、正確に言うと「服」だけではないからである。専門的には、「防護具」と呼ばれ、ＰＰＥと略されることも多い。「パーソナル・プロテクション・イクイップメント」(Personal Protection Equipment) の略である。ＷＨＯは、エボラ出血熱に対処するために適正なＰＰＥに関しての規定も作っている。その規定によると、使い捨てのガウン、手袋（二重に着用する）、マスク、ゴーグル、足袋で一セットである。これらを用いて身体を完全に覆う。着用すると誰だかわからなくなるので、ガウンの上に名前と担当をマジックで記すことも多い。日本赤十字社の広報紙『赤十字国際ニュース』（二〇一四年第六七号）によるとＰＰＥ一式は約八七〇〇円する（日本赤十字社 2014）。それを使い捨てにするのだ。なお、日本のメディアはＰＰＥのことを「防護服」と記すことが多い。本書でも英語の略称が多いと煩雑になるため、以降は「防護服」で統一する。

ところで、防護服は暑い。着用したままでは食事もできないし、水も飲めない。エボラ出血熱が発生する地域はたいてい熱帯地方であるため、防護服を着たままでの作業時間は限られる。雑誌『アエラ』（二〇一四年一一月三日号）ではシエラレオネに派遣された日本人看護師・大滝潤子さんがシエラレオネの治療施設、そして、防護服について語っている（瀬川 2014）。以下がその抜粋である。

施設は二区画に分かれています。……打ちあわせなどをする「ローリスクエリア」と、患者さんがいる「ハイリスクエリア」。防護服を着るだけで、一〇分くらいかかり、汗ダラダラになる。その格好で暑いテントの中に入るのですが、いくら曇り止めをしても、ゴーグルは曇るし、自分が脱水症状になっているのがわかる。……ハイリスクエリアに入るのは、一回一時間。体力や集中力が低下するので、一日三回までにしなさいと言われています。でも、自分の体調と相談しながら、五回入ったこともあります。……ハイリスクエリアには、最低二人一組で入ります。仕事のパートナーであるとともに、お互いを監視します。パートナーがいれば、すぐに消毒のスプレーをかいないか、時間がかかりすぎていないかなどチェックします。ゴーグルがずれていないか、疲れすぎてけてもらうことができます。……

このように防護服を着たうえでの作業は大変なのだ。

さらに防護服を脱ぐのにも時間がかかる。防護服の装着に一〇分かかることは大貫さんのインタビューにも記されていたが、脱ぐのには二〇～二五分かかる。さらには二人の人間に立ち会ってもらわなければならない。一人が消毒のために継続的にスプレー洗浄を行い、もう一人が正確な手順が踏まれているかを確認する（エチェバリア 2014）。

ハイリスクエリアからでるときは、まず上から下まですべて消毒し、それから一つずつ脱いでいきます。脱ぐ作業ごとに必ず手を洗います。脱いだゴーグルや長靴などは消毒液に浸します。

大貫さんはそう語っている。

防護服を正しく着用していない、あるいは、脱ぐときにミスをしたとなると命に関わる。脱ぐときに手が目に触れてしまったということで感染するかもしれない（cf. エチェバリア 2014）。

西アフリカ・エボラ危機に関与した主な組織や団体

ここまでエボラ出血熱が発生した場合に、現場でいかなる措置が取られるのかを説明してきた。これらの措置を一つの機関だけで成し遂げるのは不可能である。エボラ対策のためには、さまざまな機関や団体が協力しなければならない。実際、西アフリカ・エボラ危機でもさまざまな機関が役割を分担した。以下に西アフリカ・エボラ危機に関与した主要な機関や団体を列挙し、その活動内容を記す。

・国際保健機関（WHO）

前述のように、WHOとは、世界の保健衛生・医療問題を扱う国際機関である（☞36頁）。エボラ出血熱が発生したとき、WHOが取る措置はコーディネート業務が中心である。すなわち、必要な機関や団体、および、必要な人材をかき集め、エボラ出血熱対策に従事できるよう適材適所に配置するのである。現場の最前線に立つわけではない。いわば、業務調整がその役割なのだ。業務調整にあたる際も政府の意向に沿う。当事国政府の意思決定に反してまでの何らかの措置を強制するわけではない。なぜなら、国際機関であるWHOにとって、加盟国との関係を良好に保つことは業務を円滑に回すために必要だからである。加盟国との関係が悪化すると分担金の未払いや、加盟国の脱退にまで発展する恐れがある。あくまでもWHOは当事国の政府のサポート役に徹するのである。

エボラ出血熱に対応できる組織や団体については、それほど数があるわけではないため、活動を要請するのも難しくはない。それに対してエボラ対策の必要な人材は世界各地の大学や研究所、病院に散らばっている。そこで必要な人材を緊急に集めるためのシステムが必要となる。それが二〇〇〇年に導入された「世界アウトブレイク警告及び対応ネットワーク」（Global Outbreak Alert and Response Network: GOARN）である。GOARNには世界各地の二〇〇を超える病院や研究所が登録され、緊急時には、これらの組織で働く専門家が召集される。すなわち、普段は研究者や医師として働く人材が、必要となれば直ちに招集されるのである。GOARNが使われるのはエボラ出血熱が発生したときだけではない。鳥インフルエンザやSARS、コレラが発生したときにも用いられた。

西アフリカ・エボラ危機の際にはGOARNを通じて一一〇〇名以上の専門家が西アフリカへと派遣されたという。そのなかには、医師、看護師、感染症対策の専門家、ロジスティック要員、検査技師、人類学者、住民動員の専門家、緊急時のマネジメントの専門家が含まれた（WHO n.d.[d]）。日本からも、この制度を通じて何人かの医師や研究者が渡航し、リベリアやシエラレオネで数カ月の勤務に当たっている（足立ほか 2015）。

・国境なき医師団（ＭＳＦ）

ＭＳＦは緊急の医療支援を提供する国際ＮＧＯであり、紛争地や災害地域、感染症の流行地域で活動してきた。すなわち、緊急医療の専門集団である。西アフリカ・エボラ危機の際には、最も大規模に活動を展開し、西アフリカ三国すべてに複数の治療施設を設置した。

その誕生は、一九七一年に遡る。フランスの医師とジャーナリストによって作られた。きっかけは、ナイジェリアで発生した内戦、ビアフラ戦争（一九六七‐一九七〇年）だったという。この戦争を契機に、緊急に展開できる人道支援団体が必要だという認識がもたれ、ＭＳＦの設立につながった（MSF n.d.[a]）。ＭＳＦは、一九七五年にポルポト政権下のカンボジアで大規模な医療援助活動を実施して以来、湾岸戦争（一九九〇‐一九九一年）やルワンダ虐殺（一九九四年）、ユーゴスラビア内戦（一九九一‐二〇〇一年）など世界各地で援助活動を実施してきた。日本でも、阪神淡路大震災（一九九五年）や新潟県中越地震（二〇〇四年）、東日本大震災（二〇一一年）で医療援助を提供している。ＭＳＦは、その活動が評価され、一九九九年にはノーベル平和賞を受賞した（国境なき医師団 n.d.）。

ＭＳＦが、最初にエボラ出血熱に対して支援を実施したのは一九九〇年代半ばのことである（MSF n.d.[b]）。言うまでもなく、活動の現場はアフリカ中央部であった。以来、ＭＳＦはエボラ出血熱が発生するたびに支援を実施してきた。こうした経緯から、西アフリカ・エボラ危機でも大規模に介入することになった。

ＭＳＦは、紛争地での活動を中心とするものの、政情が安定した国でもプロジェクトを実施しており、二〇一四年（西アフリカ・エボラ危機時）の事業報告書では八七ヵ国でプロジェクトを実施していると記されている（MSF 2015: 3）。シエラレオネやギニアでは、エボラ危機前からプロジェクトを実施していたために、エボラ出血熱にも迅速に対応できたといわれる（ギニアではゲゲドゥでマラリアに関するプロジェクトを実施しており、シエラレオネではボー（Bo）近郊で母子保健プロジェクトを実施していた）（cf. MSF 2012; MSF 2013）。

・アメリカ疾病対策予防センター（ＣＤＣ）

ＣＤＣは、アメリカ合衆国連邦政府の機関であり、アメリカを「健康や安全の脅威から守ること」を目的としている（CDC 2019b）。ＣＤＣは、アメリカの機関であるが、その研究能力は世界最高水準であり、それを活かした国際協力も実施している。

ＣＤＣの特筆すべき点は、その機動力にある。世界のどこかで感染症が発生すると、ただちに研究チームを派遣できる体制が整っている。ウイルス学者、加藤重孝によると、「世界のどこか、例えば、アフリカの奥地で、致死性の極めて高い原因不明の熱病が発生した場合には、翌日にはＣＤＣの研究チームが研究機材を携えて米国から現地へと出発する」とも言われているという。そのことを示すように、ＣＤＣの研究者カール・ジョンソンは、一九七六年、エボラウイルスを特定した二日後にザイールへと向かった（一章参照）。ＣＤＣには、平時から大きなトランクに、防護服、検体採取機材、試験機材など一式が用意されており、いつでも出発できるようになっている（加藤 2013: 171）。こうした機動力の高さや研究能力は援助活動にも活かされている。

西アフリカ・エボラ危機の際にもＣＤＣは迅速に対応し、支援を実施した。たとえば、感染防止のための研修を西アフリカ・三国すべてにおいて実施し、現地の医療従事者約二万四〇〇〇名を訓練した。また、西アフリカ・三国にある検査ラボ、二四ヵ所に対して技術提供を実施した。その他、サーベイランス（発生状況を調査・集計）、接触者追跡調査、データ管理、教育・啓発活動、支援物資の分配・輸送、人材配置、組織間のコミュニケーションなど多岐におよぶ支援を実施したという（Bell et al. 2016; CDC 2019a）。

・国際赤十字・赤新月運動

国際赤十字・赤新月運動（International Red Cross and Red Crescent Movement）とは、一般的に「赤十字」（Red Cross）あるいは「赤十字社」（Red Cross Society）と呼ばれる団体のことである。赤十字は一つの団体ではない。いくつかの団体がまとめて「赤十字」と呼ばれている。すなわち、（一）赤十字国際委員会（International Committee of the Red Cross: ICRC）、（二）国際赤十字赤新月社連盟（International Federation of Red Cross and Red Crescent Societies: IFRC）、（三）各国の国内赤十字社（Red Cross Society）・赤新月社（Red Crescent Society）である。なお、「赤新月社」とはイスラム教国で用いられる名称である。これらの組織の総称が「国際赤十字・赤新月運動」である（以降、「赤十字運動」と略称）。

赤十字運動の傘下にあるそれぞれの団体は以下の役割をもつ。まず、ＩＣＲＣは主に紛争下での支援・保護活動に従事する。ＩＦＲＣは非紛争地域における各国赤十字社の活動を支援する。各国の国内赤十字社・赤新月社は、それぞれの国での医療活動、および、自然災害時の緊急医療活動に従事する。これらの団体は、それぞれ独自の財政基盤をもっており、独立して事業を実施している（IFRC 2013）。

なお、ほぼすべての国に、国内赤十字社あるいは赤新月社はあり、日本にも日本赤十字社がある。日本赤十字社は、日本各地で赤十字病院や献血ルームを運営しているので、聞いたことのある人も多いだろう。

国際赤十字・赤新月運動が作られたのは一九世紀半ばのことである。そのきっかけは、スイスの実業家アンリ・デュナン（Henry Dunant）が、一八五九年にイタリア統一戦争の激戦地ソルフェリーノ（Solferino）を通りがかったことにある。ソルフェリーノの戦いは、六〇〇〇人の死者と四万人の負傷者を出し、一九世紀ヨーロッパにおける激戦の一つに数えられている。戦闘の後、取り残された負傷兵たちは近くの村へと向かい、水や食料、そして、治療を乞うた。村人たちはそれに応じて自宅や納屋を開放し看護にあたったという。村の教会や道路は負傷兵であふれた。そこにデュナンは通りがかった。デュナンは、その様子を目の当たりにして衝撃を受け、その後、村人ともに三日三晩、負傷兵の看護に奔走したという（井上 2003）。その後、デュナンは、敵味方の区別なく負傷者の治療に当たる専門機関の結成を訴えるようになり、その運動が赤十字運動の設立へとつながった。一八六三年にはＩＣＲＣの前身となる機関が作られ、翌一八六四年には一六ヵ国がジュネーヴ条約（「戦地軍隊における傷病者の状態の改善に関する条約」）に締結し、各国に赤十字社が設置されることになった（Barnett 2011: 76–82）。その後、この組織は発展を遂げ、現在のように複数の機関を擁するようになった。

西アフリカ・エボラ危機でも、赤十字運動の諸機関が活躍している。ＩＦＲＣは、エボラ出血熱が発生した当初からギニアへと介入し、シエラレオネでも治療施設を設置した（IFRC 2017a; 赤十字国際委員会 2014）。また、西アフリカ・三国の国内赤十字社は国内でボランティアを募り、彼らを遺体の埋葬や啓発活動に従事させた（IFRC 2016; 2017b; 赤十字国際委員会 2015）。さらに、先進諸国の国内赤十字社・赤新月社もボランティアを西アフリカへと派遣した。スペインやノルウェーなどから派遣された医療従事者がシエラレオネの治療施設で働いたという（IFRC 2014）。前述の看護師、大貫さんも、日本赤十字社からシエラレオネへと派遣された一人である。

・パスツール研究所

パスツール研究所（Institut Pasteur）は、西アフリカ・エボラ危機において最初にエボラウイルスを検出した機関である。この研究所はフランスにある民間の研究所であり、一八八七年の開所以来、感染症研究の第一線で活躍してきた。そもそもは「細菌学の祖」ともいわれるルイ・パスツール（Louis Pasteur）によって、世界各国から集められた寄付金により設立された研究所である。一九八三年に初めてヒト免疫不全ウイルス（ＨＩＶ／ＡＩＤＳを引き起こすウイルス）を分離したことでも知られる（Racine 2014）。

実はパスツール研究所という名を関する研究所は一つではない。世界中に複数ある。特に、旧フランス植民地に多い。これは、パスツールの意思を受け継いだ研究者たちが感染症研究のために研究所を設置したからである。その流れは、仏領インドシナ（特に、現ベトナム）からはじまり、北アフリカや西アフリカ、太平洋諸島国へと広がった。現在では、それらの研究所をはじめ世界各地の三二の研究所が研究ネットワークを構築しており、地球規模で保健衛生・感染症の研究を実施している（Racine 2014; 加藤 2013: 170）。そのいくつかはＷＨＯと連携しており、感染症対策に協力している（WHO n.d.[e]）。西アフリカ・エボラ危機でもフランスのパスツール研究所の他、セネガルのパスツール研究所でも検体の解析が実施された。

以上、西アフリカ・エボラ危機で活躍した主な組織や団体について紹介した。言うまでもなく、それ以外にも多数の機関や団体が活躍している。二国間援助もあったし、西アフリカ・三国の国内組織や団体も参加した。いずれにせよ、西アフリカ・エボラ危機では多様な機関や団体が連携することで終息を導いたのである。

以上、本章では、最貧国の医療事情、感染症に対する国際的な協力体制、エボラ出血熱が発生したときの国際社会の対応について説明した。国際的な感染症対策では、多様な機関や団体が、それぞれの立場、それぞれの役割、そして、それぞれの理念をもって現場で活動を展開する。

人間社会の常として、考え方や立場が違うと衝突が起こる。西アフリカ・エボラ危機でも、さまざまな機関がぶつかり合いながらも、エボラ撲滅のために果敢な挑戦を挑んだ。次章では、ギニアの小さな村から始まったエボラ出血熱が、どのように国境を越え、広がったのか。そして、それに対して、国際社会はどのように対応したのかを論じていく。

第三章　西アフリカ・エボラ危機の全体像

ギニアで発生したエボラ出血熱はその後どうなったのか。一章で論じたように西アフリカ・エボラ危機が始まったのはギニアのメリアンドゥ村からであった（☞2頁）。この村で第一号感染者が発生したのは二〇一三年一二月のことである。野生動物、おそらくコウモリからヒトへと感染したとみられている。その後、エボラ出血熱は、ゲゲドゥやマセンタ、ゼレコレ、キシドゥグといった近隣の町へと広がった（☞3頁地図）。エボラ出血熱の発生に気づいたWHOは二〇一四年三月二三日に、エボラ出血熱の発生を世界に向けて発表した（☞4頁）。本章では、その後の展開を追っていく。

その際に注目したのは、巨視的な視点から西アフリカ・エボラ危機を描き出すことである。すなわち、西アフリカ・三国でエボラ危機がどのように広がったのか、そして、国際社会がそれにどう応答したのか、という全体像を捉えたい。

しかしながら、状況説明の際には一国の状況についてもしばしば言及する必要がある。その際にはリベリアについての記述を厚くした。なぜなら、西アフリカ・エボラ危機の深刻さを煽ったのは、リベリアとシエラレオネにおける急速な拡大だったからである（ギニアでの感染者増加は他の二国ほどでもなかった）。シエラレオネについては、四章以降で仔細に検討する。ゆえに、本章では、リベリア（☞3頁地図）に重点を置きながら、西アフリカ・エボラ危機の全体像に迫っていきたい。

リベリアは、かつてアメリカ合衆国の植民地であった。アメリカ合衆国の植民地としてのリベリアの歴史は、一八二二年に解放奴隷や自由黒人が現在の首都モンロビア（Monrovia）に入植したことから始まった。その後、リベリア植民地は一八四七年に独立する。以来、リベリアでは、アメリカから渡ってきた解放奴隷や自由黒人の子孫（＝アメリコライベリアン［Americo-Liberian］）が支配階級となり、現地住民を支配する構造が続いた。ゆえに、英語が公用語であるし、複数の民族が集まる都市部では共通語として英語が話されている。一九八〇年に土着民族出身の下士官がクーデターを起こし、政権を奪取する。その後、国は混乱した。一九八九年には内戦も発生する。内戦は二〇〇三年まで続いた（第一次リベリア内戦［一九九一–九六年］、および、第二次リベリア内戦［二〇〇〇–〇三年］）。第二次内戦後に実施された二〇〇五年の選挙では、エレン・ジョンソン・サーリーフ（Ellen Johnson Sirleaf）が大統領に選出された（任期：二〇〇六–一八年）。彼女は二〇一一年にノーベル平和賞に選ばれた。エボラ危機後の二〇一八年には民主的に政権が交代し、それ以降は元プロ・サッカー選手であるジョージ・ウェア（George Weah）大統領が政権を担っている。この国がいまだに最貧国なのはすでに述べた通りである（岡野 2021a）。

一　統計から把握する西アフリカ・エボラ危機

まずは統計から西アフリカ・エボラ危機の全体像を把握する。全感染者数は、二万八六五二名であった。二〇一三年末から終息宣言の出される二〇一六年六月までのあいだにこれだけの人数が感染した。この数字は西アフリカ・三国だけではない。本流行に起因する全世界の感染者数である。すなわち、西アフリカ・三国外で発見された感染者の数も含んでいる。とはいえ、西アフリカ・三国以外で感染した者は三六名にすぎない。感染者の大半が西アフリカ・三国、すなわち、ギニア、リベリア、シエラレオネに集中している。その感染者は二万八六一六名であった（死亡し

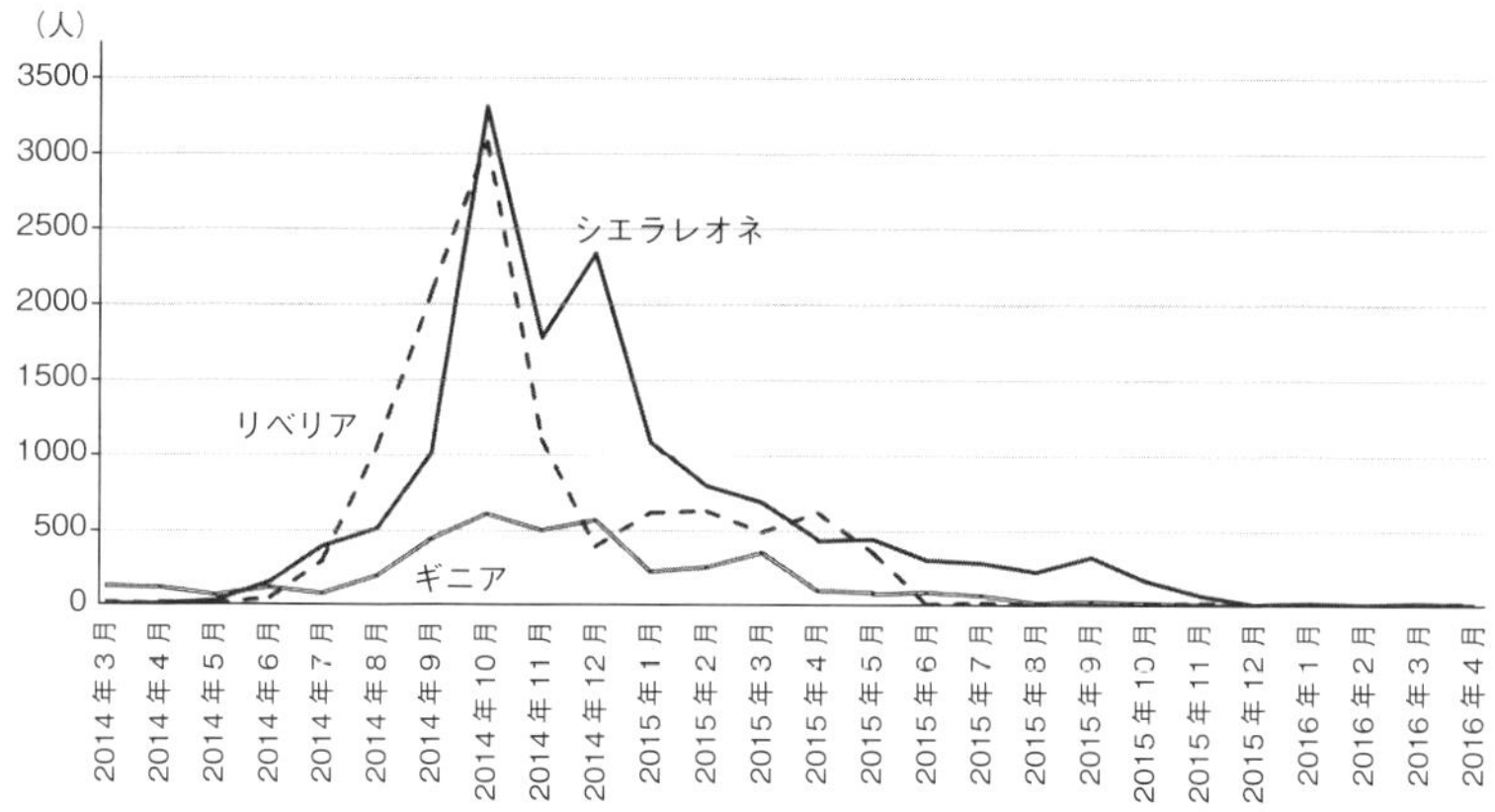

図3-1　西アフリカ・エボラ危機の月毎の新規感染者数
CDC（2020）に基づき筆者作成

たのは一万五二二七名である）（CDC 2019a）。

西アフリカ・三国を詳しくみると、それぞれの国の感染者はギニアで三八一四名（死亡者二五四四名）、リベリアで一万六七八名（死亡者三一六三名）、シエラレオネで一万四一二四名（死亡者三九五六名）であった（CDC 2019a）。無論、これらの感染者が、二年強の流行期間中に一定の割合で発生していたわけではない。流行にも波がある。最も深刻であったのは、流行の前半である二〇一四年六月から二〇一五年三月であった。この時期、西アフリカ・三国で発生した感染者は約二万四八〇〇名であった。実に感染者の約八七％が流行の前半に集中している。

その深刻さは統計からも見て取れる。図3-1は西アフリカ・エボラ危機における三国の新規感染者数を示している。この図からは二〇一四年六月から急激に感染者が増えていることがわかるだろう。そこからの半年ががまさに国際社会が危機感をもって対応した時期であった。

さらに、このあいだ、エボラ出血熱は西アフリカ・三国以外にも波及した。人々の移動により、マリ、セネガル、ナイジェリアでも感染が発生した。ただし、これらの事例では感染が拡大する前にウイルスを封じ込めることができた。そのことは西アフリカ・三国以外で感染した者が三六名であったことからもわかるだろう（CDC

2019a)。

西アフリカ・三国の危機的状況は二〇一四年末あたりから終息の兆しが見え始めた。図3-1でも、そのあたりから急激に感染者数が減少していることが見て取れる。それ以降は、比較的少数の感染者がダラダラと出続けながら、終息へと向かった。最後の感染者が出たのは二〇一六年四月である。最後の一年間（二〇一五年六月から二〇一六年六月の一年間）で感染したのは二〇八〇人（全感染者の七％）であり、最後の半年間に限定すると（二〇一六年一月から六月）、新規感染者は五八人にすぎない。この数字は全感染者の〇・二％に当たる。この頃には、最後の患者が退院して数日から数カ月後に新たな感染者が見つかるというパターンの繰り返しであった。このことから見て取れるのは、西アフリカ・エボラ危機が「危機」として深刻であったのは流行の前半、とりわけ、二〇一五年三月あたりまでということである。

二　流行初期の対応

以降は、流行の経緯を詳述する。

流行初期におけるギニアでの対応

ＷＨＯがギニアでエボラ出血熱が発生していることを公表したのは二〇一四年三月二三日であった。このときに判明している感染者は四九名であった（WHO 2014a）。ＷＨＯの対応は早く、すでにこの日、防護服等の医療物資がギニアに向けて発送されていた。さらにＧＯＡＲＮを通じて専門家がかき集められた（WHO n.d.[f]）（二章で記したようにＧＯＡＲＮは医療危機時に専門家を集めるＷＨＯのシステムである）。ＭＳＦ（国境なき医師団）も即座に動いた。すでにギニアにはマラリア撲滅プロジェクトで働く医師や事務要員、看護師など計二四名がいたが、さらなる増員をした。また必要物資を運搬するために、フランスやベルギーからチャーター機を飛ばし、薬剤、医療機器、防護服、隔離のための機材などを持ち込んだ。総量は三三トンにも及んだという。そうした物資を用いてMSFはゲゲドゥ、マセンタ、ゼレコレに治療施設を設置した。さらに、患者が見つかった町に治療施設を急ピッチで設置した（MSF 2014a）。MSFは、流行発生の現場にいち早く展開し、実際の治療行為に当たったといえよう。こうした努力があったものの、感染者の数は増えていった。六月末までにギニアの累積感染者数は四〇〇名を超えた（CDC 2020）。

感染者の増加に対して現場で活動するMSFは強い危機感をもった。ギニアの首都コナクリに駐在するMSFの調整官マリアノ・ルリオ（Mariano Lugli）は三月三一日に、この流行が未曾有の規模で拡大している旨の発言をした（BBC 2014a）。

MSFは近年発生したほぼすべてのエボラ発生事例にかけつけている。過去の事例は地理的にも狭い地域で発生している。それに対して今回の拡大は地理的にも量的にもケタ違いの規模である。

というのがその主張であった（BBC 2014a）。

また、六月二〇日にはMSFの業務運営局長（Director of Operations）が「（事態は）コントロール不能である」と報道発表をし、世界のメディアはそれを大々的に報じた（BBC 2014c）。その後もMSFは状況が深刻であることを再三アピールしている（Williams 2015）。

それに対して、その他の機関は、MSFの認識は大げさすぎるのではないか、と考えていた。WHOの報道官は三月二五日に「エボラは常に局所的に発生するものである」という旨をツイッター上で発言した。その発言には、「それほど大げさに捉えるべきではない」というメッセージが込められている。その後もWHOは、MSFほどには事態の深刻さをアピールしたわけではない（Samb 2014）。また、ギニア政府も事態を深刻には捉えなかった。ギニア大統領、アルファ・コンデ（Alpha Condé）（任期：二〇一〇-二〇二一年）も社会経済的なダメージをできるだけ少なくすることを優先した。コンデ大統領は四月には「エボラ出血熱の流行はコントロール下にある」と発言し、ゲゲドゥにも訪問した。住民と握手をし、笑顔を振りまいた（Barry 2017: 74）。問題は取るに足らないとアピールしたのである。当然のことながら、コンデ大統領にとってMSFは煩わしい存在であった。コンデ大統領は、「MSFは我々〔ギニア〕を助けていない。彼らは資金調達のために声明を発出しているにすぎない」と発言し、MSFを批判的に捉えた。さらに六月には、不安を煽るMSFに業を煮やし、MSFの代表を召喚し、「ギニアにおいて声明を発表することが許可されているのはWHOだけだ」と釘を刺した（Poncin 2016）。

このように認識の差が各組織のあいだに緊張関係を生んだ。MSFは事態を深刻に捉えた。それに対して、WHOやギニア政府は事態を過小評価する方向に動いた。このような認識のズレは、それぞれの立場を考えるとやむを得ない。ギニア政府にとって事を荒立てたくないのは当然のことである。WHOも政府の支援を目的としており、政府と良好な関係を保ちたい。それに対してMSFは現場で人々を救うことを最優先とする。組織にとっての優先順位が、エボラ出血熱に対する向き合い方の差となって現れた。

流行初期におけるリベリアでの対応

ギニアでエボラ対策が進められる一方、シエラレオネやリベリアでは水際対策が始められた。隣国へとエボラ出血熱が拡大するかもしれないという懸念は、エボラ出血熱が見つかったときからすでに認識されていたのである。WHOは早々にリベリアとシエラレオネに警戒を呼び掛け、国境地域において調査を実施させた。シエラレオネに関しては後述するため、以下ではリベリアを中心に記していく。

リベリアでは三月三〇日に最初の感染者が発見された（WHO 2015a）。ギニアで感染が発覚してから一週間後のことである。一人のリベリア人女性が、ギニアに住む姉（原文では sister）を訪ねた。姉は体調を崩していた。彼女は姉をリベリアへと連れ帰ることにした。しかし、姉は国境沿いの町フォヤ（Foya）の病院で死亡した。国境を越えてリベリアへと渡ったものの、そこからの移動に耐えられなかったのである。その後、妹自身も体調を崩した。その頃、ギニアでエボラ出血熱が発生したとのニュースが流れ、彼女もそのニュースを耳にした。そこで彼女は診察を受けようとフォヤの病院に戻った。しかしながら、十分な設備のないことから、病院は診察を拒否した。彼女はその後、重い体を引きずって乗り合いバンに乗り、一二時間かけて夫のところまでたどり着いた。夫は首都モンロビア郊外にあるゴム農園で働いていた。このゴム農園は、アメリカの企業ファイアストン（Firestone）社が運営しており、従業員のための病院があった。彼女はその病院で診察を受けた。エボラ出血熱への感染が疑われて隔離され、数日後に陽性が判明した。こうしてリベリアでの第一号患者が見つかった。彼女はそこで死亡した（Daily Observer 2014a; Front Page Africa 2014）。

彼女から感染が拡大したかもしれない。リベリア政府は早々にWHOと協議をし、対策に乗り出した。彼女と接した者を見つけ出すために接触者追跡調査が実施された。また、ラジオなどで、エボラ出血熱の症状を説明し、その症状をもつ者に近づかないように呼び掛けた。さらには、感染者が現れたときのために受け入れ態勢が整えられた。リベリアの保健社会福祉省（Ministry of Health and Social Welfare）はMSFの協力を得て、フォヤに隔離病棟を設置した。ファイアストン社も二三床の隔離病棟を確保した。さらにリベリアの首都モンロビアのエルワ病院（ELWA Hospital）にも隔離病棟が準備された。エルワ病院は、キリスト教福音派のNGOが運営する病院であった。隔離病棟は教会を改装して作られたという（Walsh & Johnson 2018: 41–44）。

四月中旬までに二〇名以上の感染者が見つかり、そのうち一一名が死亡した（Mukpo 2015: 12）。幸いなことに、そこで感染の連鎖は止まった。四月九日から六月半ばまでのあいだ、リベリアでは新規の患者は一人も見つからなかった（WHO 2015a）。

シエラレオネでも警戒態勢を取り、ギニアからの感染輸入を防ぐために検査体制が整えられた。シエラレオネでは五月下旬まで感染者が出なかった。

エボラなんて嘘さ

とはいえ、エボラ出血熱が爆発的に増加する六月頃までは、いずれの三国でも、のほほんとした空気が流れていた。人々は「エボラなんて嘘に決まってるよ」と考えていたのである。たとえば、ギニアにおいて研究を続ける社会学者、中川千草はエボラ危機の際に、現地の知り合いを心配し、友人たちにエボラ出血熱に関する情報を送信したという。しかし、当初は「日本にいる君になんでわかるの?!」「それは嘘の情報だよ」と取り合ってもらえなかったという（中川 2015）。

リベリアでも同様であった。その状況をリアルに伝える動画がある。ＶＩＣＥニュースの動画「リベリアにおけるサルの肉とエボラ危機」（*Monkey Meat and the Ebola Outbreak in Liberia*）である（VICE News 2014）。ＶＩＣＥニュースはアメリカ発祥のインターネット配信型メディアで、硬派な報道で定評がある。この動画は、六月にリベリアで撮影された。リベリアでは六月二四日までに五一人が感染し、三四人が死亡している（CDC 2020）。

この動画が撮影された頃には、まだエボラ出血熱がどのように入ったのかが十分わかっておらず、ブッシュミート（☞8頁）の危険性が叫ばれていた。当時、すでにリベリア政府はブッシュミートの販売を禁止していた。しかしながら、市場ではブッシュミートが公然と売られていた。ちなみに、筆者もモンロビアの市場で、サルの干し肉を売っているのを見たことがある。切断した腕を、そのまま乾燥しているのだ。小さい指が付いたままだった。もちろん、首都では鶏肉や牛肉も売られており、近隣の海でとれた魚も市場に並んでいる。ブッシュミートの消費はそれほど多くない。

この動画では、人々が次々とカメラの前で「エボラなんて嘘だ」「リベリアにエボラなんてないよ」と語る様子が映されている。リベリアはかつてアメリカの植民地であったことから英語が広く話されている。ゆえにリベリアの人々はアメリカ人レポーターとも通訳なしで会話できる。そのなかにはブッシュミートを売る女性の声もあった。印象的なのは、一人の男が「エボラなんて嘘さ。海外の支援団体から金をだまし取る詐欺に決まっている」と語るくだりであった。VICEニュースの動画は少しばかりセンセーショナルに作ってあるが、リベリアに滞在したことのある筆者にとってはリアルなものに思えた。

三　パニックのはじまり

シエラレオネでもリベリアでも事態は六月に急変する。図3-1からも読み取れるように、感染者は爆発的に増えた。引き続きリベリアについて詳述したい。

リベリアで急増する感染者

リベリアでは四月九日から六月まで新規の患者は見つからなかった。感染を抑え込んだと思われた。しかし、後に出版されたWHOの報告書は、この期間を「幻想にすぎなかった」と記している（WHO 2015a）。エボラ出血熱は密かにリベリアに入り込み、国内で拡大していた。前述のようにリベリアの人々はエボラ出血熱の存在を疑ってかかっており、普段と変わらない生活を続けていた。また、感染症予防の基本的な訓練を受けている医療従事者の数も限られていた。さらに、防護服やゴーグルなどが十分ではなく、医療用ゴム手袋でさえこと欠いていた。たとえ感染症予防を気にかけていても、十分な予防措置がとれるわけではなかった。

こうした状況であったため、一度、感染者が見つかり始めると、その数は急増した。はじめて感染者が確認されたのは六月一七日のことである。それ以降、新規感染者は急激に増えた。六月末の累積感染者数は三九人、七月末は二七八人、八月末は一〇四九人となった（CDC 2020）。以下に何が起きたのかを記す。

リベリアで何が起こったのか

六月一七日、リベリア政府とＷＨＯが共同記者会見を開いた。四件の感染確定事例と三件の疑似症例が首都モンロビアで見つかった。この七事例すべての患者は、すでに死亡しているという（BBC 2014b）。それまでの経緯は次の通りである。

六月中旬のことであった。一人の女性が首都モンロビアのレデンプション病院（Redemption Hospital）に運ばれてきた。レデンプション病院は政府の運営する病院であり、無償の診察を提供していることから、多くの患者が訪れる。彼女はレデンプション病院に入院した。その後、検査によって彼女がエボラ出血熱に感染していることが判明した。彼女は隔離され、防護服を用いたうえで治療が実施された。彼女は、六月一四日に死亡した（BBC 2014b）。

彼女がエボラ出血熱に感染していたことから接触者追跡調査が実施された。その結果、モンロビア市内のコミュニティ、ニュー・クル・タウン（New Kru Town）で感染が広がったことが判明した。このコミュニティで感染が広がったきっかけは、一人の女性がシエラレオネからやってきたことであった。この女性は死亡し、同じ家に住む住人も感染したという。レデンプション病院に運ばれてきた女性は、そのうちの一人であった。問題は、彼女以外の感染者が死亡していたことであった。彼らがどこに行き、誰と会ったのかを辿ることができなかった（Bullard 2018: 27）。記者会見が開かれたのはこの時点である。エボラ出血熱はそれから急激に拡大する。

彼女の隔離は遅すぎた。この女性からレデンプション病院内で感染が広がったのである。感染者のなかには医療従事者もいた。七月二日には、リベリアで三年間働いてきたウガンダ人医師が死亡した（Green 2014; Muhindo & Bwambale 2014）。彼はリベリア最大の病院、ジョン・F・ケネディ病院[1]の隔離病棟で治療を受けたものの助からなかった。彼の死亡を受けてレデンプション病院は閉鎖された。最終的にこの病院では医療従事者、計一二名が死亡することになった（Guilbert 2016）。

その後も、リベリア全土で医療従事者の感染が続いた。ボン州の病院では七月二一日までに四名の看護師が感染した（Kollie 2014）。二七日にはジョン・F・ケネディ病院の医師サムエル・ブリスベイン（Samuel Brisbane）が死亡した。この人物はリベリアのなかでもトップクラスの医師と評される人物であった（Green 2014; Guardian 2014a）。WHOによるとこの年の九月までに約二〇〇名もの医療従事者が感染したという。この数字は西アフリカ・三国のなかでも最も多い（WHO 2015a）。

図2-1で示した通り、リベリアでは平時でさえ医療体制が脆弱である。医師の数は一〇万人に三・七人、看護師・助産師の数は一〇・一人であった。エボラ出血熱が広がると、医療従事者は職場放棄をし、無人となった医療施設も現れた。医師のなかには国外へと避難する者も出た。マラリアや腸チフスなど、この地域でごくあたりまえの感染症でさえ、治療がままならなくなった。その一方で、医療崩壊により給料が届かなくなっても、現場に残り、最低限の医療を提供し続けた医療従事者もいたという（Mukpo 2015: 12; NBC News 2014: 2-14）。

無論、医療関係者以外にも感染は広がった。

感染の急速な拡大により、医療機関はパンクした。病院は患者を受け付けることができず、感染の可能性がある者が病院の前に横たわり、どんどん衰弱するという状況が現れた。患者の多くが自宅で療養せざるを得なくなり、家族に感染を広げた。病院に行けずに家で亡くなる者も出た。二〇一四年九月の時点で医療施設に収容されたエボラ出血熱の患者は一八％にすぎなかったとする推定もある（岡田 2015: 5）。

同じ頃、リベリアほどでもなかったが、シエラレオネでも患者は増えつつあった。

次々と取られた対応策

八月に入るとこうした混乱に国際社会が反応した。それによりエボラ危機に対する脅威認識が世界へと広がること

［1］病院名がアメリカ大統領の名前にちなんでいるのは、アメリカからの援助によって建設された病院だからである。

になる。

八月一日、西アフリカ・三国、および、コートジボワール（リベリアやギニアと国境を接する）の代表がギニアの首都コナクリに集まり、エボラ対策について話し合う会合をもった。その会合にはＷＨＯ事務局長、マーガレット・チャン（Margret Chan）も加わった。その会合でＷＨＯは、エボラ対策に一億米ドルを拠出することを表明した（France 24 2014）。まさに同じ頃、アメリカのＣＤＣ（アメリカ疾病予防管理センター）は専門家を五〇人以上派遣すると表明した（Nossiter & Grady 2014）。さらに世界銀行も八月四日、西アフリカ・三国に対して経済的損失の補填と医療システムの向上のために二億米ドルの緊急支援を発表した（BBC 2014f）。

こうした流れに前後し、西アフリカ三国は次々と非常事態宣言を発出した。シエラレオネは七月三〇日、リベリアは八月六日、ギニアは八月一四日である。

そして、ついに八月八日、ＷＨＯはＰＨＥＩＣ宣言（国際的に懸念される公衆衛生上の緊急事態：☞44頁）を発出することになった（WHO 2014e）。すなわち、疾病の国際的拡大が他国に公衆衛生上の危険をもたらしうるため、緊急に国際的対策の調整が必要であると判断したのである。後述するように、この頃、エボラ出血熱は西アフリカ・三国から飛び火し、その他の地域でも見つかるようになった。また、アメリカ人の援助関係者がリベリアで罹患し、アメリカへと緊急搬送された。こうした事態が、ＰＨＥＩＣ宣言の発出に拍車をかけたともいわれている（解除されたのは二〇一六年三月二九日のことであった）。こうした展開をみると、七月末から八月上旬は、西アフリカ・三国で一気に危機感が高まった時期だったことがわかる。

リベリアで緊急事態宣言が出るまでの経緯をみていこう。七月二八日、当時のエレン・ジョンソン・サーリーフ大統領は、空港など数か所の例外を除き、国境を閉鎖することを発表した（例外的に出入国可能な個所では防疫を徹底する措置が加えられた）。デモや行進、街頭での商品プロモーション活動といった集会活動にも制限がかけられた（BBC 2014d）。三〇日には学校や大学の閉鎖が決定された。さらには、公務員も必要不可欠な人材を除いては三〇日間の自宅待機を命じられた（BBC 2014e）。

そして、八月六日、サーリーフ大統領は緊急事態宣言を発令する。サーリーフ大統領による宣言はラジオを通して国民に届けられた。その宣言文にはこのような文言が含まれた。

「必要な場合には人権の一部を停止せざるを得ないこともあります」。

非常事態の期間は九〇日間とされた（Government of Liberia 2014）。

この緊急事態宣言下の九〇日間はリベリアにとって激動の日々であった。急激な事態の悪化、そして、急激な回復を経験したのである。結論から先に述べると、緊急事態宣言は延長されることなく一一月に解除された。なぜなら、一一月には患者の発生数が減少し、終息の兆しがみえていたからである。

終息に向けてのプロセスは本章の後半で記すこととし、まずは危機感が高まるなかで、いかなる事態が発生したのかを引き続きみていく。

死者をどうするか

リベリアでの感染爆発は、医療体制を崩壊させただけではない。死者の埋葬も追いつかなくなった。エボラ出血熱の拡大を受けて、リベリア政府は埋葬チームを結成し、エボラ出血熱の疑いがある患者すべての埋葬を、埋葬チームに委ねることに決めた。理由は二つある。第一に、安全な埋葬を実施することで感染拡大を防ぐためであり、第二に遺体から検体を採取して感染の有無を調べることで、新たな感染の広がりを見つけ出すためである。しかし、埋葬チームのキャパシティが追いつかず、エボラ出血熱に感染しているかもしれない遺体がストリートに放置される事態が生じた。さらには病院で死亡した患者の埋葬も間に合わなくなった。政府はモンロビア郊外に敷地を確保し、トラックで遺体を運び、まとめて埋葬するという決断をした。現地の新聞社は、それを報じる記事で「埋立地」（dumping site）という単語を用いて、その対応を批判した。また、そうした「埋立地」が作られた地域では住民による反対運動がおこった（Daily Observer 2014b）。

サーリーフ大統領はこうした状況を打開するため思い切った決断に出た。火葬の導入である。リベリアには火葬の習慣はない。多数派であるクリスチャンも、少数派であるムスリムも土葬の習慣しかない。火葬は心理的に抵抗が大きいはずである。住民からの抵抗も予想された。しかしサーリーフ大統領は、八月四日にモンテセラド州（首都を含む広域行政区分）全域にエボラ出血熱での死亡者を火葬する措置を命じた。使われたのはインド人の火葬場である。リベリアにもインド人は少なからずいた。ヒンドゥー教徒には火葬の習慣があるため、火葬場を持っていたのである。その施設を使うことになった（Allen et al. 2015: 2）。当初、火葬の対象はエボラ出血熱での死亡者だけであったが、結局のところ、死因を割り出すことが間に合わなかったため、すべての死者に火葬が義務づけられた。むろん、人々は火葬を好まなかった。火葬令が出された後、人々は死んだ後に火葬されることを恐れて病院に行かなくなった（Guardian 2014c）。こっそり土葬する者も少なくなかった。火葬は、感染が落ち着きをみせる二〇一四年一二月まで続けられた（Ryeng 2015）。

噂

話を変えよう。感染症が蔓延しているからといって、人々は感染者を目の当たりにするわけではない。一般市民にとって、実際の感染者を見る機会は限られている。日本でも二〇二〇年のコロナ禍において実際の感染者を見たことのある一般市民はどれだけいただろうか。多くの人にとって、感染症の流行という経験は、政府による命令が来たり、検問が張られたり、噂が飛び交ったりするなど、社会的な緊張を目の当たりにするだけである。

エボラ出血熱が流行した三国でも状況は同じであった。筆者はエボラ危機後にシエラレオネを訪れたが、そのときにも「知り合いの知り合いが犠牲になった」、「遠い知り合いが感染したらしい」、「幸い私の知り合いに感染した者はいない」という程度の者が多かった。このことは統計からも裏付けできる。ギニア、シエラレオネ、リベリアの全人口は約二三〇〇万人である（二〇一五年推定値）。その一方、統計上の感染者は約二万八〇〇〇人である。単純計算でエボラ出血熱に感染したのは人口の〇・一二％ということになる。約一〇〇〇人に一人である。しかも、感染の五七％は家族内での感染であり、一三％が葬儀において遺体に触れたことによる感染であるとわかっている（ちなみに院内感染は全体の一八％である）（Cleaton et al. 2015）。すなわち、エボラ出血熱は、局所的に多くの感染者を生んでいる。一つの世帯や一つのコミュニティなど限られた場所で多くの感染者が出るのである。こうしたことを考えると、知り合いのなかに感染者がいなかった者が少なからずいることも不思議はない（その一方で、感染に巻き込まれた者は、家族や親族、知人など数多くの感染者を目にすることになった）。知り合いに感染者がいないために、現地の人々にとっても感染が蔓延していることを実感できない。

そうした状況も相まって、現地ではさまざまな噂が飛び交った。エボラ出血熱の存在を否定するものや、陰謀説、さらには、呪術に関する噂まであった。いくつかの例を挙げると、「大統領が選挙の実施を遅らせるためにエボラ出血熱をばらまいた」、「先進国や国際機関から援助金を受け取るために政府の役人がわざとエボラ出血熱を蔓延させている」、「隔離病棟では患者の内臓を抜き取って売っている」、「呪術師が大勢乗った飛行機が墜落したことによりエボラ危機が発生した」というものである。こうした噂のなかには、医療チームや政府に対する不信につながる類のものもあった（Barry 2017: 74; Hussain 2015; Laverack 2018: 135–137）。西アフリカ三国のいずれの国でも、噂が引き金となって、暴動が発生したり、医療チームへの暴力事件が発生したりした。なかでもやっかいなのは「医療チームが病気をばらまいている」という噂である。医療チームの活動が妨害されるどころか、彼らの命を危険に晒すことにもなるからである。

実は、こういった噂が立つのは理由がある。医療チームはエボラ出血熱の発生が疑われる場所に駆けつける。しかしながら、それを見た人は「医療チームが駆けつけた場所にエボラ出血熱が発生した」ようにみえる。それが、「医療チームがエボラ出血熱をばらまいた」と解釈されるようになる。また、医療チームが隔離のために人々を連れて行った場合、村人にとっては「医療チームが人々をどこかに連れ去り、そのまま帰ってこなかった」という認識につながる。医療チームが来たことにより、災いがもたらされたと解釈するのも無理はない。

医療チームは信用できないとの判断から、自主的に村を封鎖し、医療チームを含めた部外者の立ち入りを拒む村も現れた。また、一度収容された感染者を取り戻すために病院へと押し入る者も現れた。

大きな事件を二つ記す。

一つ目が、リベリアの首都モンロビアのスラム街で八月に発生した暴動である。発生場所は、ウエストポイント（West Point）地区である。ウエストポイントは、海の上の砂州にあるスラムであり、モンロビア市内の丘から眺めるとまさに海上に浮んでいるかのようである。〇・五六平方キロメートル（単純に計算すると七五〇メートル四方の空間に匹敵する）に数万人の人々が暮らすと推定されている（Campbell 2017; Drexler n.d.）。筆者は内戦についての調査をしているときに一度、訪れたことがあるが、海スレスレにまで小屋が立っていた。嵐が滅多に来ない地域だからこそ可能なつくりである。連れてきてもらったリベリア人には「お前が一人で来たなら、間違いなく身ぐるみはがされる」と脅された記憶がある。

八月一二日、保健社会福祉省の役人たちがウエストポイントを訪れた。そのなかにはウエストポイントの出身者も含まれていたという。彼らは、この数日間で、このスラムのなかで何人もの人が亡くなっていることに気づいた。当時、リベリアの人々の多くはエボラ出血熱の存在を信じておらず、噂やガセネタだと考えられていた。そもそも、リベリアでは医療が整っていないため、人が亡くなった場合でも死因を突き止めようとはしない。

ウエストポイント出身の役人は、エボラ出血熱が発生していると直感し、上司に電話をかけたという。

「大変なことになった。ウエストポイントにエボラが入っている」

この役人はウエストポイント出身者だけのことはあり、コミュニティ・リーダーとも親しかった。彼らはコミュニティ・リーダーと話をつけて、エボラ出血熱の隔離施設をウエストポイントに開設した。それまでモンロビアでは既存の病院を改装することでエボラ出血熱に対応しており、それまで隔離のための施設は作られていなかった。ゆえに、この施設は首都モンロビアで最初の隔離施設となった。問題は、その施設に他の地域から患者が運び込まれたことである。それにより、住民は激怒した。一六日の夕方、ウエストポイントの人々は隔離施設を取り囲んだ。群衆のなかには、エボラ出血熱のリスクについて理解しており、何とかして人々を落ち着かせようとする人もいたが、焼け石に水であった。混乱のなかで、隔離施設に収容されている患者は逃げ出したり、家族によって運び出されたりした。その後、その隔離施設は暴徒によって破壊され、中にあったものは略奪された。

この混乱により、ウエストポイントでさらなる感染者が出る可能性が出てきた。サーリーフ大統領はウエストポイント全体を封鎖することに決めた。ウエストポイントに通じる道は陸地から砂州へと延びる一本道である。二〇日、その道に軍が配置され、木材と有刺鉄線を用いたバリケードが張られた。数万人が砂州の上に隔離された。しかし、その兵士が自分たちの知り合いをこっそりウエストポイントから脱出させたことをきっかけに住民は激怒し、住民と軍との衝突が起こった。軍は威嚇射撃により、暴徒を鎮圧した。その際に、一五歳の少年が足を撃たれた。その後、この少年は死亡した（Onishi 2014）。この暴動は西アフリカ・エボラ危機のなかでも最も大きい暴動の一つであった。

二つ目に紹介するのは、ギニアで発生した啓発チームの殺害事件である（Brittain 2015）。啓発活動に従事していた八人が、九月一六日に、ある村の村人に殺害された。彼らはエボラ出血熱の危険性を啓発するために村々を回っていた。その啓発活動の際に、彼らは消毒液を携帯していた。彼らはその村に到着すると人々を集め、エボラ出血熱の危険性についての説明を始めた。三人目が話し始めたと同時に、啓発チームは消毒液を人々や物に噴射した。

その途端、現場の空気が変わった。

村人はエボラ出血熱をばらまいていると思い込んだのである。村人は彼らに石を投げ始めた。さらに、バンダナで顔を隠し、山刀を持った男たちがやってきた。

その二日後、啓発チーム八人の遺体が遺棄されているのが見つかった。喉を掻き切られた者もいたという。その後、事態の平定のためにギニア軍がその村に入ったが、略奪を働き、ヒツジやヤギ、日用品を奪っていった（Brittain 2015）。この啓発チームは、村のリーダーと相談したうえで、その村を訪問したという。それにもかかわらず、村人は不信感を抱いた。それがトラブルに繋がり、殺害へと至っている。

これらの事例は、エボラ対策をするにあたり、住民からの信頼を得ることが重要であることを示している。人々は何が起きているのかわからないまま、混乱に巻き込まれている。そうした彼らを納得させたうえで、対策を実施しないと、非協力的になるばかりか、暴力事件につながりかねない。

相次ぐ飛行機の欠航

七月末から八月上旬という危機感が高まった頃、各航空会社は西アフリカ・三国への運航便を次々と停止した。イギリス・ガーディアン紙（八月二二日）によると「ギニア、リベリア、シエラレオネで予定されていた就航便、月間五九〇便のうち、二六〇便が欠航となった」という（Guardian 2014b）。

実は月間五九〇便という便数は、ものすごく少ない。強調すると「月間」である。日割りで計算すると、三国合わせて一日二〇便弱しかないのである。実際、フリータウンやモンロビアの空港は、到着便と発着便を合わせて一日数便しかない日もあった。外国からやってきた到着便は、そのまま出発便となる（それで二便だ）。もともと西アフリカ・三国には商業便があまり就航していなかったのが、エボラ危機によってさらに少なくなったのである。

ナイジェリアのアリック航空（Arik Air）は七月二九日からシエラレオネとリベリアへの就航便の停止を発表した。同じ日にアスカイ航空（Asky Airlines）（トーゴの首都ロメをハブ空港とする航空会社）も同様の措置を取った。エミレーツ航空（Emirates Airline）もハブ空港のドバイとギニアの首都コナクリを結ぶ就航便を八月三日から停止することにした。ウェブサイトには「お客様と乗務員の安全は我々の最優先課題であり、それを譲ることはできません」というコメントが掲載された。ブリティッシュ・エアウェイズ（British Airways）もそれに続いた（Tour

Mag 2014)。この航空会社はロンドンからフリータウンとモンロビアを結ぶ就航便を週四回飛ばしていた（フリータウンとモンロビアの二カ所に立ち寄り、そのままロンドンへ引き返す）。八月五日に、この便の月末までの運航停止が発表され、その後、運航停止は二〇一四年いっぱいまでとされた（ＡＦＰ 2014)。結局、この便は再開されることはなく廃止された。その他にも、コートジボワール航空（Air Côte d'Ivoire）、ガンビア・バード航空（Gambia Bird Airlines）、ケニア航空（Kenya Airways）も就航便の停止に踏み切った。

各航空会社の欠航は、航空会社の独自の判断もあれば、各国政府が運航停止を命じた場合もあった。八月一日にガーナが西アフリカ・三国への就航便を停止するよう命じたことを皮切りに、アフリカ諸国は次々と同様の措置を取った。ナイジェリアは八月一一日にガンビア・バード航空の運航停止を命じた。[2] ガンビア・バード航空は、西アフリカの小国ガンビアのフラッグシップ・キャリアで、西アフリカ各地へのフライトをもっていた。ナイジェリアだけではなく、ギニア、リベリア、シエラレオネへの就航便もあった。ナイジェリアには、七月下旬にリベリア人によってエボラ出血熱が持ち込まれていた。運航停止を命じたタイミングは、ナイジェリア政府が何とか市中感染の拡大を食い止める努力をしている頃であった。コートジボワールも、八月一一日にエボラ出血熱が流行するすべての国からのフライトを一時的に停止することを発表した（BBC 2014g)。西アフリカから遠く離れたケニアやルワンダ、南アフリカも、西アフリカ・三国への就航便の停止や、これらの国の国籍保持者の渡航禁止に踏み切った（Poletto et al. 2014)。

これらの措置は西アフリカ・三国の孤立を招いた。ＷＨＯの事務局長マーガレット・チャンは九月初旬の記者会見において、航空路線の運休によって国連スタッフや専門家の現地派遣にも支障が出ていることに苦言を呈している。

［２］その後、ガンビア・バード航空は西アフリカ三国へのすべてのフライトを停止した。結局、ガンビア・バード空港はエボラ危機の打撃により運営が立ちいかなくなり、一二月末にはすべてのフライトを停止した。事実上の倒産であった（Moores 2014)。

マーガレット・チャンは、「出国時に検査を徹底することで他国への感染拡大の危険性は極めて小さくなる。孤立化は事態の解決法ではない」と呼び掛けた（UN News 2014a）。

外国人の生活

支援に入った外国人の生活も大変だったようだ。筆者はリベリアでの業務経験をもつ国連職員、池田明子さんから当時のモンロビアについて話を聞いた。池田さんは以下のように語っている[3]。

非常事態宣言の後は、市場とかも閑散としてましたね。リベリアの消費を支えるウォーターサイド市場（Waterside Market）〔リベリア最大の市場〕に人がほとんどいなかったのは驚きでした。開いている店もちらほらありましたけどね。一番大変だったのは、九月から一〇月のことでした。自分の食事が調達できなかったんです。レバノン人が国外へと脱出して店がほとんど閉まってしまった。一軒だけ現地の人に任せて営業を続けた店があったんですけど、野菜とかは全部傷んじゃってた。その頃に飛行機がまったく飛ばなくてシャットダウンという時期が二週間ありました。ブリュッセル航空が肉とか野菜とかを空輸していたから、当時は食べ物がなかった。その後、モロッコ航空やブリュッセル航空が就航を再開してようやく落ち着いてきた。

外国人がリベリアの市場を利用することはほとんどない。なぜなら、衛生状態が悪く、食生活も独特だからである。ゆえに外国から来た国際援助機関の職員は、輸入品に頼ることになる。外国人向けのスーパーで食材を購入するのだ。こうしたスーパーは、リベリア経済で大きなプレゼンスをもつレバノン移民（つまり、中東系の人々）が運営していることがほとんどである。パスタや調味料、ジュースでさえ輸入品であった。エボラ危機時には、そうした食糧さえも入ってこなかった。リベリアへと援助に入った外国人たちはこうした限られた状況で支援を実施したのである。

言うまでもなく、リベリア人も物価の高騰に苦しめられた。リベリアの人々はコメを主食とするものの、自国の生産では不十分なため、平時においてもアジアからの輸入米に頼っている。そのコメの入手が難しくなり、価格が高騰した。さらにシエラレオネとの国境が封鎖されたことで、キャッサバ粉の価格も二倍になった（UN News 2014b）（キャッサバとはイモの一種であり、リベリアでの主食の一つである）。

ここまで現場における混乱を、リベリアを中心にみていった。それでは、西アフリカ・エボラ危機に対して、国際社会はどのように対応したのか。

初動の遅れを批判されたＷＨＯ

まずはＷＨＯである。一章で記したように、ＷＨＯは二〇一四年三月二三日、ギニアでエボラ出血熱が拡大していることを世界に公表した。その後、ＷＨＯは、取り急ぎの医療活動をギニア保健省とＭＳＦに委ねた。すでにＭＳＦが活動していたゲゲドゥには隔離病棟が設置され、その他の流行地域にも活動範囲が広げられた。即座に対応できる団体が取り急ぎの医療活動を担ったのである。そのあいだ、ＷＨＯはＧＯＡＲＮ（世界アウトブレイク警告及び対応ネットワーク）を通じて専門家を動員した。最初のチームは二八日にギニアへと到着した。その業務内容は、業務調整、広報、疫学的調査、調達、人類学的調査が含まれた（WHO 2014b）。そのチームによる調査結果は、四月八日にウィーンにあるＷＨＯ本部で報告された。その報告では「これまでのエボラ発生のなかでも最も困難なものの一つ」だと記されていた。前述のようにＷＨＯはＭＳＦとは違い、事態を大げさな形でアピールしたわけではない。しかしながら、事態の深刻さを認識していたことは読み取れる。ＧＯＡＲＮによる派遣は継続され、五月五日までに一一二名の専門家が派遣された。その内訳はギニアに八七名、リベリアに二〇名、シエラレオネに一名である（最終的には

［3］二〇一六年一〇月四日、京都にて聞き取り。

西アフリカ・エボラ危機に約一一〇〇名の専門家が派遣された）（WHO 2015b）。

ＷＨＯは隣国リベリアやシエラレオネへの感染拡大を防止するための策も講じた。ＷＨＯが三月二七日に出したプレスリリースによると、両国で感染拡大を防止するための措置はすでに講じられており、何件かの疑わしい事例も見つかった（WHO 2014c）。その後、リベリアでは感染者が見つかり、四月までに封じ込めに成功したのは前述した通りである。一方、シエラレオネでは五月まで感染者が出なかった。

六月以降、リベリアやシエラレオネでも感染者が見つかり、事態が深刻になってくると、ＷＨＯは国際的な対策を講じる。すなわち、現場での対応だけではなく、世界に対して危機を周知し、国際社会の協力を大々的に求めるようになった。八月八日にＷＨＯは、ＰＨＥＩＣ宣言（国際的に懸念される公衆衛生上の緊急事態宣言）を発出した。さらに、同月二八日にはエボラ出血熱終息のための工程表（ロードマップ）を発表した（WHO 2014g）。この工程表は、エボラ対策に取り組む各組織（政府を含む）に向けて指針を示したもので、「この工程表に沿ってエボラ対策をしてください」と要請するものであった。そのなかでは、六-九カ月かけてエボラ危機を終息させるのと同時に、国境を越えた感染拡大を防ぐことが目標とされた（WHO 2014h）。

ＷＨＯの対応が遅すぎるという批判は、八月あたりから出てきた。「初期の対応が遅れたことで、対応が後手に回り、感染拡大を防げなかった」と考えられるようになったのである。確かに、二〇一四年六月から急激に感染者が増え、七月下旬以降には西アフリカ・三国から周辺国へと感染が飛び火する事態もみられた（後述）。世界各国が国際空港での水際対策を本格的に始めたのもこの頃である。では、ＷＨＯの対応は遅すぎたのか。

ＷＨＯの対応を事後的に検証した論考は後に多数出されている。そのいくつかに基づいて、次の五点を指摘したい（Kamradt-Scott 2016; 勝間 2016）。

第一に、エボラ危機の初動で事態を過小評価するような発言を公の場でしたからといって、ＷＨＯが危機に対して認識不足であったと結論づけるのは短絡的である。なぜなら、ＷＨＯが実施する措置や公の場でのＷＨＯ関係者の発言は、当事国の意向に寄り添ったものとなるからである。ＷＨＯの業務は、当事国政府の要請に基づいて実施される（Fink 2014; Kamradt-Scott 2016: 405）。ゆえに、ＷＨＯ内部で危機感が共有されていたとしても、当事国からの了解が取れない限り公的な声明にその危機感が反映されることはない。

そもそも、当事国の意向を無視して感染症対策を強行することはＷＨＯにとってマイナスにしか働かない。ＷＨＯは過去に加盟国の意向に反して、トップダウンで感染症対策を試みたことがあった。しかし、そうした試みは失敗に終わっている。たとえば、一九五〇年代後半にＷＨＯはマラリア撲滅プログラムを打ち出したが、加盟国の実行意欲が伴わずに失敗した。また、政府の意向に沿わない措置をＷＨＯが取ったことで非難が集まったこともある。一九七〇年に中東・アフリカ諸国でコレラが発生した。加盟国にはコレラの発生を報告する義務があった。しかし、いくつかの加盟国が報告を怠った。当時のＷＨＯ事務局長は、そのことがコレラの蔓延につながるという危機感をもち、加盟国の同意を取らずに、国名を名指ししたうえで、コレラが発生していることを宣言した。それに対してＷＨＯ加盟国は非難の声を上げた。事務局長の行為は越権行為であり、そうした行為は許されないというのである。その後、ＷＨＯが声明を出す際には事前に加盟国に通告する義務があることが、新たに規定として付け加えられた（Kamradt-Scott 2016: 402–403）。これらの経験からＷＨＯは、加盟国の意向を重視し、あくまでも政府の要請に基づき支援を実施する方向性を堅持することになった。二〇〇五年にＩＨＲ（国際保健規則）が改定され、ＷＨＯの権限が強化されてからも、その方針にあまり変わりはない。規則が変わったからとはいっても、ＷＨＯで働く人は同じであるし、職員が仕事のやり方を急に変えるわけではないからである（Kamradt-Scott 2016: 403）。

西アフリカ・エボラ危機時にも、ＷＨＯはギニア政府の要請に基づくという姿勢を崩さなかった。ゆえに、ＷＨＯの初動を理解するためには、ギニア政府の初期対応を把握し、ＷＨＯとギニア政府とのあいだで、どのようなやりとりが行われていたのかを踏まえる必要がある。しかしながら、筆者の調査ではそこまで踏み込むことができなかったし、この点を掘り下げている研究も筆者の知る限り見あたらない。ゆえに、本書では「エボラ危機にＷＨＯ関係者が事態を過小評価するような発言をしていたとしても、そのことがＷＨＯに危機感が欠如していたことを意味するわけではない」と指摘するに留めておく。

第二に、ＷＨＯによる初期対応は、これまでのエボラ出血熱対策と比べても遜色のないものであった。国際政治学者カムラット＝スコットは、西アフリカ・エボラ危機までの一〇年間をさかのぼり、エボラ出血熱発生時におけるＷＨＯの対応を分析している。この一〇年間にエボラ出血熱が発生したのは、ウガンダで四件、コンゴ民主共和国で四件、そして、フィリピンで一件であった（フィリピンでの発生は、食肉処理場従業員がレストン株に対する抗体陽性を呈したもので市中感染が発生したわけではない）。いずれの場合もＷＨＯは、現場にかけつけるのではなく、「指示と業務調整」に徹した。[4] 専門家の派遣もごく少数であった。ＷＨＯの経験からしても、西アフリカ・エボラ危機に対する初期対応は「慣例通り」だったのである（Kamradt-Scott 2016: 405）。

第三に、ＷＨＯの人材派遣体制は長期にわたる専門家の派遣を想定したものではなかった。西アフリカ・エボラ危機は二年半という長期間続き、かつ、現地の医療体制が十分でなかった。そのため、大量の人員を長期にわたり派遣し続けることが必要となった。しかし、ＷＨＯの機能は、技術的な支援を一時的に提供することを想定したものであった。感染症の危機が長期間にわたり持続することも、現地に医療人材が限られていることも想定外だったのである（鈴木 2015）。

第四に、ＷＨＯの緊急時の予算が十分ではなかった。ＷＨＯは二年間の枠で予算を決めている。二〇一四から一五年の「感染爆発・危機対策費」は二億二八〇〇万米ドルであった。その額は、その前の二年間（二〇一二－一三年）から半分以上も削減された。削減の背景には、二〇一三年の鳥インフルエンザの抑え込みが比較的低予算でうまくいったことがあった（Butler 2013）。予算不足を補うためには、各国からの追加支援に頼らざるを得ない。資金調達のために対応が遅れた可能性もある。

第五に、ＷＨＯがＰＨＥＩＣ宣言（国際的に懸念される公衆衛生上の緊急事態の宣言）を発出するタイミングについては遅すぎたという評価が定着している（勝間 2016）。前述のようにＷＨＯは二〇一四年八月八日にＰＨＥＩＣ宣言を出した。このタイミングは遅すぎたと考えられている。発出が遅れた理由は、西アフリカ・三国が自国の危機に対して過小に評価したからだといわれている。たとえば、ギニアの保健大臣は五月一九日に世界保健総会（ＷＨＯ加盟国による意思決定会議）で、これまでの取り組みが「功を奏している」と発表した（WHO 2015c）。さらにリベリアやシエラレオネでも、患者の発生が抑えられていたことから、判断の甘さが出た。このように状況判断が楽観的であったことがＰＨＥＩＣ宣言発出の遅れにつながったと指摘されている（勝間 2016）。しかしながら、ＷＨＯは現場レベルで政府を説得する以外に、当事国の認識の甘さを正すことができない。ＰＨＥＩＣ宣言に関しては、こうした組織上の問題がある。

以上、ＷＨＯに対する評価を先行研究からまとめた。こうしてみるとＷＨＯは既存の制度のなかで適切なふるまいをしたと判断するのが妥当であろう。ＷＨＯの対応の遅さを事後的に批判するのはたやすい。しかし、批判が単なる文句や恨み節であってはならない。将来のよりよい制度を設計するためには、建設的な批判が必要となる。そのためには、組織に寄り添う形で理解し、どのタイミングで何をすべきだったのか、そして、制度上どのような限界があるのかを精査することが必要となる。

四　進むエボラ対策

ここまで論じたように、リベリアでは、感染者の増加に伴い医療崩壊が起こり、混乱を招いた。しかし、なるがま

［4］ただし、例外が一例ある。二〇〇七年にコンゴ民主共和国で発生した事例である。このときは紛争下でエボラ出血熱が発生した。通常での物資輸送が困難であるため、国連平和維持部隊が投入された。

まに任せていたわけではない。以下ではリベリアで実施されたエボラ対策についてみていきたい。

急ピッチでの病院の建設

まず病床の確保が急ピッチで進められた。後述するようにシエラレオネでは新たな場所に治療施設が開設された。それに対して、リベリアの場合は既存の病院に隔離病棟をつくることで治療施設とした場合が多い。エルワ病院（前述したチャペルを隔離病棟に改装した病院：☞63頁）は、その運営母体のＮＧＯが撤退した後に、ＭＳＦとリベリア政府が運営を引き継ぎ、感染者を収容する大規模な病院へと変えた。七月にはその敷地に新しいエボラ専門病棟（エルワ2）が作られた。そして、さらなる患者増加に対応するため、ＭＳＦはエルワ3の建設を進めた。エルワ3は、巨大なテントで臨時に作られた病棟であり、八月一七日から運営が始まった。前述したジョン・Ｆ・ケネディ病院（コレラ病棟をエボラ出血熱のために転用していた）は勤務医の死亡を受けて七月に一旦、閉鎖されたものの八月には再開した（Williams 2014）。

感染者の急増により、病床の確保は後手に回っていた。ＷＨＯの専門家チームは八月中旬の時点で、モンロビアだけで一〇〇〇床の確保が必要だと判断した。同時期、実際に稼働しているのは二四〇床であった。ＷＨＯは一〇〇人の建設労働者を三シフト交代で働かせ、二四時間体制で建設を進めることで状況を打開しようとした。さらに、民間のアイランド診療所（Island Clinic）をエボラ出血熱の治療施設へと転換し、一五〇床を準備した。九月二一日にこの施設は稼働を始めたが、その二四時間後には、すでに満床になったという。その他にも数か所の隔離病棟がモンロビアに設置された。モンロビア市内、および、その周辺には最大時で五ヵ所のエボラ専門病院が作られた（ちなみに検査ラボは二か所である）（WHO 2015d）。

さらに地方でも国際社会の支援を受けて隔離病棟の建設が進められた。国境の町フォヤでは六月に新たな感染者が見つかり、すでに設置されていたエボラ専門病棟および検査ラボが対応した（国境地帯であったために警戒態勢が取られていた)。その他にも地方での感染拡大に対応するために各地で専門病棟の建設が急がれた。一〇月末のデータでは地方都市を中心に一八の病棟が建設予定であった(事態はその後収束に向かうために、すべてがオープンしたわけではない)(USAID and CDC 2014)。別のデータによると、一一月八日の時点で、リベリアでは九つの隔離病棟が運営されており、計六九七床が確保された。六月五日から一一月八日までに隔離病棟に収容されたのは四〇二五名であった(このなかには検査の結果、エボラ出血熱ではなかった者の数も含まれている)(Nyenswah et al. 2014)。

未承認薬の使用

PHEIC宣言が出された八月、WHOは未承認薬の使用を許容した。それまでWHOは、倫理的観点から未承認薬の使用は控えるべきであるというスタンスを取っていた。しかし、なし崩し的に未承認薬が使われたために、方針を変えたのである。

そのきっかけは、七月下旬にリベリアで立て続けにアメリカ人二人が感染したことであった。彼らに対して、これまでヒトに使われたことのない未承認薬が使用された。彼らが投与されたのは、アメリカの製薬会社マップ・バイオファーマシューティカル社(Mapp Bio Pharmaceuticals)が開発をした「ジーマップ」(Zmapp)である。動物実験では効果が認められており、大きな副作用の恐れも少ないとされた。ジーマップはアメリカから冷凍で届けられ、三一日にリベリアの病院で投与された。一人の容体は安定していたものの、薬の解凍を待っているあいだに急変し、呼吸困難に陥った。しかし、薬を投与すると、一時間も経たないうちに劇的な改善をみせたという。この人物は、翌朝、アメリカへと緊急搬送される便に乗り込む前に、自力でシャワーを浴び、アメリカ到着後にも搬送先の病院(アトランタ州)へと、救急車から自力で歩いて入った。もう一人は劇的な回復とはいえないまでも病状はかなり改善した。この人物も数日違いでアメリカへと緊急搬送され、同じ病院に収容された。WHOの報道官は本件に関して否定的な見解を表明した。「感染症の流行中に臨床試験前の薬剤を使用することは、さまざまな理由で不可能だ」とコメントしたのである（CNN.co.jp 2014）。同じ頃（七月下旬）、シエラレオネでも、エボラ対策の第一線を走ってきたシエラレオネ人医師が感染した。彼に対して、ジーマップを投与するべきか否かの議論があったが、結局、投与されずに死亡している（五章に後述☞170頁）。これらの事例では、国際的な判断基準がないままに未承認薬が使われたり使われなかったりした。そうした事情がＷＨＯによる未承認薬使用の容認につながった。

八月一一日、ＷＨＯは「エボラ出血熱の感染拡大を食い止めるために、開発段階にある薬を西アフリカで投与することは倫理的である」という声明を発した。二〇一四年の時点では、いくつかの新薬が開発段階にあったものの、治療法の確立という段階にまでは至っていなかった。それでもなお、三〇ほどの治療薬があり、いくつかは臨床試験の段階に達していた（Sykes & Reisman 2015; WHO 2014f）。

ただし、未承認薬の使用を手放しに容認したわけではない。ＷＨＯの声明では、未承認薬の使用のための要件をいくつか挙げており、それらが満たされる場合に限り未承認薬の使用は「倫理的である」という表現をしている。その要件には、患者の同意、治療の透明性、選択の自由が含まれる。さらに、未承認薬の効果に関して「治療結果を収集し、〔世界中で〕共有することが倫理上必要である」とも付け加えられている（WHO 2014f）。

なお、ＷＨＯが未承認薬の使用を容認したことを受けて、日本政府は、エボラ出血熱に効果があるといわれる新薬を西アフリカに送る用意があると発表した（日本経済新聞 2014）。その薬とは、アビガンである。この薬は、二〇二〇年の新型コロナウイルス感染症流行の際に、治療薬として期待されたことから、記憶にある読者も多いだろう。本来、アビガンは抗インフルエンザ薬として開発されたものだが、ＲＮＡウイルスの増殖を抑える作用をもつことから、エボラウイルスやコロナウイルスに対しても効果があるとされた。日本国内でエボラ出血熱が見つかった場合もアビガンの使用を想定しているという（厚生労働省健康局結核感染症課 2017）。

国際社会において西アフリカ・エボラ危機の対策に取り組んだのはＷＨＯだけではない。さまざまな組織がエボラ危機へと介入している。それら多様な組織の対応をみてみると、エボラ対策は「感染症の安全保障化」の流れに沿って進んでいることがわかる。

前章（☞39頁）で記したように「安全保障化」とは、これまで安全保障の範疇としてみなされてこなかった事象を「安全保障上の危機」とみなす考え方であり、その特徴として、軍や警察といった安全保障や治安に関わる組織が動員されること、そして法的な例外措置が適用されることが挙げられる。二〇一四年八月以降、国際社会の対応は「安全保障化」の色合いを強めていくことになった。

そのきっかけとして大きかったのは国連事務総長、潘基文が直接動き出したことにある。国連のトップが動くということは、国連全体でエボラ危機に対処する流れになったことを意味した。そこにはもはやＷＨＯだけに任せてはいられないという判断があった。国連のなかにはさまざまな任務を担う複数の国際機関があり、普段は独自に活動している。国連全体で動くとは、それらの機関に対し、エボラ対策のために業務を割り振ることを意味した。さらに、当事国政府、周辺国政府、先進国政府も巻き込む必要がある（当然のことながら、いずれも国連加盟国である）。その他にも、ＮＧＯや企業、大学、研究所など多様な組織や団体に対して協力を仰がなければならない。そのためには業務を割り振る業務調整機関も必要となる。

潘基文はそうした業務調整機関の設置を画策する。

八月一二日、潘基文はＷＨＯで長年の経験を積んだデヴィッド・ナヴァロ（David Nabarro）をエボラ担当国連上級調整官（the United Nations System Senior Coordinator for Ebola Virus Disease）に任命し、ＷＨＯ事務局長マーガレット・チャンとともに、業務調整ミッションの設立についての準備をさせた（国連においてミッションとは、時限の特別任務機関を指す）。準備を経て、潘・国連事務総長は九月一七日付で、その構想を国連総会（United Nations General Assembly）と安全保障理事会（国連安保理）に提案した（United Nations 2014b）。

国連総会と国連安保理は、どちらも国連の最高意思決定機関に該当する。国連総会とはすべての加盟国からなる意思決定機関であり、国連が扱うあらゆる問題を検討する。その会議（ややこしいが、これも「国連総会」と呼ばれる）は、毎年九月に開催されるもので、喫緊の課題に対応するという性質のものではない。その一方、国連安保理は、国連システムのなかでも「国際の平和と安全の維持」について話し合う機関である。その意思決定は、大国に加えて、選ばれた精鋭によってなされている。すなわち、常任理事国五カ国（アメリカ、イギリス、フランス、中国、ロシア）に加えて、非常任理事国一〇ヵ国（任期二年）の計一五ヵ国によって意思決定がなされる。これら安保理の理事国は、必要な際に会議を開き、いつでも意思決定ができるような体制が整えられている。その安保理に、エボラ対策のためにミッションを設立したいという提案が持ち込まれた。

事務総長からの提案を受けたことから、国連安保理は九月一七日に臨時会議を開き、国連安保理決議二一七七を採択した。この決議において国連安保理はエボラ出血熱を「国際の平和、および、安全に対する脅威」と認定したのである。[5]（United Nations Security Council 2014）。これまで伝統的安全保障に対して使われた制度が感染症にも用いられたのである。この認定によって安保理は、加盟国に軍事・非軍事的な支援を要請する法的な権限をもつことになる。法的拘束力をもつため、加盟国はその内容に従わなければならない（それに対して、後述の国連総会決議は「勧告」にすぎず、法的拘束力はない）。すなわち、国連は安保理決議を採択することにより、かなり強い形で国際レベルでの支援体制の構築を呼びかけることができるようになった。

九月一九日には国連総会でも総会決議六九／一を全会一致で採択する。この決議には「エボラ危機の終息に向けて、国家レベル、地域レベル、そして、国際レベルの試みが行われていることを歓迎する」とともに、国連事務総長によるミッション設立の提案を受け入れることが表明された（United Nations General Assembly 2014）。

これらの決議を受けて設立されたのが「国連エボラ緊急対応ミッション」（ＵＮＭＥＥＲ）である。これまで国連によるミッションといえば、平和維持部隊（Peacekeeping Operations: PKO）のことを指した。ＰＫＯとは、武力紛争を解決するために停戦監視をしたり、政治改革を実施したりするためのミッションである。それに対してUNMEERは、公衆衛生に関して国連が設置した初のミッションであった。

国際保健医療の研究者、勝間靖はUNMEERが設置された背景を二つにまとめている。第一に、WHOの指導力と調整力に限界があったこと、そして第二に、活動資金を大規模に動かすには既存の組織を使うよりも、国連ミッションの設立に対する承認を得た方が近道だったからだという（勝間 2016）。いうなれば、国連諸機関のなかにエボラ対策においてリーダーシップを発揮できる組織がなかったために、期間限定で新たな組織を作ることにしたのである。

UNMEERの本部は西アフリカのガーナにおかれ、そこには業務調整のために先進国や各国際機関から代表団が集められた。日本からも外務省職員が派遣されている。また、西アフリカ三国の首都にも、それぞれUNMEERのオフィスが設置された。西アフリカ・三国に本部が設置されなかったのは、交通の便、そして、各機関の代表の来やすさを考えてのことだったという。ガーナはUNMEERの設置に合わせて、西アフリカ・三国への就航禁止の措置を緩めた。こうして、UNMEERがガーナから西アフリカ三国を統括し、国連本部ではデヴィッド・ナヴァロが中心になってグローバルな業務調整を実施するという体制ができた。UNMEERは、WHOが八月二七日に発表したエボラ出血熱終息のための工程表（ロードマップ）に基づき、関係機関との綿密な連携のもとでエボラ対策を再始動させた（Lupel & Snyder 2017）。

こうした国連の動きに同調して大国も西アフリカへの支援に乗り出した。そのプロセスにも感染症の安全保障化が如実に現われている（田中 2015）。たとえば、アメリカである。

九月七日、アメリカ大統領、バラク・オバマ（Barack Obama）はテレビ番組で次のようにコメントした。

「［エボラ危機を］国家安全保障上の優先課題としなければならない。国際社会を動員し、現地に資源を届ける必要

［5］国連安保理は過去に二回、保健衛生の問題を「平和、および、安全に対する脅威」と認定したことがある。安保理決議一三〇八（二〇〇〇年）と一九八三（二〇一一年）である。いずれもHIV感染症に対して発出された（滝澤 2014）。

がある」

オバマ大統領は、西アフリカ・エボラ危機を自国アメリカの安全保障の課題として位置づけたのである。その後、アメリカは三〇〇〇人規模の軍隊をリベリアに派遣した。彼らは隔離病棟の設置にあたった。その他にも、CDCから派遣された医療従事者が西アフリカ・三国で治療行為に当たっている（BBC 2014i; Francis 2015）。

また、イギリスは治療施設の設置のためにシエラレオネへと国防省要員七五〇人を派遣し、さらには医療従事者や専門家の派遣支援のために傷病兵収容艦アーガス（Argus）を現地へと派遣した。さらにはWHOの活動を支援するために五〇〇人規模の軍人も派遣している（詳細は後述）。フランスはギニアに陸軍病院を設置し、一〇〇人規模の軍医を派遣した。中国も、中国人民解放軍をリベリアおよびシエラレオネへ派遣し、治療施設を設置した。さらには人民解放軍に属する医療関係者を五〇〇人規模で派遣した他、現地の医療従事者に感染予防の訓練も実施した（田中 2015; CBS 2014）。これらの支援をみてみると軍が積極的な役割を果たしていることがわかる。軍は臨時で建物を建設する技術をもち、傷病兵の治療をする軍医もいる。さらには、生物兵器対策のための研究者もいる。そうした専門家が動員されたといえよう。

地域機構「アフリカ連合」（African Union: AU）も動きをみせた。AUとは、アフリカ諸国を加盟国とする地域限定の国際機関である（北アフリカ諸国も含む）。八月一三日、AUは、「干ばつ飢饉特別緊急支援基金」（Special Emergency Fund for Drought and Famine）からエボラ対策に一〇〇万米ドルを拠出する決定をした。本来ならば干ばつや飢餓への支援に使う基金である。また、八月一九日、AUで安全保障を担う平和・安全保障理事会（Peace and Security Council）が第四五〇回会合において、「流行に巻き込まれた三国が過去の武力紛争で大きく影響を受けたことを鑑み、現在のエボラ出血熱の流行が地域［アフリカ］の安全保障に影響を及ぼしかねない」という見解を示し、AU主導の軍事・文民人道支援ミッションの創設を決定した[6]。そのミッションでは「文民および軍人、医療および非医療要員を動員してエボラ対策を実施」することが目的とされた。この決定を受けて設立されたのが「AU西アフリカ・エボラ危機支援団」（African Union Support to Ebola in West Africa: ASEOWA）である。ＡＳＥＯＷＡは翌九月に支援要員の派遣を開始し、二〇一五年九月のミッション終了までに、その総数は八五五名に及んだ。そのなかには、ウガンダやコンゴ民主共和国などエボラ出血熱を経験した国から派遣された医療従事者も含まれた。さらに、ＡＵは西アフリカ・三国それぞれの国で治療施設を運営した。治療施設が各国に一施設ずつ設けられたのである。他にもＡＳＥＯＷＡは西アフリカ・三国において四〇〇〇名以上の現地ボランティアを訓練することで、ローカル・レベルでの啓発活動に貢献した（AU 2015; AAEST 2016）。

日本も多額の支援を実施した。当時の安倍晋三首相は、二〇一四年九月末に潘・国連事務総長が主催する「国連エボラ出血熱流行対応ハイレベル会合」に参加し、四〇〇〇万米ドルの資金表明をすることを表明した。安倍総理の演説を抜粋しよう。

私は国連エボラ緊急対応ミッション（ＵＮＭＥＥＲ）を創設した潘事務総長のイニシアティブを全面的に支持します。また、これまでの取組を強化するため、新たに四〇〇〇万ドルの支援を行うことを、この場でお約束します。個人防護具や車両の供与、医療関係者の更なる派遣も検討しています。……この危機は、国連安保理決議も示したように、世界の平和と安全に関わる喫緊の課題です。アフリカの繁栄なくして世界の繁栄はありえません。日本はこれまでにも増して、アフリカとともに歩んでいく決意であります。

この会合には、潘基文・国連事務総長の他、マーガレット・チャンＷＨＯ事務局長やアメリカのオバマ大統領、アフ

［６］平和・安全保障理事会は、武力紛争への介入や平和構築に加えて、自然災害への対応や人道援助に関しても権限を有しているため、本件は例外的な関与ではなく、通常の権限内での決定事項である。

リカ各国の首脳が出席していた（外務省 2014）。

この会合以降も、日本はたびたび支援を表明した。その内容は、西アフリカ・三国への資金供与、国際機関に対する支援金提供、専門家の派遣や物資の提供である。日本が提供した物資には、車両数十台（救急車を含む）、医療ベッド九五台、毛布やテントなどの緊急物資が含まれた。東京都の備蓄であった医療用防護服七二万セットも送られた。日本による支援の総額は一億八四〇〇万米ドル、日本円にして二〇〇億円近くに及んだ（外務省 2016）。

ＣＤＣによる悲観的な予測

これまでの記述から二〇一四年の七月から九月にかけて危機感が高まり、それによって多くの国の政府や国際機関が動き出したことがわかる。この時期に関して、もう一つ指摘しなければならないのが、ＣＤＣ（アメリカ疾病予防管理センター）によって九月二三日に発表された流行予測である（Meltzer et al. 2014; Sun et al. 2014）。その予測によると、今の状況（二〇一四年八月の状況）が続けば二〇一五年一月、すなわち四カ月後には五五万から一四〇万人の感染者が出るという。ただし、この数字は何も措置がなされなかった場合のものであり、もし感染者の七割が適切な処置を受ければ、患者数は減り、いずれ流行は終息するという。

この予測は国際社会の危機感を煽った。報道でもセンセーショナルに取り上げられた。ＣＤＣは、感染症が流行した際にはしばしばこうした大げさな予測を発表する。新型コロナウイルス感染症の流行時にも二〇二〇年三月に同様の予測が発表された。これらの予測は、最悪のケースを想定したものであるため、事態がＣＤＣの予想通りとなったことはない。ただし、「何もしないとこうなります」という数値が、科学的な根拠に基づいて示されるのはインパクトがあり、国際社会の行動を促す材料にもなりうる（cf. 岡田 2015: 46–48）。

五　西アフリカ三国から周辺国への伝播

エボラ出血熱は、しばしば西アフリカ三国から別の国へと飛び火した。以下にそれらの例を検討する。これらの例から指摘できるのは、いくら注意を喚起し、防疫措置を施したところで、それをすり抜ける人はいるということである。

ナイジェリア

西アフリカ三国以外で最初にエボラ出血熱が発生したのはナイジェリアであった。ナイジェリアは西アフリカ・三国とは国境を接していないものの、西アフリカのなかでも経済規模が大きい「地域大国」である。

そのナイジェリアに一人のリベリア人男性が渡航した。この人物はリベリア政府財務省の役人であった。渡航前に自分がエボラ出血熱に感染したかもしれないことを自覚していたといわれる。それでもなお、彼は七月二〇日にアスカイ航空のフライトでナイジェリアへと飛んだ。開催予定であった会議に出席するためである。彼は到着後、ラゴスのムルタラ・モハンマド国際空港で倒れ、出迎えに来ていた役人が病院へと運んだ。しかしながら、四日後に死亡した。その後、彼がエボラ出血熱に感染していたことが判明し、彼に接触した者から市中感染が広がる恐れが出てきた。拡大を食い止めるためにナイジェリアは多大な労力を費やした。接触者追跡調査で感染者に接触した者を洗い出して隔離した。そのなかには航空便に乗り合わせた乗客や空港職員、彼が運び込まれた病院の医療従事者が含まれた。その数は最終的に八九四名にも及んだ。市民への注意も喚起した。ウェブサイトを立ち上げ、ソーシャルメディアやホットライン、携帯のアプリを使って啓発活動が実施された。ナイジェリア政府を支援するためにＷＨＯ、ＣＤＣ、ＭＳＦからも専門家が派遣された。その結果、感染は一九人に抑えることができた（そのうち八名が死亡した）。そのなかには、このリベリア人が運び込まれた病院の医療従事者、九名が含まれている（Shuaib et al. 2014）。

その他、ギニアと隣接するセネガルとマリでも、それぞれ一名と八名の感染者が発生した。いずれの国もギニアでの感染者が国境を越えることで、エボラ出血熱が入ってきた。

セネガル

セネガルの首都ダカール（Dakar）では、エボラ出血熱を発症したギニア人学生（二一歳男性）が見つかった。セネガルはギニア国境を閉鎖しており、本来ならば入国できないはずであった。この学生は規制をすり抜けて、八月一三日深夜に国境を越えた。彼は乗り合いバンで首都ダカールに到着し、おじの家に滞在した。この学生は一六日に体調を崩した。一八日には病院を受診し、マラリアの診断を受けた。しかし高熱は下がらず、八月二六日にダカールのファン大学病院（Centre hospitalier universitaire de Fann）に入院した。そのときには、エボラ出血熱に特異的な症状がなかったため、隔離されなかった。その翌日、ギニア政府からセネガル政府へと「エボラ出血熱に感染した可能性の高い者がセネガルに渡航した」という知らせが伝えられた。ギニアでは、彼の家族や親族計一二名がエボラ出血熱に感染しており、接触者追跡調査から彼がセネガルへと渡ったことが判明したのである。この学生は見つかり、即刻、隔離された。二八日に検査が実施され、その結果、感染が判明した（BBC 2014h）。

二九日、セネガル政府はエボラ出血熱の発生を宣言し、感染拡大を防ぐ措置を敷いた。WHOからは三名の専門家が派遣され、MSFやCDCからも専門家が派遣された。彼らの協力のもと、セネガル政府は全国レベルの警戒態勢を敷いた。ギニア人学生との接触者、七四名が見つけ出され、隔離された。幸い感染者は出なかった。当のギニア人学生は九月五日にウイルス検査が陰性となり、九月一八日にギニアへと帰っていった。WHOの基準では、最後の感染者が陰性になって以降、四二日間、新規の感染者が発生しなければ、エボラ出血熱は終息したとみなされる。その基準に基づき、セネガルは一〇月半ばまで警戒態勢を維持した（WHO 2014i）。

セネガルでは事前の準備と幸運が重なることで感染拡大が防げたといえる。セネガルはすでに三月の時点で対応マニュアルが作られていた。患者が発生した場合の措置があらかじめ決められていたのである。また、ダカールのパスツール研究所ではウイルス性出血熱の検査が可能であった。さらに、セネガルでは、エボラ危機に対処するための「人道回廊」（支援物資の流通経路）となるための準備が進められていた。人道回廊とは、危機が発生した際に人道援助の物資や人材を移動させる経路のことである。セネガルは首都ダカールをそのハブとして用いることに合意したばかりであり、稼働のための準備が進められていた。そのため、食糧や医薬品を含めた物資が入手しやすかったのである。ちなみに、人道回廊が正式に稼働したのは九月二五日のことであり、それ以降、ダカールと西アフリカ三国、そして、ＵＮＭＥＥＲ本部のあるガーナが、それぞれ週三便のフライトで結ばれることになった（UNOWA 2014; WHO 2014i）。

マ　リ

次に、マリである。マリではギニアからの感染流入が二回確認されている。あわせて八名が感染し、六名が死亡した。一度目に確認されたのは一〇月二三日のことである（WHO 2014j）。感染者が見つかったのは、ギニア国境からかなり遠いカイ（Kayes）という町である。感染が確認されたのは二歳の女児であった。この女児は「祖母」の手によってギニアから連れてこられていた。「祖母」と言っても実の祖母ではない。祖父の第二夫人であった。この子の父親はギニア南部の診療所で働いており、そこでエボラ出血熱に感染した。診療所を訪れた一人の患者から感染したのである。悲劇だったのが、この父親が体調不良になったときに、「呪い」だと思ったことである。アフリカでは体調を崩したり、事故が起こったりすると「だれかに呪いをかけられたのではないか」と疑うことはよくある。あたかも日本人が「最近、運が悪いなあ」と思うように、体調を崩すと「誰かが呪いをかけられたのかな」と疑う。

この父親は体調を崩した後、近所の人から「呪いをかけられたんじゃないか。一回、実家に帰ってはどうだい」というアドバイスをもらい、七〇キロメートル離れた実家へと帰省した。それによりエボラ出血熱は家族・親族へと広がり、その多くが死亡した。女児の母親は生きていたものの隔離されることになった。母親は自分の子どもをマリで預かってもらうことにし、この「祖母」、すなわち、実の父親の第二夫人に迎えに来てもらった（後に、この母親は感染していなかったことが判明する）。「祖母」は数人の親族とともにギニアを訪問し、この女児を引き取り、連れ帰った。出発するとき、すでに女児は体調を崩していたという。母親は女児のことを心配しており、出発後も携帯電話で「祖母」へと何度も連絡を取っていた（WHO 2014k）。

マリへと入国した女児はカイへと辿り着き、一〇月二〇日に診療所に運ばれた。重篤な症状であったため、その翌日には同じ市内にある大病院へと転院した。そのときの症状は、三九度の熱、咳、鼻血、血便であった。その病院の医師は、女児がギニアからやってきたことを聞き、慎重に接した。マラリアと腸チフスの検査の他、エボラ出血熱の検査も依頼した。マリではすでに首都バマコ（Bamako）でエボラ出血熱の検査ができる体制が整えられていた。女児から採取された検体は首都バマコへと送られ、その結果、二三日に感染が判明した。二四日、この女児は死亡した（WHO 2014k）。

この時点で、すでにマリにはエボラ出血熱対策のために、ＷＨＯやＣＤＣの専門家が支援に入っていた。彼らの協力のもと、エボラ対策が実施された。接触者追跡調査では、最終的に一五〇名近くの接触者が割り出され、そのうち一〇八名の所在が突き止められた。マリ政府はその一〇八人を二一日間隔離した。そのなかには、「祖母」、およびその親族三〇名、カイの医療従事者一〇名、そして、女児や祖母が乗った公共交通機関に同乗した乗客らが含まれていた。隔離は一一月一五日に終了した。幸い感染者はいなかった（WHO 2014k）。

二回目の感染流入が公表されたのは、その隔離が終わる三日前の一一月一二日であった。ギニアからやってきたイスラム聖職者が一〇月二五日に首都バマコの病院に担ぎ込まれ、そこで死亡した。しかし、エボラ出血熱であることは疑われず、検査なしに埋葬された。彼と接した二〇代の看護師が発症し、検査を受けたことで、エボラ出血熱の流入が判明した。同様に接触者追跡調査がなされ、今度は、六〇〇名近くの接触者が割り出された。そのなかには、バマコの病院の医療従事者や患者、イスラム聖職者の家族などがいた（WHO 2014l）。印象的なのは、接触者のなかにPKO（平和維持部隊）活動に従事していた軍人がいたことである。当時、マリ北部では内戦がくすぶっており、その対処のためにPKOが派遣されていた。イスラム聖職者が診察を受けた病院にもPKO部隊の負傷兵が運び込まれていた（Reuters 2014c）。本事例からは、最終的に七名が発症し、五名が死亡した。最後の感染者が治癒し、四二日間を経た二〇一五年一月一八日、マリはエボラ終息宣言を出した（BBC 2015）。二つの事例を合わせると、マリでは八名の感染者を出し、六名が死亡した。

ここまで西アフリカ三国から周辺国への感染拡大をみてきた。これらの事例から読み取れるのは、事前に国内で対策を進めることの重要性である。人々の越境移動を完全に断ち切ることはほぼ不可能である。いかなる事情であれ、国境を越えようという意思をもつ者は国境管理を迂回して入国する。そのなかには自分がエボラ出血熱に罹っているかもしれないと自覚する者もいた。ここで紹介した国々は国内での発生に対して入念な準備をしていたことで、感染の拡大を防ぐことができた。

外国人の緊急搬送

次にアフリカ大陸以外での状況をみていく。西アフリカ・エボラ危機の最中には、外国人医療従事者がエボラ出血熱に感染し、出身国あるいは医療体制の整っている第三国に緊急搬送される事例がいくつかあった。

アメリカには七人が緊急搬送された。その内訳は、エボラ対策に従事したアメリカ国籍の医療従事者五人、アメリカ人ジャーナリスト一人、アメリカの永住権をもつシエラレオネ人医師一人であった（彼は、シエラレオネの首都フリータウンの病院で勤務し、医療行為を実施していた。ただし、エボラ出血熱に対する治療行為にあたっていたわけではなかった）（CDC 2019a; Green 2014; Reuters 2014b）。

アメリカ国内では批判がなかったわけではないものの、全体としては緊急搬送を受け入れるべきだという世論が形成された。後に大統領となるドナルド・トランプ（Donald Trump）は、二〇一四年八月二日にツイッターで「合衆国はエボラ感染者の帰国を許可すべきではない。遠隔地に支援に行く人々は賞賛に値する。しかし、その帰結は自己責任だ」と発言した。一方、オバマ大統領は「アメリカが治療法を確立することは、アフリカの人々にとっても、アメリカにとっても利益にもなる」という立場を表明し、受け入れの姿勢を貫いた。メディアもそれを支持したといえよう（冷泉 2014）。

イギリスではロンドン北部にある王立自由病院（Royal Free Hospital）に受け入れ態勢が整えられた（Guardian 2014d）。そこでは三例の治療が実施された。いずれもシエラレオネで活動したイギリス人医療従事者である。そのうち二例は現地で発症し、緊急搬送された（そのうちの一人、ウィリアム・プーリーの証言を五章に掲載した）(Mundasad 2015; Reuters 2014a)。残りの一例は、帰国後の発症である（後述）。

その他の国々について、端的に述べる。ドイツでは三人を受け入れた。いずれも西アフリカで医療行為に従事した外国人（非ドイツ国籍所持者）であった。セネガル人検査技師、ウガンダ人医師、スーダン人医師である。フランスは、MSFで働くフランス人看護師とシエラレオネで勤務していたユニセフ職員（国籍非公開）の緊急搬送を受け入れた。オランダは、PKO要員としてリベリアで勤務していたナイジェリア人の緊急搬送を受け入れた。スイスはキューバ人医師一名の緊急搬送を受け入れた（エボラ危機時、キューバは多くの医療従事者を西アフリカへ派遣した）。その他、スペイン（二人）、イタリア（一人）、ノルウェー（一人）が、西アフリカで感染した自国の医療従事者を受け入れた。[7]

アフリカ大陸以外での発生状況

これらの国では、自国でのエボラ出血熱発生につながった例もある。エボラ出血熱の発生は、ある国で発見された場合、その国の発生事例としてカウントされる。たとえば、シエラレオネで活動したイギリス人医療従事者がイギリスへと帰国し、その後、発症してイギリスの医療機関を受診した場合は、イギリスでの発生事例としてカウントされる（その一方、イギリス人医療従事者がシエラレオネで活動中にエボラ出血熱を発症し、シエラレオネで確定診断を受け、イギリスへと搬送された場合、その事例はシエラレオネでの発生件数としてカウントされる）。スペイン、イギリス、イタリア、アメリカは、自国でのエボラ出血熱の発生を経験している。

まず、スペインである。二〇一四年九月にシエラレオネで感染したスペイン人医療従事者が緊急搬送され、スペインに帰国した（この人物は統計上、シエラレオネでの発生事例となる）。彼の治療にあたっていた看護師の一人が感染した（その後、回復した）（WHO 2014m）。イギリスでは、二〇一四年一二月末にシエラレオネでエボラ対策に従事した女性看護師が帰国後に発症した（彼女は回復したものの、その後、後遺症に苦しめられたという）（WHO/Europe 2015; Wilcock 2015）。イタリアではシエラレオネで勤務経験のある男性看護師が、帰国後に発症したことが二〇一五年五月一二日に発表された（彼はその後回復した）（WHO 2015e）。アメリカは四例ある（CDC 2019a）。九月三〇日にテキサス州ダラスの病院を訪れた患者がエボラ出血熱に感染していることが明らかになった。彼はリベリア人で、アメリカにやってくる前にリベリアで感染者を病院に担ぎ込むのを手伝った。彼は一〇月四日にダラスの病院で死亡した。ダラスの病院では、彼から医療従事者二名へと感染が広がったものの、この二人は回復した（Chevalier et al. 2014; Dallas Morning News 2014; Dixon 2014）。また、ニューヨーク市では、ギニアで一カ月間医療活動に従事した医師が一〇月二三日に発症した。彼は一六日に帰国し、発症の前日、すなわち、一〇月二二日には地下鉄に乗り、ジョギングもしたという（Spencer 2015）。翌日、体調を崩し、病院を訪れ、即日陽性が判明した。

当時すでにニューヨークの病院では、こうした事態を想定し、受け入れ態勢が整えられていた。彼は一一月七日に

［7］本段落についてば筆者がさまざまなニュースソース（主に英語）を検索することでまとめたものである。大量のニュースを渉猟し、重複する情報も多いため、逐一、引用を記していない。

陰性が確認され、一一日に退院した（Jula 2018）。

ちなみにドナルド・トランプは、一〇月二四日、この医師についてツイッター上でこう呟いている。「エボラ・ドクターはなんて身勝手な奴だ。西アフリカからニューヨークに帰ってきて、地下鉄にのってディナーに行き、ボウリングをした。みんなこのことを知るべきだ」

六　終息に向けた取り組み

話を西アフリカに戻す。前述のように西アフリカ・三国には国際社会からさまざまな支援が提供されてきた。では、現場においてどのように支援が実施されたのか。リベリアを中心にみていく。

活躍するPKO

前述の国連職員、池田明子さんは国連平和維持部隊「国連リベリア・ミッション（United Nations Mission in Liberia: UNMIL）」の文官としてリベリアに赴任していた。ＵＮＭＩＬは、国連が世界中で展開するＰＫＯ（平和維持部隊）の一つであり、第二次リベリア内戦を終息させるために二〇〇三年から展開している。その業務は治安維持や選挙支援、人権保護に関する活動である。エボラ危機が開始した頃には、すでに内戦期の対立構造も解消され、ＵＮＭＩＬも撤退準備に入っていた。二〇一四年三月の時点、すなわち、エボラ出血熱の発生が確認された時点では、同年九月に活動を終了する予定であった（United Nations Security Council 2013）。しかし、エボラ出血熱が拡大したことを受け、ＵＮＭＩＬの業務に遅れが生じた。行政改革や選挙の実施どころではなくなったのである。それを受けてＵＮＭＩＬの活動は何度か延長が決定され、結局、エボラ危機が終わり、次の大統領選挙を見届ける二〇一八年三月までＵＮＭＩＬの活動は続けられた（UNMIL 2018: 17）。

そのあいだ、ＵＮＭＩＬはエボラ対策を助勢することになった。特に物流に果たした役割は大きい。ＵＮＭＩＬはリベリア国内で大量の物資を運搬する能力を有していた。これは、ＵＮＭＩＬの業務の一つに治安維持があることによるものだ。治安維持業務では、各国から派遣された軍人が駐留して、警備にあたる。筆者がリベリアに調査旅行に訪れたときにも交通の要所にシェルターが設置されており、そこで数名のＰＫＯ要員が警備にあたっていた。こうした体制を全国で維持するため、エボラ危機時にも約四五〇〇人の軍人が残っていた（最大時は一万五〇〇〇人であった）(Davies & Rushton 2016)。そうした人員がいることは、ＵＮＭＩＬが人の輸送や物流に関して大きなキャパシティをもっていたことを意味する。そのキャパシティを活かして、ＵＮＭＩＬは、陸路や空路での輸送や物資の管理といった「裏方仕事」を担ったのである。池田さんは次のように語った[8]。

ＵＮＭＩＬは、遠隔地に物資の運搬するのを手伝ったんです。リベリアの保健省は道具があっても遠隔地には運べない。なのでＵＮＭＩＬが支援をすることになったんです。ヘリコプターを出したり、車を出したりしました。リベリア政府に車を二〇台くらい寄付したこともありましたよ。トヨタの４ＷＤです。……

また、ＵＮＭＩＬは倉庫を作って、その管理業務に当たったという。

エボラ出血熱が拡大してから、関係組織が集まって会議が開かれることになったんです。ＭＳＦ、ユニセフ、ＷＨＯ、ＵＮＭＩＬ、保健省が集まって、週に三回くらい会議を持ちました。ＵＮＭＩＬは保健省の持つ敷地に大きな倉庫を作ることにしたんです。だって〔海外から支援がやってきたとしても〕しまう場所がないんですから

[8] 二〇一六年一〇月四日、京都にて聞き取り。

……。国連から物資がやってきた他にも、他国政府からの支援物資もたくさん運ばれてきたんです。中国の支援物資がコンテナ五つ分、来たことがありました。そのときは、大統領も式典を開いて、国中がお祭り騒ぎでした。こうした支援物資を管理したのもＵＮＭＩＬなんです。だって現地政府に管理能力がないんですから。そういえば、日本からも救急車が二五台来ましたよ。けれども、ハンドルが逆だったんです〔筆者注——リベリアは右側通行で左ハンドルの車が使われている〕。みんな最初は運転するのに苦労したみたいです。

ＵＮＭＩＬには医療に関する能力はない。しかし、物資の運搬や管理といった業務で大きな役割を担ったのである。その他、ＵＮＭＩＬは啓発活動にも関与した。広報活動のためにＵＮＭＩＬが持っていたラジオ局、ＵＮＭＩＬラジオを使ったのである。その電波を使って啓発活動が実施された。エボラ出血熱の知識を伝達し、根拠のない噂話や間違った理解の火消しに回ったという（Davies & Rushton 2016）。こうした役割をみると、ＵＮＭＩＬは裏方仕事でエボラ対策を支えていたことがわかる。

付け加えておくと、ＵＮＭＩＬがリベリアに残ったのには、政治的判断もあったといわれる。もしエボラ危機の最中にＵＮＭＩＬが撤退してしまえば、「国連はリベリアを見捨てた」と思われかねないからである。

世界から集まった医療人材

ＵＮＭＩＬが「裏方」に回る一方、表舞台に立ったのはエボラ対策のためやってきた組織や人材であった（cf. Benjamin et al. 2016）。リベリアでは、平時からアメリカの影響力が強く、援助もずば抜けて多い。もともとリベリアがアメリカの植民地だったことから、深い関係が維持されてきたのである。エボラ危機時にもアメリカの役割が大きかった（岡野 2021a）。アメリカは、カブールやラゴスなど世界各地に派遣された医療関係者をリベリアへと集めたのだという。

アメリカは、各国のアメリカ大使館で働く医務官や援助業務に従事する医療従事者を招集したんです。彼らは移動クリニックを開設したり、隔離施設を運営したりと命がけの仕事をしていました。モンロビア郊外には三つほど治療施設があったんですが、ＣＤＣ〔アメリカ疾病予防管理センター〕から来た人たちはその中で働いていました。

と池田さんは語った。

その他にもＷＨＯやＭＳＦから人材が派遣された。そうした一例を紹介したい。日本人医師、古宮伸洋氏はリベリアへと派遣された一人である。彼は二〇一四年五月と八‐九月の二回、リベリアに滞在し、治療施設で働いた（第一回目は赤十字社、二回目はＷＨＯの要請により派遣されている）。古宮氏は専門誌『国際保健医療』のなかで、そのときの経験を報告している（古宮 2014）。以下はその報告の要約である。専門用語などを避けたうえでわかりやすくまとめたため、本文そのままではない。

私が八月に担当した仕事は、エボラ出血熱の治療施設での感染管理の指導と評価です。主に活動したのはジョン・Ｆ・ケネディ病院の治療施設（三五床）でした。現地ではＭＳＦが二五〇床ほどの治療施設を作っているため、この治療施設はかなり小規模といえます。治療施設に搬送された患者は、最初にトリアージ〔治療の優先度に基づいた患者の選別〕を受けます。実際の入院患者数は六‐七〇名と収容能力の約二倍です。八時間ごとに勤務帯を区切り、日勤で集中的にケアを行います。日勤のスタッフは二チームにわかれてそれぞれ三〇人ずつくらいの患者を担当します。

感染防護服を着て働ける時間は非常に短く、防護服の量も非常に限られています。血圧も測りませんし、呼吸数も数えません。体温は、患者に体温計を渡して測ってもらいます。問診をし、食べられなかったり、下痢がひどかったりすれば一日二リットル程度の点滴を行います。鎮痛剤や解熱剤を処方することもあります。この病院では毎日平均五人前後が亡くなり、数日に一回、トラックで遺体を搬送していました。

現地での生活環境は厳しいため、派遣された医師や医療従事者は、一カ月ほど業務に従事しては帰国する。短期間の活動をする大量の人材が次々と送り込まれることでエボラ出血熱に対する治療が継続された。こうした状況はリベリアだけではなく、シエラレオネやギニアでも同様であった。

徐々に終息した西アフリカ・エボラ危機

大規模な支援が投入された結果、各国では終息の兆しが見え始めてきた。まずリベリアでは一一月に感染者が劇的に減った。WHOが発行する「エボラ対応工程表状況報告」(Ebola Response Roadmap Situation Report)の一一月五日版は次のように報告している(WHO 2014n)。

全国レベルでみるとリベリアでは減少の傾向が見られ始めたようだ。しかしながら、一部地域では新規感染者が未だに多数見つかっている。

その後、減少傾向は確実なものとなった。二〇一四年八月から九月には毎週三〇〇名以上の新規感染者が発見されていた。それが一二月半ばには週二一名となり、二〇一五年一月末には週五例となった(CDC 2020)。緊急事態宣言も延長されることなく、一一月に解除された(Hinshaw & McGroarty 2014)。

エルワ3(MSFによって建設された巨大テントの病院)は一月末の時点で二名の患者を収容するのみとなり、その一部は解体された(ABC 2015)。二月になると学校も再開した。支援に入っていたアメリカ軍も、二月一〇日に四月末をもって撤退することを決定した（Martinez 2015）。二月二〇日にはそれまで閉じられていた国境も開かれた（Karimi 2015）。リベリアは日常を取り戻しつつあった。

残り二国でも感染者は減少した。シエラレオネでも二〇一五年に入り終息の兆候が見え始めた。ギニアでは、感染者が劇的に減ることはなくダラダラと感染者が続けた。それでもなお、やがて終息に向かった。

何度も出された終息宣言

注目したいのは、その後、いずれの国でも少数の感染者がダラダラと出たことである。対策が追いつかないという最悪の状態は抜け出したものの、エボラ出血熱を根絶するには時間がかかった。前述のように、エボラ出血熱の終息に関してはＷＨＯが規定を設けている。最後の患者が死亡あるいは陰性判定を受けてから四二日間、新規の感染者が発生しなければ流行は終息したとみなされ、終息宣言が出せる（☞47頁）。ただし、流行のピークが過ぎた後も少数の感染者がダラダラと出続けるという傾向はエボラ出血熱に限ったことではない。感染症の流行でごく一般的にみられるものである。

エボラ出血熱で不可解なのは、終息宣言が出されたものの、再び感染者が発生するという事態である。その結果、西アフリカ・三国すべての国で終息宣言が二回以上出されることになった。シエラレオネでは二〇一五年一一月七日に一度目の終息宣言が出されたものの、翌年一月に新規の感染者が見つかった。その後、感染は拡大することなく、三月一七日に二度目の終息宣言が出された。それ以降、感染者は出ていない（WHO 2016a）。

ギニアでは、一度目の終息宣言の後、再度、大規模な感染拡大が懸念される事態が起きた。一度目の終息宣言が出されたのは二〇一五年一二月二九日のことである。しかし、二〇一六年三月に新たな感染者が現れた。この感染は思わぬ拡大をみせた。当初発生した村から二〇〇キロメートルも離れた町、ゼレコレへと飛び火したのである。ゼレコレで感染が再度、拡大するかもしれないという懸念がもたれた。さらにゼレコレはリベリア国境とも近く、再び国境を越えて広がる恐れがある。接触者追跡調査によって一〇〇〇名以上の接触者が割り出され、隔離された。特にハイリスクだとされた接触者に対しては実験段階であったワクチンが投与された。リベリア政府も再度国境を閉鎖した。この感染の連鎖は、新たに一〇名の感染者を出した後、食い止められた（うち八名が死亡）（WHO 2016b）。四月初旬以降、ギニアでは新たな感染者は見つからず、六月一日に二度目のエボラ出血熱終息宣言が出された（WHO/Africa 2016a）。その後、新規感染者は見つかっていない。

リベリアでは終息宣言が四度も出された。リベリアで最初に終息宣言が出されたのは二〇一五年五月であり、西アフリカ三国で最も早かった。しかし、その後、感染者が何度も発見された。幸いなことにいずれの事例も封じ込めに成功し、家族などの親近者へと感染が拡大したのみである。四度目の終息宣言が出されたのは二〇一六年六月九日のことであった。この日付をもって西アフリカ・三国すべてでエボラ出血熱が終息し、これ以降は、いずれの国でも新規感染者は見つかっていない（WHO 2016c）。こうして、二年半にわたる西アフリカ・エボラ危機は終息したのである。

なぜ孤発事例が発生するのか

では、なぜ終息宣言が出されて以降も、感染者が出てしまうのか。そもそも、エボラ出血熱の最長潜伏期間は二一日のはずである。それにもかかわらず、WHOは終息宣言を出すタイミングを、最後の感染者が死亡あるいは陰性判定を受けてから「四二日間」と規定している。その基準は最長潜伏期間の二倍という曖昧なものである。なぜ最大潜伏期間を大きく超えて患者が発生するのか。その理由にはいくつかの可能性が指摘されている（cf. 古宮 2016: 49）。

第一に、感染者を把握しきれていなかった可能性がある。これまで述べてきたように、人々は政府を信用しなかったり、病院に担ぎ込まれることを拒んだりした。研究者のなかには、感染者は報告されているよりも一・二一～一・七倍多いのではないかと指摘する者もいる（McNeil Jr. 2015）。

第二に、他の動物からヒトへと再感染した可能性がある。特に、イヌに疑いの目が向けられた。エボラ出血熱の流行中に、路上に放置された感染者の死体をイヌが食べていたという目撃例もある。エボラ危機後に首都モンロビアで実施された調査によると、エボラ危機時に生まれていた野良イヌの相当数に感染の形跡があった。しかしながら、エボラ出血熱に感染してもイヌには症状が出ないという（Blake 2014; Haun et al. 2019）。

実際、イヌからヒトが感染したと思われる事例があった。リベリアで二〇一五年六月末に三人の感染者が発見された。五月に一度目の終息宣言が出された後である。報道によると、「同じイヌの肉を食べた三人が感染した」とのことだ。この感染事例を報告する記者会見では、リベリア政府の担当官が、数百もの牛が謎の大量死を遂げた事例もあると述べたうえで、動物に注意するよう呼びかけた（Toweh & Giahyue 2015）。

ちなみに、リベリアにはイヌを食べる人が少なからずいる。筆者は数年間、調査のためにリベリアへと通ったことがある。毎年、一ヶ月ほど滞在した。筆者は無類のイヌ好きでホストファミリーのイヌを手懐けたのだが、翌年、戻ってきたときにはいなくなっていた。飼い主にどうしたのか聞くと「あいつはフレンドリーすぎて番犬にならないので売った」と言う。そのときに、リベリアではイヌを食べる人もいるということを知った。そのホストファミリーはイヌを食べないので、食べたい人に売ったとのことである（切ない……）。

第三の理由として、エボラ出血熱から回復した者にはウイルスが残存している。これまでの研究によって、エボラウイルスは、感染者の体内深くに長期にわたり残存することがわかっている。睾丸、卵巣、髄膜、水晶体など免疫の作用が及びにくい部位に残る。日常生活で他人に感染させるような部位ではない。問題はセックスである。男性に関しては最長で八二日間ウイルスが精液から検出されることが、西アフリカ・エボラ危機前から知られていた。そのためWHOは「エボラ出血熱から回復した男性は、三ヵ月間、コンドームを使わないセックスを控えるべきである」と呼び掛けた（Stuff 2014）。リベリアでは、この指示を守っていたのにもかかわらず、新たな感染を発生させてしまう事例があった。退院して五カ月を経た男性と性交渉をもった女性が二〇一五年三月に死亡したのである。この男性は退院して三ヵ月は性交渉を控えていた。「解禁後」に二人の女性と関係をもった。そのうちの一人が上述の女性であった（もう一人の方は感染していなかった）。この事件により、これまでわかっている以上に長期間にわたり、エボラウイルスが精液中に残存していることがわかった（Brink 2015）。

一方、女性に関しては、回復から一年以上たった後に家族に感染させた事例があった。ウイルスはエボラ出血熱から回復した後も、感染者の体内に冬眠状態のまま残存している（不活性化している）。体力が弱るなどして免疫が低下してくると（すなわち、ウイルスに対する抗体量が減少してくると）、ウイルスは活性化し、感染力を取り戻す。二〇一五年一一月一五日にモンロビア郊外に住む一五歳の男性がモンロビアの病院に運び込まれた。一九日に陽性が確認され、その四日後に死亡した。また、彼の弟（八歳）や父親も倦怠感や頭痛、高熱などの症状を呈した（後に回復した）。しかし、接触者追跡調査を実施しても感染者に接触した手掛かりがつかめない。その一方、母親（当時三三歳）は以前（二〇一四年七月）、激しく体調を崩したという。自力で治したらしい。後の研究で、彼女にエボラ出血熱への感染履歴があることが判明した。感染から一年以上経た後、出産をきっかけに免疫が低下し、家族に感染させたと考えられている（Dokubo et al. 2018）。

このようにエボラ終息宣言が出されても、感染者はごくまれに現れた。ゆえに完全に警戒を解くわけにはいかなかった。WHOも、エボラ終息宣言を出してからも九〇日間は警戒態勢を緩めてはならないと規定している。そのあいだは、新規の感染者が出ても対応できるように検査体制を維持しなければならない（他の感染症と区別することで、早期の発見につなげるためである）。さらには感染防止措置や、エボラ出血熱のための医療体制も解体してはならない。こうした体制が維持されていたからこそ、新たに感染者が発生しても拡大を防ぐことができた。

さらには終息宣言から九〇日を過ぎた後でも、エボラ出血熱に対する警戒はゆるやかに続けられた。本書の冒頭に記した筆者の経験も、そのときのものである。筆者は二〇一六年八月にシエラレオネへと入った。ケネマ政府病院に運ばれ、マラリアと診断されたのは九月のことである。シエラレオネでは二〇一六年三月一七日にエボラ終息宣言が出されており、筆者がシエラレオネ入りしたときには、すでに九〇日間の警戒期間も過ぎていた。しかし、病院では発熱のある患者に対して慎重に接することが続けられていた。二メートル以上間隔を空けて問診をし、血液検査でマラリアの診断が確定するまで距離を開けて座らされた。空港でも出国者に対して検温が実施され、体調を申告するカードの記載も義務づけられた。このように終息宣言以降も、ゆるやかながら警戒態勢が維持されたのである。そして、そのゆるやかな警戒態勢もやがては必要ないとみなされ、西アフリカ・三国は日常を取り戻したのである。

本章ではリベリアを中心にしながらも、西アフリカ・エボラ危機の全体像を描き出した。本章の記述からは、ギニアの一つの村で始まった感染症が、一年もたたないうちに西アフリカ・三国に広がり、国際的な危機として認知されるようになったことが見て取れる。西アフリカ・エボラ危機が制御不可能、あるいは、安全保障の危機といわれたのは流行の前半、すなわち、二〇一四年六月頃から二〇一五年初旬にかけてのことにすぎない。この頃、感染者が急激に拡大したこともあり、対策が追いつかなかった。しかし、その後、エボラ対策は軌道に乗った。流行の後半に差し掛かると、少人数の感染者がダラダラと発生し続ける状況となり、各地で設置された治療施設にも余裕がでてきた。その後、徐々に終息し、流行は二年半ほどで終わりを迎えた。

本章では西アフリカ・エボラ危機の全体像を描くことが目的であったため世界の動きや政府の動きに注目した記述を行った。現地の人々がどのように動いたのかというローカルな視点での記述はあえてはずした。本書では、これから先、筆者が長年通い続けたシエラレオネを取り上げ、人々の生活世界に焦点を当ててエボラ危機を論じていく。次章では、その準備段階として、シエラレオネの日常やそこに住む人々についてみていくことにする。特に、行政制度、医療事情、社会事情について詳しく言及した。これらの事柄に関して、筆者がシエラレオネで滞在したときの体験も交えて紹介することにしたい。

第四章　シエラレオネの社会事情と医療事情

夕闇が迫るなか、筆者は海上を走るモーターボートの上からフリータウンを眺めていた。時々、顔に当たる波しぶきが冷たい。シエラレオネの首都フリータウン（☞124頁地図）を海から見ると、長崎に似ている。山にへばりつくように家々が立ち並んでいるのだ。長崎はよく「坂が多い町」といわれるが、同じことがフリータウンにも当てはまる。フリータウンの町では、どこを歩いても常にどこかに海が見える。

フリータウンは半島の突端に位置する都市であるため、空港を作れるような平地が近くにはない。そのため、シエラレオネ唯一の国際空港、ルンギ国際空港はフリータウンから湾を挟んだ反対側にある。このとき、筆者は、モーターボートを使った旅客サービスを利用し、空港からフリータウンに向かっている途中であった。モーターボートは、飛行機の離発着に合わせて運航される。なぜなら就航便が少ないからだ。モーターボートの運賃はかなり高い。数十米ドルの出費である。地元の人が利用するフェリーも空港から数キロメートル離れた波止場から出ているが、一日に数本しかなく、飛行機の到着と連動しているわけでもない。

「着いたからには早く調査を始めたい」

そうした衝動から、私はいつも、いちはやくフリータウンにたどり着けるモーターボートを利用している。私の周りにいるのは、いかにも裕福そうなアフリカ系の人たち、そして、おそらく援助関係者であろうと思われるヨーロッパ系の人たちだ。

二〇一六年八月、筆者は三年ぶりにフリータウンを訪れた。エボラ終息宣言が出されて約六カ月後のことである。このときまでに私は何度もシエラレオネに来ており、シエラレオネの政治や社会については一定の知見を得ていた。すでにいくつかの論文や本も出版している。このときの渡航目的はエボラ危機のなかで人々がどのように生活したのかを調べることであった。すでに現地の友人たちには連絡を取ってある。

幸い私の親しい友人たちやその家族のなかにはエボラ出血熱に罹患した人はいない。明日は、フリータウン郊外の町、ウォータールーに向かう。この町には、過去に調査のために滞在したことがあった。明日は、これまでお世話になった人々との再会を喜び、今回も調査を手伝ってくれる友人と打ち合わせをすることになるだろう。

一　シエラレオネのはじまり

シエラレオネの首都の名はフリータウン。英語で「自由の町」という意味である。その一方、国名である「シエラレオネ」はポルトガル語で「ライオンの山」という意味である。国名がポルトガル語で、首都名が英語。そんないびつな命名は、この国の歴史を反映している。

シエラレオネの首都フリータウン

シエラレオネという場所を最初に記録として残したのはポルトガル人であった。

「アフリカ沿岸部を南下して何があるか確かめよ」

というポルトガル王室の命を受けた船団が、一四六二年、現在のフリータウン沖へと辿り着いた。そのとき、「轟音が響いていた」ため、その地はシエラレオネ、すなわち、「ライオンの山」と名づけられた。轟音とは、おそらく雷のことだと考えられている。それ以来、「シエラレオネ」は、現フリータウン周辺を指す地名となった。その後、シエラレオネは、ヨーロッパ船の立ち寄る場所となった（Kup 1962: 1–3）。

シエラレオネは天然の良港だった。

西アフリカ・三国の沿岸部は、真っ白な砂浜か湿地帯が延々と続く。船が接岸できるような地形はほとんどない。砂浜になっているということは、遠浅であることを意味する。また、湿地帯は、河が海に流れ込む場所で生成される。平地に流れ込んだ河の水が、高低差が少ないために行き場を失うのだ。河は蛇行し、ウネウネとした曲線を描き、なかなか海に到達しない。そのため河口部では水が幾千もの小さな筋へと分かれていく。こうした地形では海からアプローチしてもなかなか乾いた陸地には辿り着けない。このように西アフリカ・三国の海岸は、船を陸に寄せるのに不向きだった。

その例外がシエラレオネだった（当時、シエラレオネが現フリータウン周辺を指す地名であったことを繰り返しておく）。前述のようにフリータウンは岬である。すなわち、丘陵地が海に突き出ている。ということは、海の中でも陸が一気に落ち込んでいる。水深がある。しかもフリータウン周辺は湾になっており、長い航海を経た船乗りたちは大西洋の荒波を避けて、束の間の休息を取ることができた。

さらに好条件だったのは水が得られたことだ（Kup 1962: 48）。丘陵地からは湧き水が溢れて渓流となり、海へと流れ込んでいた。

水深が深く、波が穏やかで、真水を調達できる。そんな条件から「シエラレオネ」は天然の良港だった。シエラレオネが、ヨーロッパ船の立ち寄るところであったことを踏まえると、今のフリータウンが長崎と似ているのも不思議ではない。どちらもヨーロッパ船が出入りできる水深の深い、天然の良港だったからである。

ヨーロッパ人が真水を得たはずである渓流は、いまでも近隣住民の洗濯場となっている。

自由の町、フリータウン

ポルトガル人が見つけた「シエラレオネ」は、その後、イギリスの植民地となる。大航海時代にヨーロッパ各国が海外へと進出するなか、シエラレオネはイギリス船が停泊する場所となった。イギリス船は、シエラレオネに住む人々とも交易をしたという（Kup 1962: 48–69）。そんなシエラレオネがイギリスの植民地となったきっかけは、一七八七年、イギリスからの入植者たちがシエラレオネへと入植したことであった。その大半がかつての「黒人奴隷」、あるいは、その子孫たちである。

当時、ロンドンでは「黒人貧民」が社会問題になっていた。奴隷から自由民となった「黒人」が仕事を見つけることができず、貧困化していたのである。そこで、彼らから入植者を募集してアフリカへと送り込み、入植地を運営しようという事業が実施された（Pham 2005: 4–9; 布留川 2019: 155–169）。例えるならば、かつてイギリスが北米大陸で実施したのと同じような入植事業をアフリカでも実施したのである。かつてイギリス人は、入植事業を立ち上げては、北米大陸へと人々を送り込んだ（そうした入植地が同盟を組み、独立したのが今のアメリカ合衆国である）。同様に人を送る試みが、このときには西アフリカで実施された。ただし、北米大陸への入植と異なるのは、入植者の多くが「黒人」だったことである。アフリカには黄熱病やマラリアがあり、免疫をもたない者にとっては命に関わる。とりわけ西アフリカは特にひどく、「白人の墓場」（White Man's Grave）と呼ばれたほどである。しかし、「黒人」ならば生まれつき免疫があり、大丈夫だろうと判断されたのである（Curtin 1961; 1998: 11）。

入植のために民間企業が設立された。現フリータウン周辺の土地をテムネ人（現在まで続くシエラレオネの民族の一つ）の王から購入し、入植者を送り込んだ。以降、現フリータウン周辺は、イギリスやイギリスの植民地から送り込まれた「黒人」が入植する地となった。ロンドンの他にも、カナダやジャマイカから解放奴隷（liberated slaves）、すなわち、自由民となった元奴隷、が送り込まれた。しかし、この入植事業はうまく軌道に乗らなかった。そもそもマラリアの流行地で暮らしたことのない人々は免疫をもたない。それは「白人」であろうが、「黒人」であろうが変わりがない。免疫を得るためには、流行地で生まれ育ち、何度もマラリアに罹患する必要がある。そうすれば発症しても症状は軽くてすむ。しかし、彼らにはそうした免疫はない。多くの入植者が病に斃れた（Curtin 1998: 15–16; 布留川 2019: 159）。さらには現地の人々による入植地の焼き討ちもあった。こうした苦難が重なり、経営は立ちいかなくなる。

しかしながら、この入植地は、当時、盛り上がりつつあった奴隷解放の象徴でもあった。「黒人」の自由な労働に基づいて運営されていたからである。そこで、その運営は一八〇八年にイギリス政府へと移管され、イギリスの直轄植民地（Crown Colony）となった。こうして「シエラレオネ植民地」が誕生する。このとき、シエラレオネ植民地とは、現フリータウン周辺、すなわち、入植者が入植した地域に限られていた。その周辺は、小国が林立する場所であった。後にシエラレオネ植民地は、周辺の小国に対しても影響力を行使するようになった。それらの地域が一九六一年に独立することでシエラレオネが建国された（Pham 2005: 9–28）。

英語圏シエラレオネ

こうした経緯もあり、シエラレオネの公用語は英語である。イギリスやイギリスの植民地からやってきた入植者は英語を話すし、シエラレオネ植民地に派遣された行政官もイギリス人である。植民地行政の公文書は英語で記され、行政を遂行するのにも英語が用いられた。

現在、英語はシエラレオネ政府の公用語、すなわち、行政のための言語となっているだけではなく、現地の人々が改まった場で用いる言語ともなっている。そのため、町中にいる人々もかなりの割合で英語を話す。乗り合いバンの運転手や小売店の売り子なども、私のような外国人には英語で接してくれる。農村に行くと英語を話せる人々の割合は減るものの、それでも二–三人いれば、たいてい誰かは英語を話す。庶民にとっても英語のハードルは高くない。学校教育も教授言語は英語であり、小学校から英語を使って授業が実施される（小学校の就学率は内戦後に劇的に増え、エボラ危機までには、ほぼすべての子どもが小学校に通うようになった)[1]。大人が子どもに話しかけるときにも教育の一環として、しばしば英語が用いられる。

「今日は学校どうだった。何を勉強したの」

といった具合にだ。

子どもたちも話しかけられると、もどかしげに英語で返す。

学校教育だけではなく、都市部では英語に触れる機会が多数ある。たとえば、小さな小屋にテレビを置いただけの「映画館」がある。そこではDVDプレイヤーを使ってハリウッド映画やノリウッド映画が流されている(ノリウッド映画とは、ナイジェリア映画のことである)。また、「映画館」にはテレビで放映されるヨーロッパ・サッカーの試合を流しているところもある。実況放送は英語だ。それを見て賭けるのだ。その他、ラジオではBBC(英国放送協会/British Broadcasting Corporation)のニュースが放送され、最も信頼できる情報源として重宝されている。

これだけ英語が身近であるため、シエラレオネの人々には文字が書けなくても英語を流ちょうに話す人がいる。あるとき、筆者はシエラレオネ人の若者と英語で話しているとき、英語で書いたメモを見せたことがある。そのとき、「俺は文字が読めないいんだよ」と恥ずかしそうに言われた。その人はきれいな英語をしゃべっていたので文字が読めないなんて思いもしなかった。ちなみに、シエラレオネの識字率は英語が書けるか否かで判断される。成人識字率は約四割である(UNDP n.d.)。

シエラレオネの人々が英語を理解できることは、エボラ危機の際、国外からやってきた人々と通訳なしでコミュニケーションが取れることを意味する。すなわち、NGOや国際機関の職員とも直接会話ができるのだ。外国人医師とシエラレオネ人スタッフは英語を使ってコミュニケーションを取ったし、外国からやってきた専門家がラジオを通してエボラ出血熱の危険性を通訳なしで庶民に伝えることもできた。

クリオ語

とはいえ、シエラレオネの人々が日常から「ちゃんとした英語」を使用しているわけではない。特に話し言葉については「クリオ語」（Krio）が共通語となっている。クリオ語は、英語から派生した言語である。文法は簡略化され、多数の単語が他言語から借用されている。シエラレオネの人々が英語を広く理解できるのは、クリオ語を普段使っているからなのだ。では、なぜクリオ語という言語ができたのか。それを理解することで、シエラレオネの歴史がみえてくる。

クリオ語の「クリオ」とは、シエラレオネへ入植した人々の子孫を指す。先ほど、シエラレオネに入植したのは、イギリスやその植民地から来た人々（すなわち、英語を話せた人）と記したが、実は、彼らがやってきた後にも入植は繰り返された。後からやってきた者の大半は、英語を喋れない者たちだった。

シエラレオネは一八〇八年、イギリスの植民地となった。その前年である一八〇七年、イギリスは奴隷貿易法（Slave Trade Act）を制定し、イギリス帝国（すなわち、本国および植民地）での奴隷交易を禁止した。シエラレオネ植民地は、イギリス海軍による海上パトロールの拠点とされ、奴隷交易船を取り締まる拠点として用いられることになった。拿捕された奴隷交易船はフリータウンに連行された。乗組員はそこで裁判を受けた。問題は積荷であった。

新大陸に向かうはずであった奴隷（「奪還奴隷」［recaptives］と呼ばれる）はフリータウンで解放された。しかしながら、フリータウンから元の場所に帰ることができたのは一握りにすぎない。多くの者がそのままフリータウンに留まった。その数はイギリスやイギリスの植民地から入植した者の数をはるかに凌駕した（Alie 1990: 66–67; 布留川 2019: 165–167）。もちろん、奪還奴隷が英語を話せるはずもない。シエラレオネ植民地で、彼らはカタコトの英語

［1］エボラ危機前後のシエラレオネにおける初等教育の純就学率は約九五%である（UNESCO n.d.）。

を用いてコミュニケーションを取った。文法は簡略化され、諸民族の語彙が取り入れられた。やがて、彼らの子孫は、この片言の英語を母語とするようになる。英語を話す入植者たちも、やがて奪還奴隷と混ざり合い、一つの社会集団を形成する。彼らは自らのことを「クリオ」と自称した。

「我々は原住民ではなく、クリオという人々なのだ」

というアイデンティティが生まれた。こうしてクリオと呼ばれる人々が誕生し、クリオ語が成立した（Alie 1990: 78–83; Cole 2013: 25–60）。

クリオ語は、クリオの人々のあいだだけではなく、現地の人々にも使われた。彼らはクリオの人々とコミュニケーションを取るためにクリオ語を使うようになったのである。さらに、クリオ語は、シエラレオネ植民地の周辺に住む諸民族が互いにコミュニケーションを取るための共通語としても使われるようになった。こうして土着の民族もクリオ語を受け入れた。現在では、シエラレオネ人の九五％がクリオ語を理解するという（Heath 2005）。現在、クリオと呼ばれる人々が、シエラレオネの人口に占める割合は二％にすぎない。その他は、土着の民族である。このことからもクリオ語が広く共通語として話されていることが理解できる。ちなみに、シエラレオネも、他のアフリカ諸国と同様、複数の民族が住んでいる。主要な民族はメンデ人（Mende）とテムネ人（Temne）であり、それぞれ人口の三割を占める。その他にも人口の数％を占める形で多数の民族がいる（Alie 1990: 6–13; Kurian 1992）。

筆者は仕事上、シエラレオネの農村部（すなわち、民族があまり混在していない地域）に行くことも多いが、そんな場所でもクリオ語は使われる。同じ民族の子ども同士が会話するときも、民族語とクリオ語を混ぜて使うくらいだ（言語学で「コードスイッチング」といわれる現象である）。すなわち、クリオ語は、シエラレオネに住む土着の民族のなかでも、日常言語としての地位を得ているのだ。

ちなみに、私はそれほどクリオ語がうまくない。シエラレオネ人の家に居候をする機会はこれまでも何度かあり、その際にだいぶ練習した。ある程度までは聞いて理解したり、簡単なクリオ語を話したりするまでにはなったが、それ以上は上達しなかった。なにせ、こちらが努力しても、向こうからは英語で返ってくるのだ。

シエラレオネは最貧国、しかしそれでも大きく改善した

シエラレオネは一九六一年にイギリスから独立して独立国になった。その後は、政治の混乱から独裁体制への移行、そして内戦への突入と、アフリカにおける国家運営の失敗を地で行くこととなった。一九九〇年代にシエラレオネは「平均寿命が最も短い国」といわれるようになる（cf. 山本 2012）。

一九九一年の統計では、出生時平均余命が三八・一歳であった（World Bank Data n.d.[a]）。この年にシエラレオネでは内戦が勃発しているものの、内戦によって平均余命が低くなったのではない。内戦が始まったときにすでに平均余命は低かった。なぜなら、シエラレオネは一九八〇年代に急激な経済悪化に見舞われたからである。インフレが進行したことで人々の生活は困窮した。政府の歳入が激減し、医療制度や教育制度が機能しなくなった。医療従事者や教員の給料が払えなくなったし、教育機関や医療機関の設備を修繕することもできなくなった（Keen 2005: 25–32）。一九九〇年の一人当たりのＧＤＰは二四〇ドルである（International Bank for Reconstruction and Development 1992: 218）。すなわち、この年に国民一人が儲けた額の平均は三万五〇〇〇円に満たない[2]。当然のことながら人々は政府に対する不満をもった。それが内戦へとつながった（Richards 1996）。

内戦を起こしたのは、当時の政権に不満をもった若者たちである。この時期、アフリカでは、いわゆる「民族紛争」が多発したが、シエラレオネ内戦では、民族は対立の軸とはなっていない。反政府の思想をもつ若者たちが、隣国リベリア（☞vi頁地図）で武装蜂起を準備し、一九九一年に国境を越えて侵攻した。当初は「謎のゲリラ部隊」であったが、やがて彼らは革命統一戦線（Revolutionary United Front: RUF）と名乗り、現政権を打倒し政治改革を

［2］一九九〇年前後は、一米ドル＝一四〇円前後で推移している。

実行すると主張するようになった。しかしながら、世直しを志したはずのＲＵＦは、支配地域でダイヤモンドを採掘し、そこからの利益を追求し始めるようになる。内戦は各勢力間でのダイヤモンド産地の奪い合いとなり、泥沼化した（Abdullah 1998; Keen 2005; Richards 1996）。内戦は一一年にもわたり続いた。この一一年で、七万人が死亡し、二六〇〇万人が家を追われた。内戦勃発時の人口は約四〇〇万人であるため、シエラレオネ人の半分以上が故地を追われたことになる（岡野 2015: 3）。

内戦は二〇〇二年に終結した。民族や地縁といった特定の支持基盤をもたないまま「ダイヤモンド紛争」にのめりこんだＲＵＦは、停戦合意後に政党に転換したものの、国民の支持を得られずに弱体化した（Harris 2014: 124–125）。内戦の対立構図は、内戦後すぐに解消されたといってよい。

内戦後、現在に至るまでシエラレオネは最貧国の一つに数えられているものの、それでも大きな改善があった。二〇〇〇年代は、アフリカ大陸全体の経済が上向きだったこともあり、シエラレオネも経済成長を遂げた。私が初めてシエラレオネを訪れたのは二〇〇七年、内戦が終結してから五年後のことである。私の肌感覚としても、その後の変化は著しい。車の数は増えたし、町はどんどん賑やかになった。ルールや秩序も以前よりしっかりしてきたようにみえる。不十分ながらもインフラも拡張している。客観的な指標をみても変化がある。一九九一年に三八・一歳であった出生時平均余命は、二〇〇七年に四七歳、そして、二〇一六年には五三歳になった（World Bank Data n.d.[a]）。一人当たりのＧＤＰも二〇一六年には五〇〇ドルに上がった（エボラ危機前には七一四ドルであった）（World Bank Data n.d.[b]）。さらに、二〇一八年にはサハラ以南アフリカで三番目に平和な国という評価も得た（グローバル・ピース・インデックス［Global Peace Index］）（Institute for Economics and Peace 2018: 18; Johnson 2018）。それでもなお、シエラレオネは未だに最貧国のままである。最貧国の成長スピードは開発途上国一般よりも遅い。ゆえに改善の方向には向かっているものの、どんどん引き離されていく。人々の生活の豊かさを示す指標、人間開発指数は、二〇一四年の時点で一八七カ国中一八三位であった（UNDP 2014）。

二　シエラレオネの医療事情

医療サービスを十分に受けられない人々たち

最貧国の例に漏れず、シエラレオネでは基本的な医療サービスさえ十分に提供できていない。致命的な疾患に関しては、ほとんど対処できない。農村部に住む私の知人は、「腹が痛い」と訴え、都市部の病院に担ぎ込まれたものの、そのまま死んでしまったという。病院では何もできなかった。

そのニュースを知らせてくれた知人に対して、私は思わず、

「なんでまた彼は死んだんだ」

と問いかけた。すると、彼の死を教えてくれた知人は、戸惑ったように同じ言葉を繰り返した。

「だから、腹が痛いと言って病院に担ぎ込んだんだ」

この答えを聞いて、私ははっとした。「なぜ死んだんだ」と問いを投げかけた自分が愚かに思えた。そもそも医療体制が十分ではないため、死因を特定することなんてできるはずがないではないか。日本と比べるとアフリカでは人がよく死ぬ。誰かが死んだという知らせを日常でもよく耳にする。しかし、なぜ死んだのか、すなわち、死因については聞いたことはない。

シエラレオネの人口規模：顔見知りが多くいる世界

そもそもシエラレオネでは病院にかからずに死ぬ人も少なくない。特に農村部では病院へのアクセスが難しい。交通インフラが十分に整備されておらず、幹線道路であっても舗装されていない箇所がある。徒歩やバイクでしか通れない細道があり、そうした細道でしか辿り着けない農村では、ほぼ自給自足といってもいい生活が営まれている。

さらに人口規模も小さい。シエラレオネの都市や町は日本に住む者が想像するよりもずっと小規模である（そも

そも東アジアは人口密度が高く、他地域と比べても都市の規模が大きい）。シエラレオネの人口分布を大まかに理解してもらうために図4-1を作成した。シエラレオネの「都市（シティ）」と「町（タウン）」と「村（ヴィレッジ）」の関係を図式化したものである[3]。

まず「都市」について記す。シエラレオネでは人口一万人規模の集落が都市と呼ばれる。誤植ではない。一万人で都市と呼ばれるのだ。二〇一五年の人口調査に基づいて記す（Statistics Sierra Leone 2017）。首都フリータウンこそ約一〇〇万人の人口を擁するものの、第二の都市ボーには約二〇万人の人口しかいない。人口一〇万人以上の都市は、フリータウンを含めて五か所である（残り三つがケネマ、マケニ[Makeni]、コイドゥ[Koidu]である）。さらには、人口一万人以上の「都市」を合わせても一〇ヵ所前後にすぎない。とはいえ、こうした「都市」（地方都市）には都市機能がある。病院や大きな市場あり、地域の中心地として機能する。都市に住む人も商売をしていたり雇われたりしていて、貨幣経済が浸透している。

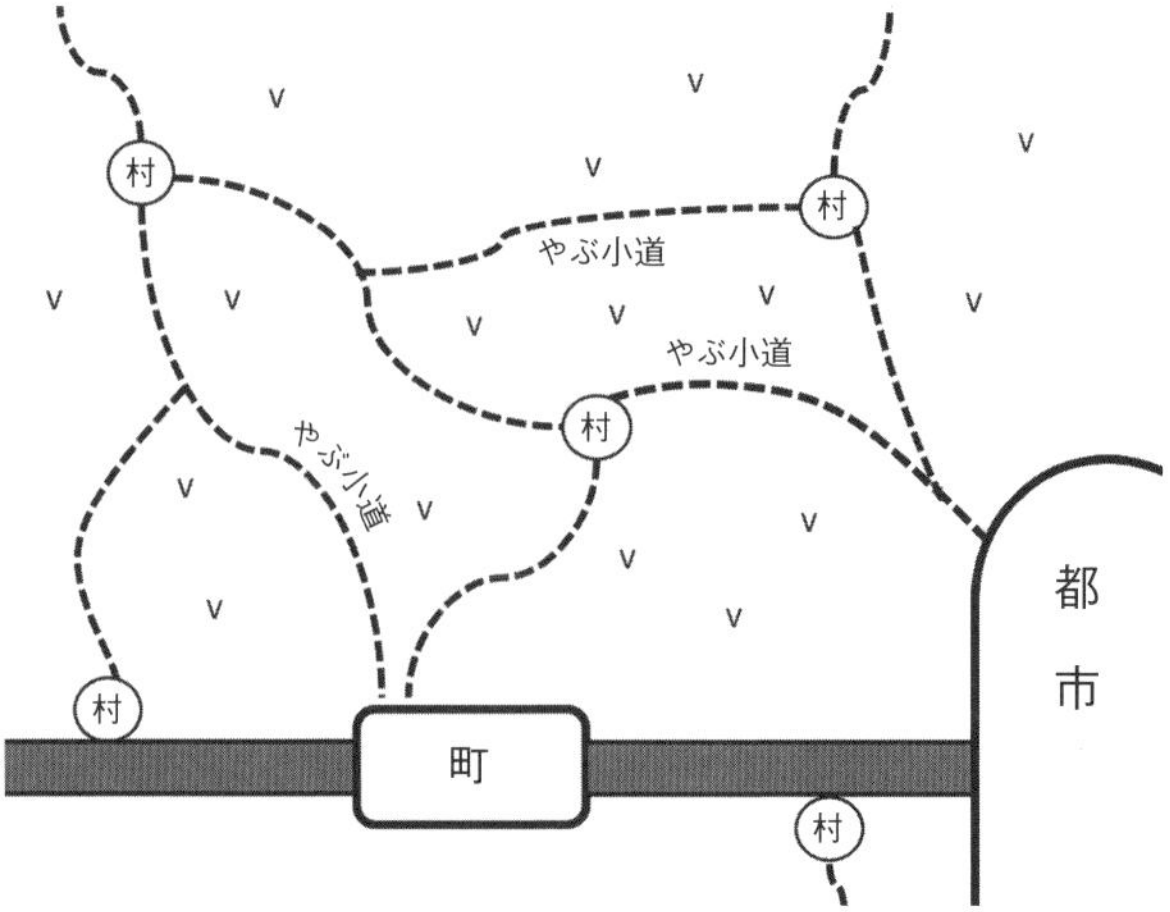

図4-1　都市・町・村の位置関係

「町」とは、人口二〇〇〇-一万人ほどの規模で、小さな市場や診療所がある。周辺の村の人々が買い物に来たり、市場でモノを売りに来たりする。町に住む人は周辺に畑を作り、自給自足の農業をしている場合が多い。町の診療所は一般的な疾病に対処できるだけの第一次医療機関（後述）にすぎず、重い病気には対応できない。

「村」は一・五-五キロメートルごとに点在しており、通常七五-二五〇人ほどが居住している。村では自給自足が基本である。店は一件あるかないかであり、店で扱っているものも簡単な日用品や食材、スナック類にすぎない。もちろん、村周辺には畑がある。村と村のあいだはブッシュ（やぶ）が広がる無人地帯である。

以上のような説明を念頭に置いて読み進めてもらうと、以降の記述がわかりやすいはずである。ただし、こうした説明はあくまでも目安にすぎない。人々が、どこが町で、どこが都市かを明確な基準をもって区別しているわけではないからである。しかし、少なくともイメージを掴むことはできるだろう。

ここまでの説明からわかるようにシエラレオネの人口規模は小さく、都市といえども数万人の規模しかないところがほとんどである。ちなみに数万人の規模といえば日本のマンモス大学をイメージしてもらうのがわかりやすい。こうした大学に通った人なら経験があるかもしれないが、キャンパスを歩けば誰かしらの知り合いに会えるし、授業に出席すれば誰か知り合いがいる。目立つ奴は誰もが知っている。そんな世界だ。シエラレオネの都市も、同じようなものと思ってもらいたい。隣近所はだいたい知り合いであるし、コミュニティ内のリーダー層や学校の先生など、誰もが知っている「有名人」がいる。買い物をするために市場に行ってもなじみの店ばかりであり、ストリートでは毎日のように知り合いにすれ違う。村に至っては、すべての人が知り合いだと言っても過言ではない。このようにシエラレオネの日常生活は、顔見知りに囲まれて営まれている。

やぶ小道

都市や町は車道で結ばれており、公共交通機関（乗り合いバン）が走っている。車道上に位置する村もあるが、車でアクセスできない村も多数ある。車でアクセスできない村に行くには、やぶの中を通る道を歩くしかない（オート

［3］都市、町、村の図式化は Gwynne-Jones et al.（1978）に基づき、それをもとに二〇一四年頃の状況を反映させた。この間に人口はおよそ二・六倍に増加している。入手可能なデータを示すと一九七四年の総人口は約二七三万五〇〇〇人であり、それが二〇一五年には約七一〇万人となっている（Statistics Sierra Leone 2017: 31）。

バイが通れる場合もある)。こうした道は、「ブッシュ・パス」(bush path) と呼ばれる。無理に訳せば「やぶ小道」となるだろう。こうして村から病院に行くためには、やぶ小道を通って町や都市に出るしかない。車でアクセスできない村で重病人が出た場合、村の若者が動員される。病人を担いだり、オートバイに乗せたりしてやぶ小道を通って車道まで運ぶ。そこで乗り合いバンが通り過ぎるのを待つ。都市や町に向かう乗り合いバンがやってくると、そのバンに乗り込み、病院まで連れて行く。日本ではかつて「戸板に乗せ」て、怪我人や病人を運んだという表現があったが、それに近いものがある。エボラ危機の際も同様であった。農村で体調を崩した者が、次々と都市へ運ばれたのである。

なお、シエラレオネには、金銭的に余裕がある人は少ない。特に農村部では現金収入が限られる。そのため、病院に行くことができずに亡くなる人も少なくない。

シエラレオネの医療人材制度

さらに、病院にたどり着いたとしても医療サービスが十分ではない。二章で説明したように、シエラレオネでは医師や医療従事者の数が極めて少ない。再度記すと、シエラレオネの医師数は人口一〇万人中二・五人であり、看護師・助産師の数は九九・六人である。二〇一二年の時点でシエラレオネに医師は一八五名しかいなかった。各県にはそれぞれ数人の医師しかおらず、多くの医師が首都に集中している。しかも、医師のほとんどが行政職に就き、医療行政に携わっている。たとえば、県の医療政策を決める行政組織「県医療運営チーム」(District Management Team) の長である「県医療官」(District Health Officer) は医師でなければならない。患者を診察するよりも、医療行政に従事するのが医師の役割となっている。

医師不足であることから実際に患者を診察するのは医師ではない。「地域医療官」(community health officer) と呼ばれるシエラレオネ独自の資格をもつ人たちが診察に当たる。この資格は、簡単にいえば医師と看護師のあいだともいえる。地域医療官は、診察・投薬・簡単な手術をすることができる。具体的にいえば、マラリアや腸チフスといった日常的にみられる病気を治療する他、ヘルニア（脱腸）や盲腸などの簡単な手術をする。また、交通事故の手当をすることができる。ただし、高度な医療技術には対応できない。

なお、シエラレオネで医師や地域医療官を養成するための教育機関は全国で一つしかない。シエラレオネ大学医学・保健衛生学部（The College of Medicine and Allied Health Sciences [COMAHS], University of Sierra Leone）である。医師になるためには六年、地域医療官になるためには三年必要である。また、医師や地域医療官のなかにはキューバやベネズエラに留学し、そこで医師免許を取得した者もいる[4]。

看護師の資格は二つに大別できる。国家登録看護師（state registered nurse）とコミュニティ看護師（community nurse）である。国家登録看護師は、高等教育レベルで三年間の教育を受ける必要があり、比較的高度な技術を有する。それに対してコミュニティ看護師は基礎的な技術に特化しており、主に第一次医療機関で働いている。看護師になるための教育機関は全国に十数校ある（ReBUILT Consortium 2011: 26）。

シエラレオネの行政区分と医療機関制度

本書の冒頭で記したように筆者は調査中にマラリアに罹患し、ケネマ政府病院へと運ばれた。この病院は、エボラ危機時に次々と感染者が運び込まれてきた病院である。筆者がそうした病院に運び込まれたのは偶然ではない。病院の数が限られているため、一つしか選択肢がなかったといってよい。以下にシエラレオネの医療機関についてみていきたい。

[4] 本ヵ所の記述は、下記の文献の他、シエラレオネ人の医療関係者や、保健衛生に関わる国連職員から聞いた話を総合したものである。Ministry of Health and Sanitation (2017); ReBUILT Consortium (2011); Robinson (2019); Woodward & McLernon-Billows (2018).

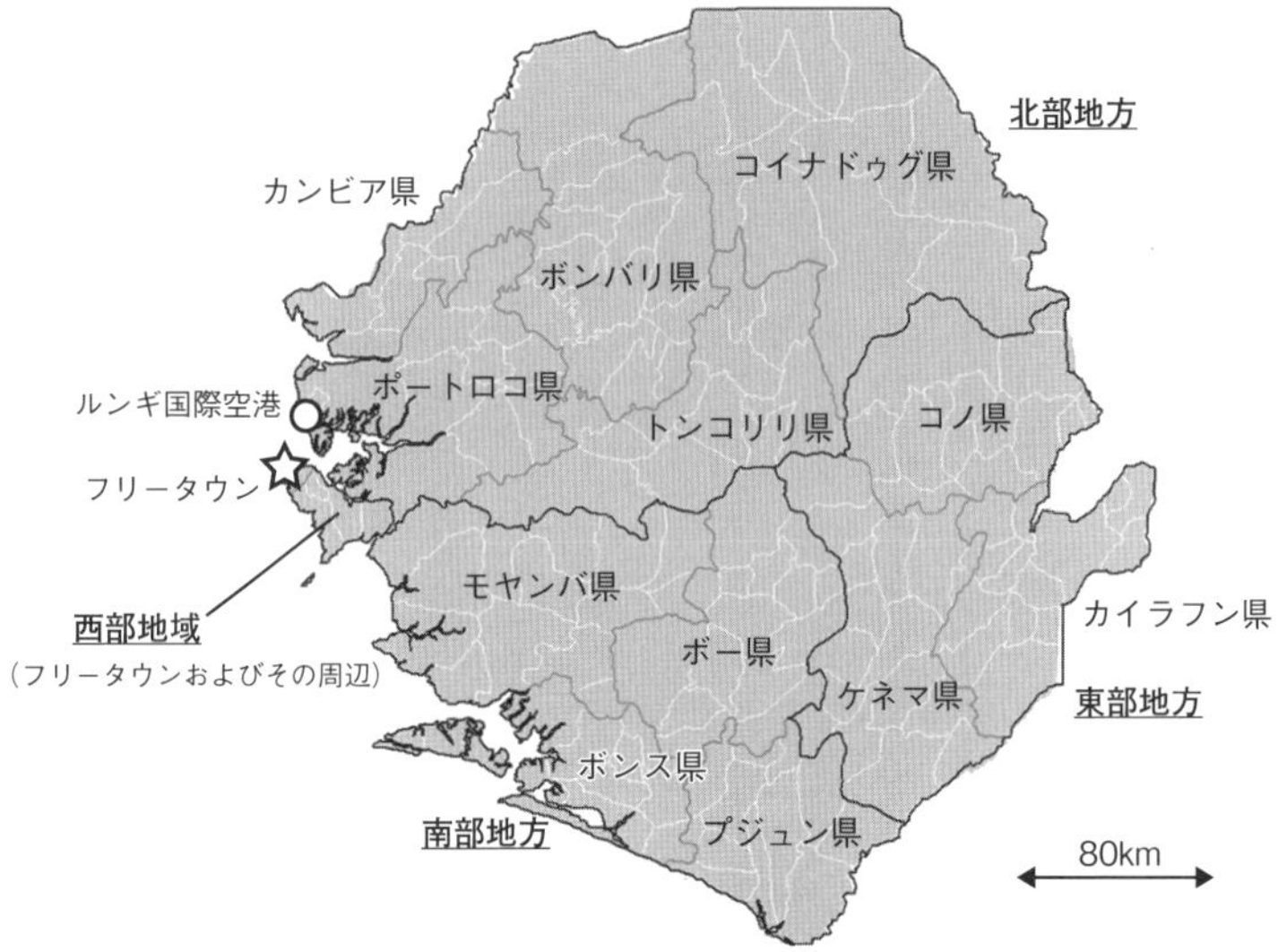

図 4-2　シエラレオネの行政区分
（西部地域／地方、県、首長区）

シエラレオネの病院は行政区分に沿って設置されている。そのため、シエラレオネの行政区分についてまずは解説する。図4-2を見ながら読んでほしい。首都およびその近郊と、それ以外とでは、行政区分が異なることがポイントである。

まず、首都フリータウンおよびその近郊は「西部地域」（Western Area）という特別行政区となっている。西部地域は、さらに二つの行政区に分かれる。都市区（Western Area Urban）と農村区（Western Area Rural）である。この二つの区は行政上、県（district）と同列に扱われることが多い（県については後述する）。

西部地域以外は、「地方（province）‐県（district）‐首長区（chiefdom）」という行政区分が配置されている。三つの地方（province）があり、そのなかに一二の県（district）がある。県の下はさらに「首長区」（チーフダム・chiefdom：☞130頁）に区分される。まず、三つの地方とは、北部地方（Northern Province）（五県）、東部地方（Eastern Province）（三県）、南部地方（Southern Province）（四県）である。ただし、「地方」は日本の「東北地方」などといっしょで行政区分としての重要性は少ない。実際の地方行政は県および首長区レベルで遂行される。エボラ危機時には、一二の県、一四九の首長区に分かれていた（エボラ危機後の二〇一七年に一四県、一九〇首長区に増えた）（Kamara 2017）。念のために記しておくと西部地域には首長区という行政区分はない。

西部地域に首長区がないのは、植民地統治の名残である。西部地域は、半島として海へと突き出た地域であり、かつて入植者たちが入植した地域であった（☞112頁）。この地はかつての直轄植民地である。すなわち、イギリス式の行政制度が敷かれ、イギリスから派遣された総督（governor）が直接統治する場所であった。その一方、現在一二の県に分かれている地域は、小国が乱立していた地域にあたる。こうした小国が割拠する地域は、保護領（protectorate）と呼ばれた（落合 2008）。イギリスがこれらの小国を保護下においたからである。シエラレオネが独立する際、直轄植民地と保護領の二つを基盤にして行政区分を整えた。小国は再編されて首長区となり、行政区分として取り込まれた。西部地域が首長区に分かれていないのはその名残である。首長区については後述するので、現段階では「首長区とは、県の下位区分であり、西部地域にはない」とだけ覚えてほしい。

シエラレオネでは、「地方－県－首長区」という行政区分に則って病院が設置されている。各県に設置されている「県政府病院」は通常、第二次医療機関[5]に該当し、五－六人の地域医療官が働いている。シエラレオネで第三次医療機関に該当するのは、各地方に一つ設置されている「地方病院」、および、首都フリータウンの大病院である。私がマラリアに罹患したときに運ばれたケネマ政府病院は、ケネマ県の県政府病院であり、かつ、東部地方の地方病院という位置づけであった。

最後に、第一次医療機関については以下の通りである。まず都市部には、複数の診療所がある。都市の人々のなか

---

[5] 医療機関は、通常、第一次医療機関から第三次医療機関に大別して考えられる。第一次医療機関とは、軽度の患者を扱う医療機関で、日本でいうと「かかりつけ医」レベルの診療所である。第二次医療機関は、第一次医療機関では手に負えない疾病を扱い、入院や手術もできる。さしずめ、日本では中小病院といったところだろう。第三次医療機関は、さらに高度医療を提供し、重篤の患者を扱ったりする。日本では、大病院にあたる。

でも比較的裕福な人は、近代医療を信頼しており、体調を崩すと頻繁に診療所を利用する。ＮＧＯが運営する診療所や、医療従事者が副業として開設している診療所、行政が設置した診療所など多様な形態がある。マラリアや腸チフスといったシエラレオネでごく一般的な疾病に対応することが大半である。

一方、農村部には以下の三つのタイプの第一次医療機関がある。第一に、母子保健所（Maternal and Child Health Post）である。出産や子どものワクチン接種が主な業務であり、その他にも基本的な医療サービスを提供している。シエラレオネは二〇一〇年より「医療サービス無料化イニシアティブ」（Free Health Care Initiative: FHCI）と称した政策によって、妊婦と五歳までの子どもが医療を無料で受けられるようになった。その診察を担っているのが母子保健所である。母子保健所には、看護師が一～二人いなければならず、そのうち一人は国家登録看護師でなければならない。しかしながら、人材不足のためコミュニティ看護師だけのことも多い。農村部にある第二の第一次医療機関が、コミュニティ診療ポスト（Community Health Post）である。看護師が常駐しており、基本的な医療サービスが受けられる。第三に、コミュニティ保健センター（Community Health Center）である。第一次医療機関のなかでは最も高度な治療をすることができ、地域医療官が常駐している（cf. Ministry of Health and Sanitation 2015）。知り合いの国連職員が「私が調べた一六の首長区には、五四ヵ所の第一次医療機関がありました」と言っていたので、およそ一つの首長区に、これら三つの施設が一つずつあると考えてよい。

汚職を許容せざるを得ない医療事情

上述のようにシエラレオネにも公的な医療機関が設置され、医療人材の制度もある。ただし、それがうまく機能していない。慢性的な予算不足だからである。

医療従事者への給与の遅配は常であり、正規の給与額さえ支払われない場合も多い。上述の国連職員は「規定額をもらっている人はほとんどいないいんじゃないかな」と語っていた。看護師も地域医療官も、月給は二〇〇米ドル程度である（地域医療官の方が高いが大差はない）。それさえ予算の都合で払えていない。

とはいえ、正規の医療従事者だけでは業務が回らない。ゆえに非正規の医療従事者が働いている。特にその傾向は農村部の第一次医療機関に顕著である。どういうことかというと、地元の人々が、看護師の資格をもつ者に「生活の面倒をみるから働いてくれ」と誘うのである。農村で暮らすとお金を使う機会は少ない。食料も自給自足であり、必要な金銭も限られている。衣服や日用品、調味料くらいだ。どこかに居候し、食料を準備してくれれば生活できる。そのため村に住み込んでタダ働きをするのだ。こうした非正規職員の一人と筆者は接したことがある。彼は、こう言っていた。

「地域でも尊敬されるし、必要とされている。皆が私を助けてくれる。だから生活できている」

シエラレオネではこうした無給の職員が少なくない。医療従事者だけではなく、学校教員でもそうした人が少なくない。筆者の知人の一人は、呪医としての治療行為で金銭を稼ぎつつ、ボランティアで教師をしていた。シエラレオネでは、医療や教育といった社会サービスは非正規の職員がいなければ回らない。いや、「いても回らない」のである。

こうした状況のため、正規・非正規を問わず、彼らがなんとかして金銭を得ようとするのも黙認せざるを得ない。そのため汚職や職権濫用もやむを得ないとされる。たとえば、無料で医療サービスを受けられるはずの五歳以下の子どもや妊婦から診察代を請求したり、診察料を着服したりといったことがおこる。また、都市部では副業をする者もいる。病院で働く一方、自ら診療所を開設して近隣の人々を診察するのである。筆者が経験したように、本来は休診の日に診察し、その日の診察代を自分の稼ぎとする者もいる（☞ v 頁）。これらは汚職なのだが、黙認せざるを得ないのだ。むしろ、こうした逸脱があるからこそ、社会がうまくまわっているといえる。制度という建前だけでは現場は回らないのである。

正規の医療従事者にとって給料の遅配は日常茶飯事であるが、たまにラッキーな機会が巡ってくる。それが研修（ワークショップ）である。国際援助機関は支援の一環として研修を実施する。たとえば、「新興感染症に対応するための医療従事者研修」とか「母子保健向上のための第一次医療機関強化研修」といったものである。そうした研修に参加すると交通費や日当が支給される（日当とは、食事代など研修の参加にかかる雑費を補填するための支払いのこと）。シエラレオネの物価から考えると、けっこうな金額が支払われているため、小遣い稼ぎのいいチャンスとなっている。

ただし、断っておくと、医療従事者が日当を目当てに参加するからといって、真剣に研修を受けていないわけではない。また、すべての研修で日当が得られるわけでもない。

保健衛生・医療の分断化

分断化の問題については前述した（二章）。複数の国際援助機関が支援に入っているために、最貧国では一律の医療政策が実施できないという状況である。それはシエラレオネも例外ではない。

具体例を挙げよう。シエラレオネでは、政府が運営する医療機関のすべての薬剤を、国家医薬品調達局（National Pharmaceutical Procurement Unit）が調達する決まりとなっている。しかし、資金不足から、国家医薬品調達局は基本的な薬剤さえ十分に調達できていない。そこで、いくつかの国際援助機関が支援に入っている。ユニセフは子どもにとって必要な薬剤を各病院に提供している。また、各地で、ＨＩＶやマラリア、栄養改善などのプロジェクトが実施されており、それぞれのプロジェクトでは必要な薬剤を、そのプロジェクトの実施機関が調達している。こうした援助が問題を作り出している。それぞれの実施機関が独自の調達元をもっているため、医薬品の調達先がバラバラとなる。その結果、国家医薬品調達局は、どのくらいの薬剤が国内で必要とされているかをさえ把握できないでいる。[6]

この事例はほんの一例にすぎない。こうした「分断」が数多くあるのが、シエラレオネの医療事情なのである。

三　調査方法

筆者はシエラレオネを何度も訪れているものの、エボラ出血熱に関する調査をしたのはエボラ危機後に実施した二〇一六年と一七年の二回である。普段、私は大学で教鞭を取っているので、夏休みを利用して一カ月ほど現地に滞在した。その調査では二つの調査方法を用いている。その調査をわかりやすく例えると「ジャーナリスト型」と「文化人類学者型」である。

ジャーナリスト型の調査方法では、各地を転々とし、エボラ対策に関与した人に片っ端から話を聞いて回った。そのなかには、官僚や政治家、首長、救急車の運転手、隔離施設や治療施設で働いた人々が含まれる。そうした人を探し出すために、知り合いである相棒、通称「スパロー」に渡航する前から連絡を取っていた。スパローは「支配家系」の血筋を引き、内戦中には政府系武装勢力「市民防衛軍」（Civil Defense Force: CDF）の上級司令官であった（「支配家系」についての詳細は後述するが、要するに農村部のエリート層である：☞132頁）。こうした社会的な立場から、スパローは政治家や国会議員、各地の首長など全国規模で広範な人脈をもつ。私は彼と契約を結び、「コンサルタント料」を払って一緒に仕事をした。たとえば、私が「救急車のドライバーを探せないか」とリクエストをすると、スパローは心当たりがありそうな知り合いに電話をかけてくれ、探してくれる。このように「相棒」を雇用して調査を進める方法はジャーナリストが海外で取材するときによく使う方法である。私は、スパローの協力のもと二週間程度の調査を二回実施した。二〇一六年の調査では、初期にエボラ出血熱が流行したカイラフン県やケネマ県を回り、各

［6］国際援助機関のスタッフとしてシエラレオネで働く外国人からの聞き取り。なお、国家医薬品調達局は、二〇一六年に国家医療供給機関（National Medical Supplies Agency: NMSA）へと改組された。その際には医薬品調達の能力向上のための改革がなされ、それにはＤＦＩＤ（イギリス開発省）、世界銀行、ＵＳＡＩＤ（米国国際開発庁）、グローバルファンド（Global Fund）、ユニセフが支援に入っている（Barr et al. 2019）。

地で話を聞いて回った。二〇一七年の調査ではフリータウンを拠点とし、首都およびその近郊のコミュニティを回って話を聞いた。

一方、「文化人類学者型」の調査手法では、一つのコミュニティに滞在してシエラレオネの人々とともに生活することで情報を収集した。参与観察という研究手法である。滞在先として選んだのはフリータウン郊外の町、ウォータールー(Waterloo)である。ウォータールーは、フリータウンの中心地から直線距離で二五キロメートルほどのところにあり、フリータウンの町中から発着する乗り合いバンに乗ると一時間半ほどで着く。本来、文化人類学者の参与観察は、数カ月~数年にも及ぶものなのだが、日本で教鞭を取っている都合上、もはやそれはかなわない。滞在は二週間のみである。ウォータールーには以前にも調査で住み込んだことがあった。以前にもお世話になった友人、ジョシュアに頼んで、居候させてもらうことにした。食事や身の回りの世話は、ジョシュアとその妻ファトマタさんにお世話になり、彼らと生活をともにしつつ、人々の経験を聞いて回った。

四　シエラレオネを理解するための三つのキーワード

その経験については後述するが、少し回り道をしたい。以下に、シエラレオネ社会を理解するために三つのキーワードを提示した。これらを踏まえれば、シエラレオネの社会について、より深い理解ができるはずである。

首長区(チーフダム)

第一のキーワードが、首長区(チーフダム)である。県の下位にあたる行政区分が首長区(チーフダム)であることは前述した(☞124頁)。この行政区分はいささか奇妙だ。なぜなら、「チーフダム」(chiefdom)とは英語で「首長の領土」を意味するからである。「チーフ」とは、非西洋地域における伝統的な政治体の長を指す(日本語では「首長」

と訳される)。「ダム」とはキングダム(kingdom)の「ダム」と同じで「領土」や「勢力範囲」を指す。訳語の都合で首長「区」としたものの、チーフダムの意味するところは「首長の領土」なのである。

その言葉を象徴するように、首長区の長は、「最高首長」(パラマウントチーフ[paramount chief])と呼ばれる。現在、首長区内の行政は、最高首長を議長とし、首長区内の有力者から構成される部族会議(tribal authority)によって担われている(たいていは数十人規模だという)。その役割は、秩序の維持、首長区行政の運営、徴税である。その他にも、日々のもめごとの解決(婚姻・相続・盗難に関することなど)や細々とした取り組めも取り仕切る。首長区内で独自にルールを決め、破った者に罰金を科すこともある。住民を労働に動員する権限もある。土地の管理・運用についての決定権ももつ(そのため、企業の誘致などが汚職問題に発展することも多い)。このようにシエラレオネのローカルな行政は首長区レベルに任されている(Manning 2009: 3–8; Reed & Robinson 2013)。

首長区という行政区分、および、その内部の運営体系は、イギリスが植民地統治のなかで、林立していた小国を行政区分として取り込んだ際の名残といえる。前述のようにシエラレオネ植民地は、周辺にある小国を保護下に置き、これら小国が林立する地域を保護領とした。

なぜ保護下に置いたのかというと、西欧列強のあいだで植民地獲得競争があったからである。一九世紀末、ヨーロッパ列強は植民地の獲得競争を始めた。ヨーロッパにある複数の大国が、非西洋地域を自らの支配地域として獲得しようとしたのである。その過程で、ヨーロッパの国々は、自らの拠点(たいていの場合、沿岸部にある交易港)から内陸部へと影響力を拡大した。西アフリカ・三国でもイギリスとフランスの攻防があった。それは、旧フランス植民地であるギニアがシエラレオネを取り囲む形の領土をしていることからもわかる。

シエラレオネ植民地(すなわち、元奴隷が入植した入植地)は、フランスの影響を防ぐため、周辺の小国に影響力を行使した。すなわち、小国の王(すなわち、首長)と条約を結ぶことで影響下に取り込んだのである。交易権をエサにイギリスの「同盟国」とし、フランスと関わらないことを約束させた。それを足掛かりに首長をまるめこんだ。

当時、クリオたち（☞115頁）はキリスト教の布教や交易のために小国へと入り込んでいた。植民地政府は彼らの妨げになるからと小国間の戦争を禁止し、それに逆らう首長を討伐した。もちろん、イギリスの影響力に抵抗する首長もいたが、イギリスは自分たちに従う首長を支援し、歯向かう首長をつぶすことで支配を確立した。こうして小国の王は、なし崩し的にシエラレオネ植民地の行政体系に組み込まれた。その行政区分で小国の王は「最高首長」に任命され、首長区内では、最高首長を頂点とした行政機構による自治が認められた。一九六一年にシエラレオネが独立した後も、この制度は維持され、県の下位の行政区分となった（Pham 2005: 18–21; Reeck 1972; 岡野 2015: 101–107；落合 2008）。独立後の部分的な首長区の統廃合を経て、エボラ危機時には一二の県の下に、一四九の首長区があるという状態になった。

最高首長とはかつての王であったことから、最高首長になる資格をもつのは特定の家系に限られ、その家系は「支配家系」（ruling house）あるいは「王家」（royal family）と呼ばれる。小国がイギリスの「同盟国」になったことは前述した。「同盟」を結ぶということは、相手側を、同盟を結ぶに足る正式な統治者であると認めることを意味する。現在、支配家系となっているのは、同盟を結んだ王（首長）の子孫たちである。支配家系についての公式なリストは存在しないが、内戦後の全国調査によると五〇〇以上もの支配家系がシエラレオネにはある（Reed & Robinson 2013）。

ちなみに、支配家系の数が首長区の数より多いのは、首長区の統廃合の結果である。イギリスは都合のいい者を最高首長に任命し、都合の悪い王を排除するため、首長区の統廃合を繰り返した。独立後も行政改革に伴う首長区の統廃合があった。その結果、一つの首長区のなかに、複数の支配家系が併存することになった。最高首長は終身の身分である。先代の最高首長が死亡したり、辞任したりすると、複数の支配家系から候補者が擁立され、住民投票で新たな最高首長を選出される。

こうして見ると、支配家系とは、農村部のエリート階層である。過去に、高い教育を受けた者も多い。政治家・ビジネスマン・研究者・官僚・国際援助機関の現地職員のなかにも支配家系の出身者が少なくない。筆者もシエラレオネでの調査で、いろんな人に知り合うが、シエラレオネの社会を深く知れば知るほど、「この姓だと、あそこの首長の家系か」とわかるようになってくる。筆者の調査協力者、スパローも支配家系の血筋を引くことは前述した。彼もまた、ＮＧＯを運営すると同時に、ビジネスを手掛けるエリート層である。

首長区の人口は数万人程度のところがほとんどである（首長区の中に地方都市がある場合はそれよりも人口が多くなる）。首長区の下位区分は、セクション（section）という行政区分である。セクションにはセクション首長（セクションチーフ）が置かれている。セクションは、さらに町（タウン）や村（ヴィレッジ）に分割されており、それぞれに町首長（タウンチーフ）や村首長（ビレッジチーフ）がいる（Manning 2009）。最高首長以外の首長職には、家系による縛りがあるわけではなく、原則として誰でもなれる。しかしながら、特定の家系がそれらの役職を占めていることがほとんどだという。最高首長の家系と、セクション首長や町首長の家系が姻戚関係でつながっていることも少なくない。いずれにせよ、首長区には最高首長を頂点とした行政体系が作られており、一定の自治が担保されている。

なお、もう一度、念押ししておくと、首都およびその近郊を含む「西部地域」だけは首長区に分かれていない。なぜなら、西部地域は、入植者が入植した地域であり、植民地政府が直接統治した場所だったからである（☞125頁）。

パトロン＝クライアント関係

シエラレオネを理解するための第二のキーワードが、パトロン＝クライアント関係である。この用語は、学術用語なので一見わかりにくいが、簡単にいえば「親分＝子分」関係である。

そもそもシエラレオネの人々は「誰かに面倒をみてもらおう」、あるいは、「誰かの面倒をみてやろう」という傾向が強い（Bledsoe 1990; Hoffman 2007; Casper & Richards 2005; 岡野 2015; 2019）。有力者に頼った方が物事をうまく進められる場合も多いし、有力者も頼られることで自分の威信を誇示できる。そうした社会のあり方を反映するかのようにシエラレオネには「自分自身で自立できる人間なんていない、誰もが誰かに支援されている」という格言がある（Fithen & Richards 2005）。具体例を挙げると、学費や生活の面倒をみてもらう代わりに、裕福な者の家に住み込み、その家で農業や家事を行う学齢期の子どもがたくさんいる（たいてい、十代である）。また、修理工（パンクの修理やオートバイの修理など）や商店の経営者が若者を住まわせ、私生活も含めた雑用をさせながら仕事に関するノウハウを教えていくというのもありふれた風景である（岡野 2019）。

筆者の調査協力者スパローも、親戚の子どもを預かっている。一五歳になったときから自宅に住まわせ、学費の面倒をみる代わりに家の雑用をさせている（これも教育の一環と考えられている）。彼が高校を出た後、スパローは彼を商売人として訓練している。「私は彼をビジネスマンとして独り立ちさせるつもりだ」とスパローは語る。シエラレオネでは制度があてにならないし、社会保障があるわけではない。ゆえに、人々は影響力や財力のある個人と深く関わりをもち、その人物の「子分」となることで、安全を確保しようとする（岡野 2015: 78; 岡野 2019）。

こうしたパトロン＝クライアント関係はシエラレオネの政治や国家にも影響を与えてきた。そのことを理解するために、政治学におけるパトロン＝クライアント関係に関する議論をみていこう。政治学ではパトロン＝クライアント関係が途上国では広くみられ、しばしば政治と結びつくことが指摘されてきた。政治学者ジェームス・スコットはパトロン＝クライアント関係を以下のように定義する（Scott 1972）。

二者間で成り立つ顔見知りの関係であり、その関係では、社会・経済的に上位の個人（パトロン）が、自らもつ影響力あるいは資源を用いて、下位の個人（クライアント）に対して保護や利益などの恩恵を供与する。その見返りとしてクライアントはパトロンに従属する。

かみ砕いて言うのであれば、「子分にとって親分が必要」なだけでなく、「親分にとっても子分が必要だ」という関係である。この関係が政治を左右する。親分が子分の投票行動を誘導したり、デモなどの政治的行為に子分を動員したりすることで、パトロン＝クライアント関係が政治を動かすというのだ。

特に、サハラ以南アフリカの国々に関しては、それが国家の機能を麻痺させ、政治家による国家の私物化を招いているという指摘もある。政治学者パトリック・シャバルとジャン・ダローは、著作『アフリカは機能する』のなかで以下のように説明する（Chabal & Daloz 1999）。アフリカの国家では、法の支配や公的な制度を通じた社会サービスはうまく機能していない。その一方、政治・経済エリートが国家を私物化することで政治がまわっている。その統治の手段となるのが、中央から地方まで、トップからボトムまで張り巡らされた、パトロン＝クライアント関係の重層的なネットワークである。地方のボスは自らのクライアント（子分）を抱えるパトロン（親分）であると同時に、中央の大ボスのクライアントでもある。国家機構から収奪された「資源」は、ネットワークのラインに沿って上から下へと流れていく。すなわち、「パトロン＝クライアント・ネットワーク」なるものを通して富や利権が分配される。海外からの開発援助や人道援助をめぐる利権、汚職の機会、就職の機会などが上から下へと提供される。その一方、下から上へは労働が提供されたり、忠誠が誓われたりする。すなわち、政治・経済エリートはパトロン＝クライアント・ネットワークを通じて、人々を統御し、時には動員するというのだ。すなわち、アフリカ諸国の政治を彩るのは、「役職や権限を私物化し、私財を蓄える政治家や官僚、そして彼らの周囲に群がる人々」だというわけである。社会人類学者、栗本英世が指摘するように、アフリカの日常風景を見慣れたものにとっては、こうした光景はさして奇異なものではない（栗本 2000）。

実は筆者の専門も、こうしたインフォーマルな政治システムの解明であった。筆者は、前作『アフリカの内戦と武装勢力』を書くために、内戦中に政府系武装勢力ＣＤＦに参加した人々の経験をシエラレオネ各地で聞き取った。その経験からわかったのは、ＣＤＦがパトロン＝クライアント・ネットワークを通じて運営されたことである。ＣＤＦでは、政府から司令官へと物資（武器や食料・日用品）が分配され、それらが何人かの手を経て末端の戦闘員まで行き渡る。各レベルの上官はその分配を自らの裁量で実施する（岡野 2015）。

筆者の調査協力者スパローがＣＤＦの上級司令官であったことはすでに述べたが、彼もまた戦闘員を抱え、生活全般にわたり彼らの面倒をみていた。彼は戦闘員のために住まいや食事を提供し、生活の相談にも乗った。必要となればカネを渡してやったという。スパローは内戦中に銃撃され、昏睡状態に陥ったことがあった。病院に運ばれ、手術で弾丸を取り出した後、彼は目覚めた。彼が目覚めた後に、まずやったのは、戦闘員のために食料を届けさせることだったという。「俺が食料を届けなければ、誰があいつらの面倒をみるんだ」とスパローは当時を振り返って筆者に語った。戦闘員たちも、親身になってくれる司令官を信頼し、忠誠を誓う。スパローがクライアントを養う代わりに手にしたのは大きな権力である。一時期、彼は正規のシエラレオネ国軍から提供される物資をＣＤＦの各司令官へと分配する地位にあったという（岡野 2015）。

このようなパトロン＝クライアント・ネットワークが機能する背景には、人口の少なさがある。シエラレオネでは都市であっても、人口規模はそれほど大きくない。ゆえに、都市であっても多くの人と知り合いになれる規模である。小さな町や村では、みんなが知り合いであると言っても過言ではない。シエラレオネが知り合いで成り立つ社会であることは、パトロン＝クライアント・ネットワークを成り立たせるカギといえよう。

もちろん、汚職とパトロン＝クライアント関係で政治が回るという状況は現在では、かなり和らいでいる。なぜなら、内戦後、民主主義や官僚制度に則った組織運営を強化するため国際社会によって支援が提供されたからである。内戦後には、法の支配、および、統治機構の効率性が大幅に改善されたという評価もある（Jah 2013）。しかしながら、シエラレオネの社会では、パトロン＝クライアント関係に基づく人間関係は強く残っている（岡野 2019）。エボラ危機を理解するためにも、人脈を通してモノゴトが動いているというシエラレオネ社会の傾向を踏まえる必要がある。

市民社会団体（ＣＳＯ）

シエラレオネを理解するための第三のキーワードは、市民社会団体（ＣＳＯ）である。ＣＳＯとは、Civil Society Organization の略で、公共の利益のために活動するローカルな民間団体のことを指す。とりわけ、政府の事業ではなく、「人々（市民）による自発的な活動」として組織された団体を意味する。たとえば、ＣＳＯにはコミュニティの自治組織、青年団、女性団体、農民組合、労働者組合といったものが含まれる。ただし、途上国にはよくある話なのだが、これらのＣＳＯは必ずしも人々が自発的に活動しているとは限らない。むしろ、「援助ビジネス」の一環として機能している。

前述したように開発途上国の首都には国際援助機関が事務所を構え、活動を実施している（☞34頁）。しかしながら、これらの機関が現地の実情を踏まえたきめ細かい援助を実施するのは難しい。なぜなら、こうした機関で働くのは外国人が多く、数年で人事異動があるからである。彼らが現地の事情に則した援助を実施するために、援助業界には下請け構造がある。現地の事情に詳しいローカルＮＧＯやＣＳＯに事業を委託するのだ。ローカルＮＧＯとＣＳＯとを明確に線引きするのは難しいが、ざっくり分けると前者は国際援助に関する分野で支援活動を実施する国内団体、後者は当事者たちが自分たちのための活動をする団体といえるだろう。

ここで注目したいのは、国際援助の下請け構造をあてにして、ＣＳＯを立ち上げる輩が少なくないことである。なぜなら、国際援助機関は「市民が自分たちの課題を自らの手で解決しようとしている」とみなし、ＣＳＯに支援するからである。ＣＳＯは、いわば、援助を受け皿として機能しているため、利益目的でＣＳＯが作られる場合も多い。シエラレオネには無数のＣＳＯがあるが、そのなかには国際援助団体からの支援が得られないあいだは「休業」状態のものは少なくない。そのあいだ、スタッフは別の仕事をしている（無論、まじめに活動しているＣＳＯも多数ある）。

実は、ウォータールーに住む筆者の友人、ジョシュアも不純な理由でＣＳＯを設立した一人である。ジョシュアは三〇代後半の男性で、二〇一六−一七年の調査時には、自分でＣＳＯを立ち上げようと奮闘していた。ジョシュアは、「地元を盛り上げるためにいろいろ働いてくれるアツいにーちゃん」という感じでウォータールーのなかでも顔が広い。キリスト教の教会で助祭（牧師を助ける役職）をする他、ボランティアで高校教員をしていたこともある。シエラレオネ・バイクタクシー協会ウォータールー支部で書記長をしていたこともある。こうした経験から、ウォータールーの町中を歩けば、数分に一回は誰かに挨拶をされる存在だ。

バイクタクシー協会はバイクタクシーの運転手のためのCSOであり、国際援助機関からの助成を受けたことがある。若者の雇用促進事業や、ウォータールー市内の交通円滑化事業で助成金を受けた実績がある。助成金を得るためには申請書を書かなければならないし、国際開発援助の知識も必要となる。ジョシュアはバイクタクシー協会での業務経験から、それらについて知識を身につけた後、独立してCSOを作った。

ジョシュアは必要な構成員を集め、約款を作り、CSOとしての法的認可を得た。その後、いくつかの国際援助機関やローカルNGOに助成金を得るための申請書を出したものの、落ち続けている（私はその申請書を見せてもらったが、あまり上手なものとはいえなかった）。彼は、助成金を獲得できず、とりあえずはバイクタクシーの運転手をしながら生活している。ジョシュアの行動は珍しいものではない。最貧国では経済活動も乏しく、物価も安い。ゆえに国際援助業界にぶら下がることは「ウマみのある商売」ともいえるのだ（岡野 2019）。

その一方で、CSOのなかには、本当に「人々の自発的な試み」としてつくられた団体もある。こうした状況を理解するためには、シエラレオネにおけるアソシエーションの役割を理解する必要がある。アソシエーションとは、簡単にいえば、「人が集まることでの利点を活用する自発的な人々の集まり」である。アフリカでは行政サービスを期待することができず、人々はそれに代替する組織、制度、ネットワークを自前で構築する必要がある（松田 2001: 186）。アソシエーションは、そうした人々の営みが形になったものといえよう。シエラレオネでも、「何かあればすぐにアソシエーションを作る」と言っても過言ではない。[7] そのなかには、職業団体（バイクタクシー協会、パン屋協会、呪医協会、〇〇通り商人協会、△〇市場協会など）、同郷団体、葬儀講が含まれる。葬儀講とは、構成員やその家族が亡くなったときに葬儀代を提供する団体のことで、構成員は普段から少しずつお金を出し合い貯金している。

アソシエーション、すなわち、人々の自発的な集まりである場合、必ずしもCSOとして法的な認可を得る必要はない。自分たちで活動すればいいだけの話である。大半のアソシエーションが法的認可を受けていない単なる人の集まりだと言っても過言ではない。その一方、アソシエーションのなかにはCSOとしての法的認可を得るものも珍しくない。法的認可を受けることで、国際援助機関からの支援が受けやすくなるからである（法的認可を受けた場合、責任者の身元がはっきりしていて、構成員も登録されている）。たとえば、もともとバイクタクシー協会は、バイクタクシーの運転手や運転手にオートバイを貸し出す貸主を構成員としたアソシエーションであった。それが、どんどん大きくなり、CSOとしての認可を受けた（岡野 2018）。こうして上述のような助成金を得ることになったのである。

ローカルNGOやCSOはエボラ危機にも活用された。エボラ危機の際、平時の事業が中止され、これらの団体で働く職員は仕事にあぶれた。エボラ対策への支援が国際社会から提供されるようになると、彼らは支援の実施主体として活躍することになる。

以上、ここまで三つのキーワードに沿ってシエラレオネ社会の状況を説明した。これらのキーワードは次章以降、エボラ危機を理解するために役立ってくる。

五　シエラレオネでの日常生活

さて、私はウォータールー（☞130頁）で調査をするあいだ、友人ジョシュアにお世話になることになった。シエラレオネの暮らしを理解するためにも、私の経験を記しておきたい。シエラレオネでは電気も水道もガスも十分普及し

［7］Little（1957）によると、その傾向は独立以前から見られる。

ていない。それは首都郊外の町、ウォータールーも同じである。

ウォーターループでの暮らし

シエラレオネでは基本電気が使えない。都市部でさえも電化率は約一三％に留まり、農村部では一％に満たない(Mis 2016)。夜、頼りにしなければならないのは懐中電灯である。幸い、中国製の安いLED電灯(数百円)が出回っているため、人々はその灯りで過ごしている。昔は、オイルランプを使っていたそうだ。

また、携帯電話の普及率に関しては、都市部では大人の半分〜三分の二ほどが所有しているように思える(二台以上持つ人が多いため、統計が信頼できない。あくまでも私の主観である)。電気がないのに携帯電話をどうやって充電するのかというと充電屋がある。ガソリンを使った発電機で発電する店が至る所にあるのだ。一回数十円ほどである。こうした状況のため電池がすぐに減るスマートフォンの普及率は少ない。その一方、フィーチャーフォン(日本でいう「ガラケー」)は一度充電すれば数日から一週間程度は使えるため、多くの人が愛用している。私もシエラレオネでは基本的にはフィーチャーフォンを使用していた[8]。

ジョシュアの家は長屋の一角である。この長屋には五世帯あった。それぞれの部屋は、日本のワンルームアパートほどの広さしかない。ジョシュアは、そこで家族三人(夫婦と子ども一人)で暮らしている。私が潜り込む余地はない。ジョシュアは、私のために近所に部屋を探してくれた。一軒家の中にある一部屋であり、南京錠で鍵が掛けられる。ひと月で約二〇〇〇円だ(二週間だけの滞在だったがひと月分払った)。おそらく普段誰かが使っている部屋を貸してくれたのだろう。ジョシュア家から徒歩四〇秒だ。私は、この部屋に寝泊まりしつつ、身の回りのこと(食事や洗濯など)に関してはジョシュアの妻、ファトマタさんにお世話になった。

シエラレオネの人々は基本的に外で生活する。料理や入浴も外でする。部屋はモノを置いたり、寝たりするだけである。日中の居場所となるのは、軒先に作られたコンクリートのスペースである(図4-3)。そのため、ご近所さんとはすぐに顔なじみになる。ジョシュアがバイクタクシーの仕事に行っているあいだ、私はずっと軒先で過ごしていたこともあった。こうして過ごすとシエラレオネの日常がみえてくる。

シエラレオネでは女性の社会進出が遅れているが、その理由は、子どもが多く子育てが大変なことと、専業で家事をする人がいなければ日常が回らないという事情がある。シエラレオネの合計特殊出生率は約四・二人（二〇一九年・世界銀行）であるため、家庭内にはたくさん子どもがいる。女性は家で面倒をみざるを得ない。そして、家事も大変である。なにせ電気も水道もガスもない。食事の準備の前に、毎回、市場に食材を買いに行かなければならない（電気がないため食材の保存ができない）。炭や薪で煮炊きをするため、火をおこすために時間がかかる。洗濯も洗濯板とたらいを使っての手洗いである。

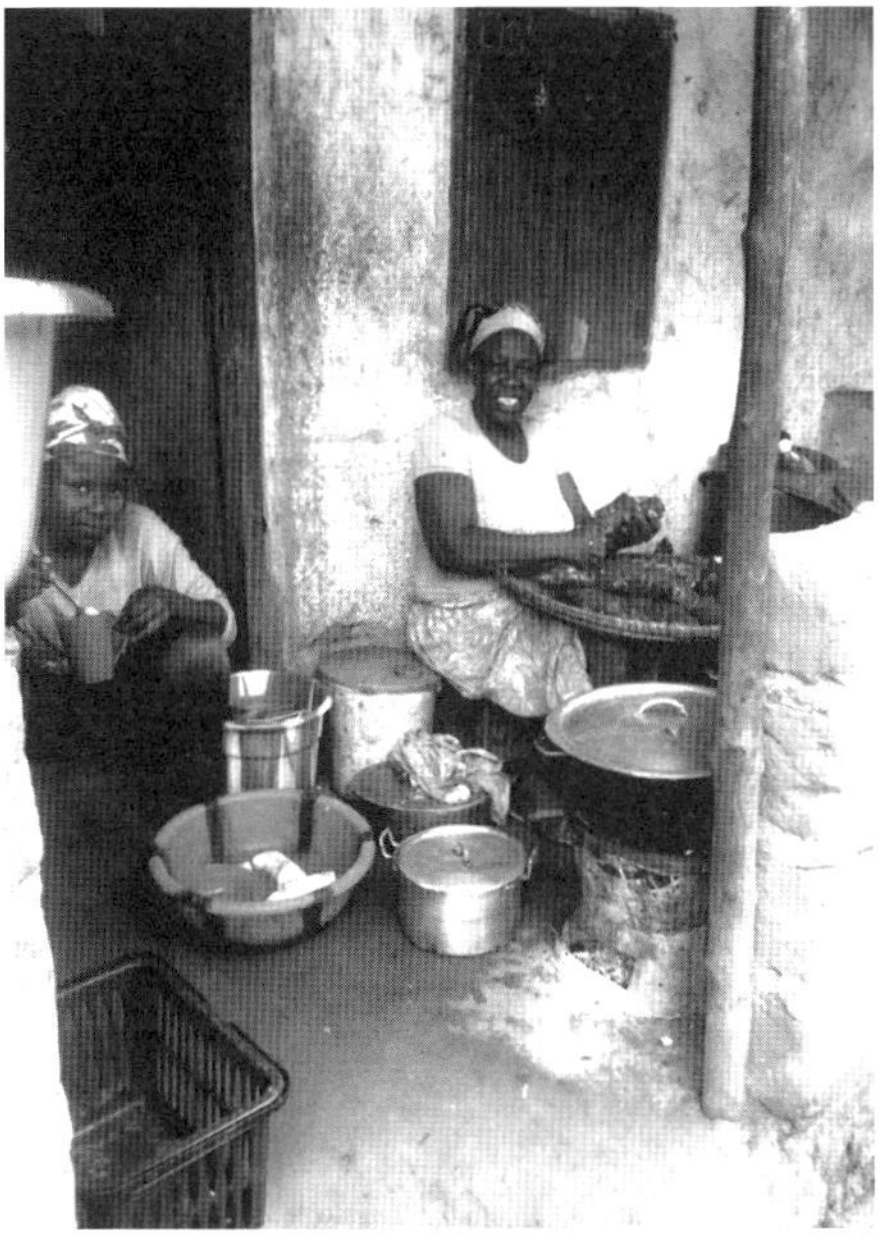
図4-3　軒先のスペースは日中の居場所だ

食事は日に二回であった。昼に簡単なものを調理して食べ、夕方に本格的なものを作る（日が暮れる前に調理器具の片づけは終わらせたい）。市場で買い物したり、炭で火をおこしたりするのも含めて、本格的な調理には三-四時間かかるために、誰かが家にいないと回らないのだ。ジョシュアの妻ファトマタさんも、近所の人々と会話をしながらも、起きてから夕方まで基本的には何かをやっていた。日中、完全に手を休める時間は日中の一時間ほどだったように記憶している。

［8］ただし、エボラ危機後、スマートフォン使用者も都市部を中心に増えてきたようだ。

日が暮れると仕事はしない。暗くてできない。日が暮れると眠くなるまでしゃべり続けたり、発電機を持っている家に近所から集まりDVDで映画を見ていたりする。

近所付き合いが濃い生活であることがわかるだろう。

ウォータールーの医療事情

研究者が現地調査をするといっても毎日動き回っているわけではない。時にはアポイントメントの返事を待たされることもあるし、へとへとになり一日ゆっくりしていることもある。そうしたときは日中、ジョシュアの家の軒先でぼーっと過ごす。軒先で見ていると、いろんな行商が通り過ぎる。Tシャツやスリッパ、文房具などいろいろなものを持った行商人が目の前を通り過ぎていく。そのなかに薬の行商があった。頭に大量の薬を載せて売り歩くのだ。聞くとコミュニティ看護師の資格をもっているという。彼女の売り歩いている薬を見せてもらった。精力剤（エロい女の人の絵が描いてあった）や、日常的なだるさが取れるという薬（何が入っているのかはわからない）、ビタミン剤の他に、解熱鎮痛薬（パラセタモールが一般的に使われる）や抗生物質も含まれていた。人々は「最近、体調悪いんだよね」と売り子と相談をし、必要があると思えば薬を購入するようだ。ジョシュアはことあるごとに、一つ数十円の薬を買っていた。日々のだるさが取れるやつだ。

看護師による巡回医療が来たこともあった。看護師がオートバイに医療機器を載せてやってきたのである。聞くと、病院に行って診察を受けた後は、継続治療のために看護師の巡回サービスを受けられるのだという。なぜそういうサービスをするのかというと病院になかなかいけない人が多いからである（交通の便の問題である）。近所の方が病気になり（どのような疾患かは聞かなかった）、病院に行った数日後に二度目の注射が必要となった。この看護師は、その注射を打ちに来たのである。

その他、ウォータールーの町には民間の診療所（第一次医療施設）がいくつかある。ジョシュアやその家族もそのうちの一つを利用している。私もファトマタさんが体調を崩したときに、連れて行ってもらったことがある。イスラム系NGOが運営するクリニックで診察自体は数百円であった。マラリアの診断も簡易テストキットで行う。薬代は別である。近所の人を見ていると、「体調悪いな、これは腸チフスかマラリアだわ」と思ったときにはクリニックに行くようだ。

水について

あるとき、ファトマタさんが「水を汲みに行くからオカも手伝え」と言ってきた（普段、私は「オカ」と呼ばれている）。数百メートル先に深井戸があり、そこまで水を汲みに行くというのだ。シエラレオネの大半の地域では、井戸水が生活用水として使われている。井戸は浅井戸と深井戸を使い分ける。浅井戸の方が掘りやすいために数が多い。しかし、水は濁っており、飲料には適さない。一方、深井戸は地下の深いところから水を汲むために水は澄んでいるが、その本数は少ない。浅井戸の水は、洗濯や掃除、水浴び（バケツの水でシャワーを浴びる）、用便（用を足した後は水で流す）に使い、深井戸の水は飲料用である（とはいえ、不衛生であることには変わりない）。筆者は以前、現地の人が飲んでいるのだから大丈夫だろうと、深井戸の水で生活をしていたら、細菌に感染してしまった。その反省を生かして最近の滞在ではミネラルウォーターを持ち込んでいる（近所には売っていないが、オートバイで五分ほどのところにある大きな市場に行けば買える）。

このときはファトマタさんの他に、子どもたち四-五人で水を汲みに行った。井戸には行列ができていた（すべて女性だ）。人々の生活のなかでこの井戸が重要であることがわかる。このとき、ファトマタさんは第二子を宿していた。ファトマタさんは妊婦なのだしと思い、水をくみ上げるのを手伝おうとした。ひも付きのバケツを井戸に投げ入れ、水が溜まったところで引き上げる。ところが、結構重いために、だんだんスピードが落ちてくる。「もう無理なんですけど」というのが顔に出ていたのだろう。ファトマタさんが「オカ、あんたには重すぎるんだ。遅いよ。貸してごらん」と言いバケツを取り上げた。彼女は、ものすごいスピードでバケツを引き上げていった。帰り際には「お前はこれで十分だ」と子どもと同じサイズのバケツを渡された。子どもたちと同じバケツを持ち、それを持って帰ってきた。それでもだいぶシンドかった。

死者の埋葬

ある日の日中、「ウォー」という叫び声が聞こえてきた。すべての女性の声だ。「あれは何だ」とジョシュアに聞くと、「人が死んだんだ」と言う。一軒の家から人が次々と出てきた。女性は叫びながら家から出てきた。そのあと、男性は黙って出てくる。女性が叫ぶのは、死者に対する悲しみを表しているのだとジョシュアは説明する。人々が一通り出てきた後、棺が家の中から運び出され、車に乗せられてどこかに消えていった。この家族はクリスチャンなのだろう。なぜなら、死者に対して泣き叫んで悲しみをおおっぴらに表しているし、棺を使っているからだ。ムスリムは、死を嘆いてはいけないとされているし（悲しんでもよいが嘆くなということだ）、棺ではなく白布を使うことが一般的である（ムスリムが棺を使うこともあるらしい）。

ちなみにシエラレオネにはムスリムもクリスチャンもいる。六割がムスリムで三割がクリスチャンであると推定されている。宗教対立は「ない」と断言できるくらいだ。シエラレオネではキリスト教とイスラム教が混在している。改宗もよくある。筆者の調査協力者スパローは本名をモハメドと言い、ムスリムなのだが、奥さんの一人（複数いる）はクリスチャンだ。すなわち、クリスチャンの女性もイスラム教の一夫多妻制を受け入れている。さらに、スパローはその妻が子どもをキリスト教のミサに連れていくことも厭わない。「子どもの教育は妻に任せてあるし、宗教は子ども自身が選ぶものだ」と言う。ちなみに、スパローの弟、アリはイスラム教からキリスト教に改宗した。シエラレオネには、アリとかモハメドという名のクリスチャンが普通にいる。

宗教の共存を示す面白い例が、乗合バン（☞122頁）の車体に書かれたペイントである。さまざまなフレーズがペイントされているのだ。町を歩いていると、「アラーはゴッドだ」（Allah is God）と書かれている乗合バンが目の前を通り過ぎた（どういうこっちゃ⁇）。また、シエラレオネの新聞には「なぜ世界のクリスチャンとムスリムは対立するのだ。シエラレオネを見習って共存するべきだ」というエッセイもしばしば見かける。このようにシエラレオネではキリスト教とイスラム教が共存している。

幸いなことに私は未だに葬儀に参加したことはないが、クリスチャンに葬儀の写真を見せてもらったことがある。「この前、実家に帰ってたんだ」と言って見せてくれたその写真は「久しぶりに親族で集まり、その真ん中には死んだおじいちゃん」という構図であった。遺体を囲んで集合写真というのは、シエラレオネではよくあることらしい。都市部に住むクリスチャンの場合（特にお金持ちは）、遺体に防腐処置を施し、準備を整えたうえで葬儀を実施することがある。葬儀の日程が、亡くなってから数週間後というのも珍しくない。特に地位の高い者は遠隔地からも人が集まるためにこうした措置がなされるらしい。

一方、都市部であろうが農村部であろうが、ムスリムは亡くなるとすぐに埋葬する。もし午前中に亡くなれば、その日のうちに埋葬され、午後か夜に亡くなれば翌日に埋葬する。クリスチャンでも、防腐措置をしない場合、葬儀を済ませた後、死後数日以内で埋葬することになる。埋葬はクリスチャンにしろ、ムスリムにしろ、土葬が一般的である。法律上は、医師が死亡を確認し、死亡証明書を発行してもらうことが定められているが、そうした手続きが実際に行われているのはまれである（Government of Sierra Leone 1983）。死亡届はほとんどの場合出されておらず、二％とする推計もある（それに対して出生届の提出は大きく伸び、現在では約八割ほどが提出されている。教育や医療サービスが普及したからだといわれている）（WHO/Africa 2010; Aplamd et al. 2014）。

農村部で死者が出ると、葬儀の準備や実施、埋葬までをすべて自分たちでする。エボラ危機時のメディアの報道をみると、体に触れたりキスしたりする習慣や、遺体を洗い清めることで感染が拡大していると報じられているものの、そうした記事では、そもそも農村部に葬儀屋なんてないことが記されていない。数百人しか住んでいない村では、村人が助け合って葬儀をすることになる。その過程で死者を洗い清めることはごく当然の流れである。そもそも世界的にみても、死者の遺体をきれいにしてから葬儀を迎えることはごく一般的である（Richards 2016: 60–62）。日本も例外ではない。ただし、日本では、病院で死亡した場合、看護師が死者の遺体を拭き、腔部（鼻、口、耳、肛門、膣）をきれいにし、容姿を整えたうえで、葬儀社に引き渡す。日本では死者を清める作業を「外注」できるが、シエラレオネではそうはいかない。死者を送り出す親族たちが自ら行わなければならない。

遺体はお湯や水を使って洗い清められる。死者が男性なら男性が、女性であれば女性がその作業に当たる。女性であれば、死者の姉妹が中心となって洗い清めなければならないという。ゆえに妻として他の村に出て行った女性が死亡した場合、死者の姉妹を呼び寄せて洗い清める作業をしてもらうことになる（Richards 2016: 91–92）。ちなみにシエラレオネの合計特殊出生率（女性一人が出産する子どもの数の平均）は二〇一四年の推定で四・六七であり、一九九〇年には六・七二であった（World Bank Data n.d. [c]）。シエラレオネの人々は子どもの数が多いので、たいてい姉妹はいる。遺体の洗浄は感染リスクが高い。ゆえに葬儀に参列した女性が感染し、葬儀後に自分の住んでいる村や町へと帰ることで、エボラ出血熱が拡散した。

なお、埋葬地に関する規範は、男女によって異なるらしい。シエラレオネでは男女を問わず、父の出身地が自分の「故郷」とみなされる。たとえ都市で生まれ育っても、「故郷」は父が育ったところである。ちなみに民族的出自も父系で辿り、父がメンデ人で母がテムネ人なら、その人は基本的にメンデ人を名乗る（都合のいい場合には「テムネ人」と名乗ることもある）。

男性が死亡した場合、埋葬先は「故郷」になる。たとえ「故郷」以外の場所で死んでも（たとえば、都市部でずっと暮らしていた人が都市部で死んでも）、遺体は「故郷」まで運ばれる。既婚女性に関しては二つの選択肢がある。夫の「故郷」で埋葬されるか、自分の「故郷」に埋葬されるのかのどちらかである。どちらを選ぶのかは故人の遺志によるそうだ。ただし、その選択肢も婚資の支払いが関係してくる。シエラレオネでは正式に結婚する場合、男性が女性の親族に婚資を支払う義務がある。結婚前にすべて払う必要はなく、結婚後に支払うことも許されている。妻が死亡した場合、夫が妻の親族に婚資を支払い終えていれば、夫の「故郷」で埋葬することが許される。しかし、婚資の支払いが完了していなければ、遺体は彼女の「故郷」に送り返さなければならない（Richards 2016: 91–92）。

なお、都市部では、正式な結婚という体裁を取らずに都会で知り合い、そのまま暮らす人も少なくない。こうした人のなかには貯金して、計画的に結婚式を開く者もいる。婚資を支払い、結婚式を開くことで正式な夫婦となるのだ。ジョシュアもファトマタさんとは正式に結婚しているわけではない（ジョシュアは正式な結婚のために金を貯めていると言っていた）。

身近な人を勝手に殺して申し訳ないが、ジョシュア夫婦を例に埋葬についてシミュレーションしてみよう。第一に、もしジョシュアがウォータールーで死んだ場合、彼の遺体は出身地のカイラフン県に運ばれ、そこで埋葬されることになる。第二に、ジョシュアが婚資の支払いを終える前にファトマタさんが亡くなった場合、ファトマタさんは父が生まれ育ち、自分も育ったウォータールーに埋葬されることになる。第三に、ファトマタさんが亡くなり、ジョシュアがファトマタさんの親族に婚資を払い終えていれば、ジョシュアには彼女の遺体をカイラフン県へと運んで埋葬する権利ができる（もちろん、ファトマタさんが生前に同意していればである）。民族が変わっても基本的にこのルールは変わらないらしい。

このように葬儀や埋葬は約束事がある。ゆえに死期を察すると故郷に帰るという決断をする人がいる。なにも「死ぬのであれば故郷がいい」というノスタルジーがあるわけではない（ある人もいるだろうが）。むしろ、「故郷で死んだ方が遺体の搬送で親族に迷惑がかからない」という理由で故郷に帰る人もいる。人類学者ポール・リチャーズ（Paul Richards）はそんな経験を現地調査のなかでしている。リチャーズが村に住み込んで調査をしていたとき、親しくしていた男性が車で娘を運べないかと相談してきたという。彼女は重い病気にかかっており、たぶんもうすぐ死んでしまうだろうという。

「車を借りて彼女を故郷まで返してやりたい。しかし、お金がないのでなんとか助けてもらえないか」と男性はリチャーズに語ったという。しかし、その道のりは険しく、赤土むき出しでデコボコの道路を車で進み、最後の一〇キロメートルは車が入れないために担架で運ぶ必要もある。リチャーズは彼の願いを聞き入れ、彼女の搬送に同行した。車で彼女を運ぶと、若者たちが待っており、彼女を担架で家まで運んだという。幸い、その日は月明かりがあり、道がはっきり見えたということだ。彼女はその翌日、故郷でなくなった。彼女が帰りたいと言ったのか、父親が戻すように決断をしたのかはわからない。ただし、リチャーズが言うには、彼女の夫はまだ婚資を払い終えていなかったという（Richards 2016: 73–75）。

こうしてみると、シエラレオネでは重病者の搬送や遺体の運搬がごく一般的に行われていることがわかる。それがエボラ出血熱を拡散させたという指摘もある（☞158頁）。

死者は墓地に埋葬される。農村部にも都市部にも墓地がある。農村の場合、墓地は村の人々によって管理されているが、都市部の場合、そうはいかない。都市部には墓地がいくつかあるが、そこには墓守がいる。遺体を持って墓地に行くと、墓守が「ここ掘っていいよ」と場所を指定するのだそうだ。その場所に自分たちで埋葬し、墓守にはいくらかの心づけを渡すことになる。なお、墓地には、スコップを持った人々がたむろしている。彼らに墓を掘ってもらい、いくらかを支払うこともある。シエラレオネでは、知らない人に軽い仕事を手伝ってもらい、その対価として小銭を渡すという習慣がある。スコップを持った人々は、そうした機会を目的に集まっているにすぎず、墓地の職員というわけではない。

本章では、シエラレオネが医療事情や社会事情について紹介してきた。シエラレオネ社会の全体像を提示することは本章の限界を超えているものの、エボラ出血熱の流行をローカルな文脈に則して考えるだけの情報は提示したつもりでいる。

第五章　シエラレオネでの感染拡大

感染症の流行は、社会のあり方と密接に関わりながら進行する。本章では前章の記述を踏まえたうえで、シエラレオネにおいてエボラ出血熱がいかに拡大したのかを論じる。

一　感染が拡大する五月下旬までの経緯

シエラレオネで感染が拡大し始めたのは二〇一四年五月下旬以降のことである。まずは、それまでの経緯を記す。前述のように、三月二三日、WHOはギニアでエボラ出血熱が発生したことを発表した。それを起点に話を始めよう。

初　動

シエラレオネでも、この日から数日のあいだに、とりいそぎの警戒措置が取られた。その対策でリーダーシップを取ったのはシエラレオネ保健衛生省（The Ministry of Health and Sanitation）である。保健衛生省が主導となり、国家エボラ対策諮問委員会（Ebola National Taskforce）が設立された。エボラ対策の主幹が国軍に移される二〇一四年九月まで、保健衛生省が陣頭を取っていた。

当初、シエラレオネ政府が力を入れたのは、国境地帯における水際対策である。四月一日の報道によると、初期に実施された対策は以下の通りであった。第一に、入国者は質問用紙に記入し、体調の変化がないかを申告することが義務づけられた。第二に、国境地帯における医療従事者や入国管理官に対して研修が実施され、エボラ出血熱の疑い例を見つけた場合、どのように対処すればいいのかが周知された。実際に何人かの疑い例も見つけられている（すべて陰性であった）。第三に、ギニアからの遺体の搬送を禁止した。遺体から感染が広がるかもしれないからである。この措置は、ギニアで死亡したシエラレオネ人家族二名の遺体が、埋葬のためにシエラレオネへと運ばれたことが判明したことで急遽追加された（Bullard 2018: 13–14）。

首都フリータウンでは、保健衛生省主催の連絡会議が週二回のペースで開催されることになった。情報共有のためである。保健衛生省職員やＷＨＯの職員の他、シエラレオネで活動する国際機関、二国間援助機関、ＮＧＯの職員が参加した。さらに、保健衛生省は、ギニアやリベリアの関係省庁とのあいだに連絡体制を築いた（Walsh & Johnson 2018: 45–46）。その他にも、今後必要となるであろう検査技師や医療従事者、調査チームの育成も実施したという（Ross et al. 2017）。

これらの対策をみていくと、シエラレオネ政府の対応は迅速であったようにもみえる。しかしながら批判も多く、場当たり的で非効率的であったという指摘も目立つ（Ross et al. 2017; Walsh & Johnson 2018）。当時、フリータウンの病院で働いていたイギリス人医師オリバー・ジョンソンは、連絡会議を「どうでもいいことで時間が無駄になった」と酷評している。「コウモリがかじった果物をヒトが食べた場合、感染するのか」について数時間も議論を交わされたときにはウンザリしたとのことだ（Walsh & Johnson 2018: 46–47）。

研修に関しても、「日当を目当てに研修に参加する者が多く、真剣さが欠けていた」という。受講者も業務内容に照らし合わせて適切な者が選ばれるのではなく、上司がお気に入りの部下に恩恵を授けるために利用されたという。

当時、シエラレオネには「エボラ出血熱は入ってこない」という根拠なき楽観論が蔓延していたとジョンソン医師は記している（Walsh & Johnson 2018: 51）。

この頃に関して面白い話がある。当時、ＪＩＣＡ（日本国際協力機構）の職員でシエラレオネに派遣されていた前川貴恵さんによると、この頃、シエラレオネ人が握手をしなくなったという（筆者は日本におり、前川さんとは電話で話した）。

「シエラレオネ人が握手しないんですよ。信じられます？　みんな挨拶に戸惑ってるようですごく変な感じです」と言っていた（前川さんは大学院の後輩だったこともあり、笑い話ができる仲だ）。

シエラレオネの人々は日常の挨拶で握手を交わす。シエラレオネ人にとっての握手は、日本人にとってのお辞儀のようなものだ。誰かと会うときには必ず握手をする。筆者も調査のなかで何百回握手を交わしたのかわからない。だが、エボラ出血熱がギニアで発生したことを受けて、政府は握手をしないようにと勧告を出した。感染防止のためである。人々はそれに従い、握手をしなくなった。

その後も、前川さんはしばらくのあいだはシエラレオネに滞在していた。しかし、エボラ出血熱がシエラレオネにも侵入し、緊張感が高まってくると、ＪＩＣＡで働く日本人全員に退避命令が出た。ＪＩＣＡはエボラ危機の渦中にも業務を続けていたが、それを回していたのはシエラレオネ人スタッフ、そして、「現地人枠」で採用された日本人であった。「現地人枠」で働く方は、シエラレオネ人と結婚し、現地に住み続けている人である。そうした人材がシエラレオネで業務を続けることで日本の援助は続けられたのである。握手に関して笑い飛ばしていた時期には、私も前川さんも、そこまで事態が深刻化するとは思ってもみなかった。

エボラウイルスの越境が最も懸念されたのがカイラフン県である（本書のこれ以降の記述は、図1-1（☞3頁）を参照しながら読んだ方がわかりやすいはずだ）。特に国境の町コインドゥには細心の注意が払われた。なぜなら、コインドゥは、エボラ出血熱が最初に蔓延したゲゲドゥの町とも近いからである。ゲゲドゥからコインドゥまでは一時間ほどで辿り着け、その運賃もあわせて約三〇〇円ほどである。まず、ゲゲドゥからシエラレオネ国境までは二〇キロメートルにすぎない。乗り合いタクシーも出ている。タクシーを降り、渡し船でモア河を渡るとシエラレオネである（モア河が国境となっている）。モア河を渡って数キロメートル先にコインドゥの町がある（Lonely Planet 2009: 767）。エボラ出血熱が入ってくる可能性が最も高いのが、この国境およびその周辺であった。

事実、コインドゥやその周辺地域では五月下旬以降、大きな混乱に巻き込まれた。

ケネマ政府病院

シエラレオネ政府が実施したのは水際対策だけではない。エボラ出血熱が侵入した場合に備えて医療体制も整えた。その拠点となったのがケネマ政府病院である。本書の冒頭に記したように私がマラリアの治療を受けた病院だ。

本病院のある都市、ケネマはケネマ県の県都であり、東部地方の中心都市として機能していた。ケネマ政府病院も、東部地方の「地方病院」という位置づけである。すなわち、東部地方で最も高度な医療が提供できた。カイラフン県には十分な医療施設がなかった。しかもケネマ県は、カイラフン県と隣接している。平時からカイラフン県で発生した重病者はケネマ政府病院に運ばれた（前章で確認したように、シエラレオネの農村部では医療サービスが限られており、重病者は都市にある病院へと運ばれる）。コインドゥからケネマまでは距離にして一五〇キロメートルほどであり、道もそれほど悪くない（未舗装ではあるものの、ガタガタではない）。車さえあれば片道三時間で到着できる。ケネマ政府病院には、一般病床を含め三五〇床の病床があり、四七〇名の者が働いていた（医療従事者だけでなく事務員や掃除夫も含む）（Senga et al. 2016）。そのケネマ政府病院に最初の治療施設と検査ラボ（☞45頁）が設置されることになった。

ラッサ熱治療施設

ケネマ政府病院に受け入れ体制が作られたのは地理的な理由だけではない。ラッサ熱の治療施設が設置されていたという理由もある。ラッサ熱とは、エボラ出血熱と同じウイルス性出血熱であり、西アフリカで広くみられる感染症である。特にシエラレオネ東部での発生が多い。ケネマ政府病院のラッサ熱治療施設は、アメリカのCDC（疾病予防管理センター）によって一九七〇年代に設立された。それをエボラ対策のために転用したのである。

ラッサ熱の病原体はラッサウイルスである。ラッサウイルスの自然宿主はマストミスという野ネズミであり、この野ネズミは、西アフリカ一帯に分布している。その分布域とラッサ熱の発生地域はほぼ重なる。国でいうと、シエラレオネの他に、ギニア、コートジボアール、ガーナ、ベナン、ナイジェリアである。ラッサ熱には、感染者（あるいは、感染した動物）の体液に触れることで感染する。感染しても約八割は軽症あるいは無症状であるが、残りは重症化する。重症化すれば、その致死率は七-八割に及ぶ。ただし、発症から六日以内に治療薬を投与すれば致死率を数％にまで抑えることができるという。年間一〇-三〇万人の感染者が世界で発生し、死者は五〇〇〇人ほどではないかと推定されているものの、実際はよくわからない。なぜなら、軽症者は医療機関にかからずに治癒してしまうからである。なお、ラッサウイルスの危険度はエボラウイルスと同様のBSL-4と指定されている（BSLとはバイオセーフティ・レベル［bio safety level］の略であり、病原体の危険度を示す指標である。BSL-4は最高度の危険性である）。

ラッサ熱が発見されたのは一九六九年のことである。ナイジェリアでの流行がきっかけであった。その後、シエラレオネでも同様の疾患が見つかった。CDC（☞52頁）は研究のためにシエラレオネにいくつかの研究施設を設置した。ケネマ政府病院のラッサ熱治療施設もそのなかの一つである。病院内にBSL-2のウイルスに対応可能な研究施設が作られた（BSL-4に該当するラッサウイルスもその施設で扱われた）。これらの研究施設の研究で明らかになったのは、ラッサ熱がけっして新しい感染症ではなく、シエラレオネではごく一般的にみられることである。シエラレオネの農村一五ヵ所で実施された調査では抗体保有率が八～五二％であったという（倉田 n.d.）。

一九九〇年代に内戦が発生するとＣＤＣは撤退を余儀なくされた。ＣＤＣのもとでラッサ熱研究に従事していたシエラレオネ人医師、アニル・コンテ（Aniru Conteh）はＣＤＣの撤退後もケネマ政府病院に残り、ラッサ熱の治療を続けた。二〇〇二年に内戦が終わるとＣＤＣはシエラレオネに戻ってくる。当時は、新興感染症の安全保障化という世界的な流れがみられ、バイオテロに対する懸念も高まっていた。また、シエラレオネに駐留していたＰＫＯ（平和維持部隊）の軍人や国際援助機関の職員がラッサ熱に罹患する事態も生じた。さらに、コンテ医師が針刺し事故でラッサ熱に罹り死亡し、次世代の医師を養成する必要に迫られた。このようにラッサ熱に対処する必要性が強まったことからＣＤＣはシエラレオネに戻ってきたのである（Wilkinson 2017）。

転用されるラッサ熱施設

エボラ危機の発生に伴い、ラッサ熱の設備はエボラ出血熱に転用された。ケネマ政府病院には、ラッサ熱の陽性検査をするための検査ラボがあり、感染者を隔離するための隔離病棟があった。さらには、医師や看護師もウイルス性出血熱の知識をもっており、ラッサ熱の接触者追跡調査に従事する人材もいた。その他にも、ＣＤＣによる活動の一環として、アメリカのテュレーン大学（Tulane University）や医療系企業メタバイオタ社（Metabiota）の研究者がケネマに常駐していた（Oldstone & Oldstone 2017: 32）。

ケネマ政府病院におけるエボラ対策の陣頭に立ったのがシエラレオネ人医師シェイク・ウマル・カーン（Sheik Humarr Khan）である。彼は、ラッサ熱研究プログラム（the Lassa Fever Research Program）の主任医師であった。カーン医師は一九七五年生まれで、エボラ危機時には三九歳であった。彼は、二〇〇一年にシエラレオネ大学医学・保健衛生学部を卒業し、医師となった。その後は、シエラレオネにおける他の医師と同様、保健衛生省で勤務した。針刺し事故で死亡したラッサ熱専門医、コンテ医師の後任として、二〇〇五年にケネマ政府病院へ配属された。その後、ラッサ熱の研究に尽力し、シエラレオネ唯一のウイルス学者と称されるまでとなった（Bausch et al. 2014; BBC

2014j)。

カーン医師の指揮するラッサ熱センターには二〇名弱のスタッフが働いていた。医師、看護師、検査技師、そして、接触者追跡調査の調査員である。ギニアでエボラ出血熱の発生が確認されると、その対策のために人員が増員され、エボラ対策の訓練が実施された。ラッサ熱の接触者追跡調査にあたっていた調査員たちは、訓練の後、エボラ出血熱の接触者追跡調査に従事することになった。また、ラッサ熱センターの病床を転用し、エボラ出血熱のため計二五床のベッドが準備された（Senga et al. 2016）。

ラッサ熱研究に従事していたメタバイオタ社も、アメリカ合衆国政府による支援の一環としてエボラ対策支援に乗り出した。第一に、エボラ出血熱に関する研修を実施した。国境地帯の医療従事者や入国管理官に対して研修が実施されたことは前述したが、その研修にあたったのがメタバイオタ社だった。第二に、メタバイオタ社は、エボラ出血熱に特化したＰＣＲ検査の体制を整え、シエラレオネ人検査技師を訓練した。四月初旬にはケネマ政府病院内でエボラ出血熱の陽性検査が可能になった（それまでシエラレオネで採取された検体は、セネガルのパスツール研究所やアメリカのＣＤＣへと空輸されていた）（WHO 2014o）。

シエラレオネでのエボラ対策は当初、高く評価された。五月上旬、アメリカ国防省は、シエラレオネを「類をみない形で準備が整えられた」事例であると評している（Lachenal 2014）。

二　エボラウイルスの侵入：カイラフン県

しかしながら、五月下旬にカイラフン県にエボラ出血熱が入ってきたことが判明すると事態は急激に悪化する。国境地帯は大混乱に陥った。

五月二五日：パニックのはじまり

エボラウイルスの侵入が判明したのは、ほぼ同時に起きた二つの出来事からであった。

一つ目の出来事は、ケネマ政府病院で二人の患者の陽性が確認されたことである。五月二三日、一九歳の妊婦がコインドゥ（前述した国境の町：☞151頁）から運ばれてきた。彼女は発熱のために産婦人科に入院し、そこで点滴を受けた。その点滴を刺した傷口からは異常なほどの出血がみられたという。産婦人科の看護師がそのことをカーン医師へと報告した。まずはラッサ熱への感染が疑われた。検査をしたところ陰性であった。カーン医師は、その結果を確認したとき、「ああ、これはエボラだな」と腹をくくったという。二五日、エボラ出血熱のＰＣＲ検査（☞45頁）で彼女の陽性が確認された。さらに、同じ日にもう一人の陽性患者も見つかった。この症例は、二四日にカイラフン県から運ばれてきた老女であった（Medical Press 2015; Sack et al. 2014）。

もう一つの出来事は、コインドゥのコミュニティ保健センターに勤務する地域医療官が複数の感染疑い例を見つけたことである。この医療官は、二四日、同じ葬儀に参加した三名が発熱、嘔吐、下痢を訴えていることをカイラフン県の県医療運営チームに報告した。県医療運営チームとは、県の医療政策を決める行政組織である。患者たちの症状からすると、エボラ出血熱の可能性があるものの、胃腸炎やコレラの可能性も捨てきれない。採取された検体は、ケネマ政府病院の検査ラボとフリータウンの医療機関の両方に送られた。ケネマ政府病院では二五日に検査が実施され、エボラウイルスの存在が確認された。

以上のように五月二五日には立て続けにエボラ陽性患者が見つかり、シエラレオネにエボラ出血熱が侵入していることが判明した（Bullard 2018: 23–25; Hammer 2015）。この日以降、シエラレオネでは爆発的な感染の増加を経験することになる。

国境地帯で次々と見つかる感染者

エボラ出血熱の発生を受けてシエラレオネ保健衛生省は、調査団をコインドゥ周辺に派遣した。接触者追跡調査（☞46頁）によって、コインドゥだけではなく、その周辺の村々からも次々と感染疑い例が見つかった。二六日には一二名の感染疑い例が見つかり、後の検査で七人の陽性が判明した。そのすべてが女性であったという。二七日には、より広範囲での調査が実施され、さらなる感染疑い例が見つかった。感染発覚から四週間のあいだに、エボラ出血熱はコインドゥの周辺五ヵ村に広がり、さらにはコインドゥから一〇キロメートル先の町ブエドゥ（Buedu）にまで到達した（Bullard 2018: 23–25; Hammer 2015）。

後の調査によって、この急激な感染拡大は、一つの葬儀から始まったことが判明している。その葬儀で弔われたのは一人の呪医であった。呪医とは、呪術的な手法によって病気を治療する者である。アフリカでは珍しい存在ではない。この呪医は、死者と会話をすることができると、シエラレオネ側でもギニア側でも名が知れ渡っていた。彼女が住んでいたのは、国境の町コインドゥから八–九キロメートル離れたクポンドゥ（Kpondu）村である。彼女は「私にはエボラを治す力がある」と主張し、エボラ患者に対して治療行為をした。ギニアから来た患者をシエラレオネ側で診察したとも、治療行為のためにギニアに行ったともいわれている。この呪医はエボラ出血熱で死亡し、その後、彼女の葬儀が実施された。彼女はこのあたりで有名であったため、近隣の村々から数百人を超える参列者がやって来た。葬儀は伝統的な作法に則って行われた。一連の儀礼では遺体に口づけをしたり触ったりする行為も含まれた。参列者がそれぞれの村に帰ったことで、エボラ出血熱は近隣の村々へと拡大した。ケネマ政府病院に運ばれてきた二人の女性も、その葬儀に参加したという（Goba et al. 2016; Medical Press 2015; Sack et al. 2014; ＮＨＫスペシャル 2016）。後の調査では、呪医の葬儀によって一四名の女性が感染し、そこから九〇〇名以上に広がったことがわかっている。死亡したのは三九〇名以上にものぼる（Vogel 2014）。

しかしながら、エボラ出血熱の侵入をこの呪医だけに求めるわけにはいかない。他にも感染者がいたことは、後に実施されたウイルスのゲノム解析によって判明している（Sack et al. 2014）。そもそも、コインドゥ周辺の村々では、縁戚関係が複雑に交わっており、そのつながりはギニアまで及んでいた。接触者追跡調査の結果、その複雑な感染経路はおおまかに明らかになっている。シエラレオネでエボラ出血熱に罹患し、ギニアで治療を受けた者もいたそうだ（この事例はギニアでの発生事例としてカウントされていた）。しかしながら、本書では複雑な感染経路について詳述することはしない。少なくとも言及したいのは、国境を越えた縁戚関係や知り合い関係を通してエボラ出血熱が拡大したことである。一人の人が体調を崩し、看病をされ、死亡し、そして、葬儀が開かれる。この一連の流れのなかで人々は看病や葬儀のために国境を越えて村々を行き来した。エボラ出血熱はこうした人々の移動によって拡大したのである（Goba et al. 2016; Medical Press 2015）。こうした現実に照らし合わせると、国境における水際対策が、いかに脆弱なものであったのかがわかってくる。

カイラフン県での初期対応と住民による反発

エボラ対策に対して住民が抵抗し、各地で暴力事件が発生したことは前述した（☞72頁）。シエラレオネも例外ではない。カイラフン県でもエボラ対策に対する住民の拒否反応がみられた。

まず、陽性患者の搬送拒否が早々に発生した。早くも二七日の報道で、隔離施設として使われたコインドゥのコミュニティ保健センターから一人の女性が連れ戻されたことが報じられている。カイラフン県では感染者の発生を受け、隔離施設が設置された。治療はケネマ政府病院に任せ、とりいそぎ現地には疑い例を隔離する施設を設置したのである。隔離施設では検体が採取され、ケネマ政府病院の検査ラボへと回された。陽性が判明すると、その患者はケネマ政府病院の治療施設へと運ばれることになる。この一連の措置に対して、患者の家族や親族が激しく抵抗した。本報道によると、陽性が判明した女性をケネマ政府病院に搬送しようとしたところ、親族が反対し、村に連れて帰ったのだという。その数日後には、六名の感染者が「その家族によって暴力的に奪われた」ことが報じられた（Bullard 2018: 23–25）。

接触者追跡調査の調査員が投石される事件も発生した。事件が発生した村では、前日に二名が病死した。その死亡はエボラ出血熱による可能性があるため、調査団が遺体を調べることになった。調査員が遺体に触れたところ、村人から反発を買い、それが投石事件に発展したという。この事件は、調査団がこれから何をしようとしているのかを説明せずに、遺体に触れたことに問題があったといわれる（Bullard 2018: 24; Gbandia 2014a）。

こうした事件を避けるために必要なのが人々に対する説明である。自分たちがやろうとしていることを丁寧に説明して、人々に納得してもらう必要があるという。その点に関してドイツ人医師トーマス・クラッツ（Thomas Kratz）らが取った行動は興味深い。クラッツ医師は、ＭＳＦ（☞51頁）によってシエラレオネに派遣されたが、それ以前にもコンゴ民主共和国でエボラ対策に従事したことがあるという。ゆえにクラッツ医師は人々とどのように接していいのかを知っていた。クラッツ医師らは車でコインドゥに向かう途中、道端に遺体がおかれているのを見つけた。どこからか引っ張ってこられたらしく、縄の跡がついていた。彼らは近所の家々を回り、何があったのかを聞いた後、「防護服で身を固めた人々が後から来て遺体を回収するので、怖がらないでほしい」と伝えた。もし何も連絡せずに作業をすると、人々がどのような反応をするのかわからないという。幸い、この事例では人々は協力的に接してくれたという（Kratz 2017）。

もう一つの集団感染：カイラフン県ダル

コインドゥ周辺でエボラ出血熱が拡大したのとほぼ同時期、同じカイラフン県の別の町でも、感染が拡大した。その町の名をダル（Daru）という（☞3頁地図）。ダルはジャウェイ首長区（Jawei Chiefdom）の中心地であり、国境の町コインドゥとケネマを結ぶ幹線道路上に位置する。コインドゥから約九〇キロメートルのところにあり、車では約二時間の道のりである。

シエラレオネでエボラ出血熱の発生が判明する前のことであった。コインドゥ保健センターで働く看護師が体調を崩した。ある論文では、この看護師に「M」という記号が振られている（Goba et al. 2016）[1]。Mはコインドゥ保健センターを訪れた患者から感染したとみられている（上述の呪医（☞157頁）の遠縁にあたる妊婦が入院し、死亡した）。体調を崩したMは五月一八日、夫に付き添われ、乗り合いバンでケネマ政府病院へと向かった。しかし、Mの体調はさらに悪化し、二人はダルで降りることにした。この夫婦は、出身村は異なるものの、いずれもジャウェイ首長区の出身であった。シエラレオネでは死期を悟ると故郷に無理にでも帰ろうとする者もいる。遺体の搬送費という負担を親族に強いるわけにはいかないからだ。もしかするとMも死期を悟ったのかもしれない。

Mはダルのコミュニティ保健センターに運び込まれた。

ジャウェイ首長区の最高首長の妻はMと縁戚関係にあり、同じンジャラ村（Njala）で育った仲であった。最高首長の自宅とコミュニティ保健センターは徒歩圏内である。彼女はMを見舞った。さらに、その日は、医療従事者のための研修がダルで開かれていた。Mは看護師であるため、研修の参加者の多くがMの知人であった。彼らもMを見舞った。この時点で少なくとも、最高首長の妻、研修の参加者二七名、そして、ダルのコミュニティ保健センターで働く医療従事者三名がMから感染した。Mは二四日に死亡した。

その後、葬儀を通してエボラ出血熱はさらに拡大する。特にMの葬儀をめぐる対立がそれに拍車をかけた。Mの遺体はまず、彼女の故郷であるンジャラ村に運ばれた。ダルから一〇キロメートル離れたところである。しかし、夫は伝統に則るのであれば自分の故郷で葬儀を実施するべきだと主張し、ブンブフン村（Bumbuhun）へと遺体を持ち帰った。葬儀のための一連の手続きはブンブフン村でなされた。前述のように遺体を洗い清める作業は、死者の姉妹によってなされなければならない。ンジャラ村からブンブフン村へとMの親族が出向いた。ンジャラ村ではこの葬儀の後、病は広がり、毎日誰かが死ぬような状況が続いた。ンジャラ村には当時、一〇〇名強の人々が住んでいたが、最終的には六一名もの人が亡くなったそうだ[2]。ブンブフン村でも感染が拡大した。

なお、看護師Mの夫は一連の騒動のなかで行方不明となった。しかし、二週間ほど経た六月一一日に、忽然とダルに現れたそうだ。この夫は、「Mが死亡し、かつ、Mと接触した医療従事者や、Mを洗い清めた女性たちが次々と病に倒れたのを見て怖くなり逃げた」と証言している。この夫はすでに死んでいると考えられたため、すでにエボラ出血熱による推定死亡者として記録された後であった。現地の新聞記事によると、この夫は発見時、体調を崩しており、その検体が採取されたという（その後、彼がどうなったのかを筆者は辿ることができなかった）（Samba 2014）。

カイラフン県における対策

では、カイラフン県ではどのような対策が実施されたのか。

エボラ出血熱の発生を受け、WHOは直ちにカイラフンの町（カイラフン県の県都）にオフィスを設置し、現場での業務調整にあたった。六月三日にはMSFがコインドゥに隔離施設を建設した（それまではコミュニティ保健センターが隔離施設として用いられていた）（MSF 2014b）。その後、ダルやブエドゥにも隔離施設を作った。陽性が判明した者はケネマ政府病院に送られた。しかし、ケネマ政府病院の病床は少なすぎた。そのため、海外からの支援で新規の治療施設が急ピッチで作られた。六月二五日、MSFは五〇床の治療施設をカイラフンの町に開設した。カイラフン県政府病院の敷地が利用されたという。この施設はケネマ政府病院に次いで、シエラレオネで二番目の治療施設となり、開所から四週間で九〇例の治療にあたったという（MSF 2014c）。さらに、七月二日には新たな検査ラボが始動した。カナダ政府の支援によってカイラフンの町に作られたものである。検査業務にあたったのはカナダから派遣された検査技師であった。本国から派遣され、約一ヵ月滞在しては、別の技師と交代したという。それにより、MSFが運営する治療施設で採取された検体は、同じ町で検査できるようになったし、近隣の隔離施設で取られた検

［1］本節の記述は、以下の文献、および、筆者が二〇一六年九月三日から四日にかけてダルで実施した聞き取り調査に基づいて構成した（Goba et al. 2016; Wauquier et al. 2015）。特に葬儀をめぐる対立に関しては、筆者が現地で聞き取ったものである。

［2］この数字は聞き取り調査のなかで複数の人が語った数字である。Hammer（2014）も同様の数字を採用している。

体もわざわざケネマまで運ぶ必要がなくなった（Chen et al. 2015; Kratz 2017: 94）。

ヒトの動きを制限する措置も取られた。カイラフン県はギニア、リベリアの両国と国境を接している。六月一一日、それらの国境が閉じられた。学校も休校となり、「映画館」や「飲み屋」の営業停止が命じられた（「映画館」は小屋にテレビが置いてあるだけであり、「飲み屋」は発電機をまわして音楽を大音量でかけている）。カイラフン県やその周辺県の幹線道路上には、検問が敷かれ、通行者の体温が測定された。さらには、誰かが死亡した場合は、いかなる理由であれ、必ず政府に届け出ることが周知された（Bullard 2018: 27）。

カイラフン県からケネマ県へ

エボラがシエラレオネで発見されてから最初の一ヵ月は、感染者の大半がカイラフン県で見つかった。五月二五日から六月二三日の四週間で一六三例の陽性者が見つかったという。そのうち、一四二例がカイラフン県内での発生であった（Kratz 2017: 88）。その規模は事前の想定を超えていた。当時、テュレーン大学から派遣され、ケネマ政府病院で働いていたウイルス学者ロバート・ギャリー（Robert Garry）は「放置されている村もある。…ある村に入ると二五体の遺体があった」と証言している（Doucleff 2014）。また、MSFにより派遣され、コインドゥで働いたクラッツ医師は、一つの村から二台の救急車に二一人が詰め込まれてやってきたと記している。体調を崩した者もいれば、不安であるために検査を受けたいと主張する人もいた。全員が歩いて救急車から降り、病棟に入っていった。検査の結果、そのうち一三人が陽性であった。その村からは、その後も感染者が出続け、最終的には四〇名弱に達したという（Kratz 2017）。筆者もカイラフン県での聞き取り調査で、住民の三分の一が亡くなった村があると聞いた。エボラ出血熱は局所的に発生し、狭い地域で蔓延した。カイラフン県では最終的に六四五名の感染者を出し、そのうち二二八名が死亡した（WHO/Africa 2014）。

カイラフン県で広がったエボラ出血熱は、その後、ケネマ県（☞124頁地図）へと拡大した。農村で病人が出ると都市部の病院へと運ばれるのがシエラレオネの常である（☞122頁）。カイラフン県で発生した感染者が県都ケネマへと運ばれることで、ケネマ県でも新たな感染が発生した。六月半ば以降、ケネマ県での感染者が急激に増加し、七－八月には流行の中心地となった。カイラフン県の状況は八月に入ると落ち着きをみせ始めたものの、ケネマ県では九月に入るまで感染者の減少がみられなかった。

流れる噂

感染が広がるなかで、多くの噂が流れた。そのなかには「エボラなんて嘘だ」、「エボラは食人儀礼をごまかすための茶番である」「エボラの治療施設では患者の内臓が抜き取られて売買されている」といったものがあった。噂の多くは、国が違えども、さほど変わらない。しかし、なかにはシエラレオネ独自の噂もあった。たとえば、次のようなものがある。

〔シエラレオネにおいて〕エボラ出血熱で最初に死亡したのは呪医であった。彼女は小川へと行く途中に蛇と会った。蛇は彼女に契約を提案した。私を家に持ち帰ってくれ、そして誰にも私の姿を見せずにかくまってくれという。その代わりに現金を水のように出してやるという。この女性は箱の中に蛇をしまった。金が必要なときは蛇に出してもらった。彼女の夫は飲んだくれで、いつも彼女に金をせびっていた。ある日、夫は酒を飲むための金が欲しくなった。しかし、妻は近くにいない。夫はその箱の中にお金があるのを知っていた。彼は箱をひっくり返した。……その後、この男は死に、やがて、この家族すべてが死亡した。それが、〔エボラ出血熱の〕最初の事例であった。

この噂は、カイラフン県出身の医療従事者がカイラフン県で聞いたものだという（Tengbeh 2019）。その後、この噂は他地域へと拡散したという[3]。

もう一つ、シエラレオネ北部で出回った噂を紹介する。シエラレオネ北部では、ケネマ県やカイラフン県（東部）の後でエボラ出血熱が流行した。以下の噂はそのときに出回ったものである。

いま蔓延している死はウイルスに起因するものではない。呪術師を乗せた何機かの飛行機が近隣に墜落した事に起因する。乗客であったすべての呪術師は死亡し、地上にいた何人かも巻き込まれた。

この噂は携帯電話のテキストメッセージで拡散された（Bolten 2014）。「呪術師」（witch）とは、「呪医」（witch doctor あるいは medicine man）とは別物である。呪医とは、まじないや儀礼を用いて病気を治したり心願を成就させたりする職業である。祈祷師ともいえるが、伝統薬を使うこともある。それに対して呪術師とは、皆がいると信じているのに誰だかわからない存在なのだ。第三章で紹介したように、アフリカでは、体調を崩すと「誰かに呪いをかけられたのかな」と疑う者も少なくない（☞93頁）。その呪いをかける者（かけることができる者）が呪術師である。ただし、呪術師が誰かはわからない。人々のあいだに潜んでいるとされる。呪いをかけた本人でさえ気づいていない場合もあると信じられている。その人がもつ妬みや嫉妬が無意識に呪いをかけると信じられている。そして、病気になると「呪術師に呪いをかけられたのかもしれない」と噂したり、疑心暗鬼になったりする。上述のテキストメッセージは、こうした人々の信念体系を反映したものといえる。

ケネマでの暴動

噂が暴動につながった例もある。そのうちの一つは、上述の都市、ケネマ（☞3頁地図）で発生した（Gbandia 2014b）。七月下旬、ケネマ政府病院の前にはたびたび群衆が押し寄せ、エボラ病棟の退去を訴えた。集まった群衆のなかには上述したような噂を信じる者もいたし、まっとうな主張をする者もいた。たとえば、「ケネマには全国からエボラ出血熱の患者が集められており、それによってケネマの人々の感染リスクが増えている」あるいは「エボラ病棟がケネマ政府病院に設置されたせいで医療サービスが受けられなくなっている」という主張である。この騒動は七月二五日に暴動に発展した。この暴動を煽ったのが、精神疾患をもった元看護師であったという。彼女は、近所の魚市場で、

「エボラなんて存在しない。食人儀礼をごまかすための茶番にすぎない」

と吹聴して回った。

それをきっかけに暴動が生じた。暴徒は、まず警察署を襲い投石を始めた。さらに群衆の数は膨れ上がり、ケネマ政府病院の正門前に押し寄せた。一部はケネマ政府病院に対して投石を始めたという。病院を放火しようとしたと伝える報道もある。この暴動は、警察が催涙ガスを使うことで鎮圧された。噂を広げた元看護師も拘束された。翌日以降は、ケネマ政府病院には警察の警備がつくことになった。

三　院内感染

同じ頃、ケネマ政府病院では院内感染が頻発していた。感染対策がずさんだったからである。常にキャパシティオーバーだったのである。

ずさんな感染予防

前述のようにカイラフン県では想定以上に多くの感染者が発生した。それを受けて、ケネマ政府病院では、新たに

［3］Estrada（2014）はこの噂の別のバリエーションをのせている。

二棟がエボラ出血熱の専用病棟に改築され、約一〇〇床が確保された。シエラレオネ人スタッフも四一人に増員され、WHOから派遣された外国人医師三-四名や、外国人看護師を含めた外国人医療従事者二一名が支援にあたった(Senga 2016)。しかしながら、それでも不十分であった。

ケネマ政府病院の惨状、そして、カーン医師の奮闘は、日本放送協会(NHK)のドキュメンタリー『史上最悪の感染拡大――エボラ・闘いの記録』(二〇一六年放送)が詳しい(NHKスペシャル 2016)。本ドキュメンタリーによると、カーン医師は感染者の治療にあたる一方、カイラフン県の封鎖を政府に訴えたり、国際援助団体に医療機器の支援を要請したりするなど、エボラ対策の拡充を訴えた。シエラレオネ国内外のメディアにも頻繁に登場し、現場の様子を伝え、支援が足りないことを訴えた。しかしながら、それでも人材も医療物資も足りなかった。必然的に感染対策もずさんになった。MSFより派遣されたクラッツ医師は以下のように記している。

一般的にエボラ出血熱の病棟は高リスク区と低リスク区に分けられる。検査待ちの患者も感染が確定した者も、どちらも高リスク区に収容される。低リスク区は、スタッフの休憩所や医療器具の保管に使われる。低リスク区から高リスク区に入る際には防護服を着用しなければならない。高リスク区から出るときには防護服を脱ぎ、消毒措置を施す。感染予防のカギは、低リスク区と高リスク区を行き来する際の徹底した管理である。しかしながら、ケネマ政府病院では低リスク区と高リスク区が混在していた。スタッフが防護服を着たままで低リスク区をまたいで別の高リスク区へと移動することさえあった。

その他にも、症状が軽い患者が「お腹がすいた」と低リスク区へ食事を取りに行く場面もあったという(Kratz 2017: 95)。感染予防のずさんさは院内感染へとつながった。ケネマ政府病院に派遣されたイギリス人看護師、ウィリアム・プーリー(William Pooley)は派遣初日のことを次のように記している(以下はその要約である)。

ケネマ政府病院にやってきた日、看護師長が体調を崩した。彼女は「きっとマラリアでしょ」と言いながら、マラリア治療薬を飲んで仕事にあたった。しかし翌日、さらに体調が悪化した。彼女はエボラ出血熱の検査を受けた。検査の結果、陽性が判明した。彼女は、その四-五日後に亡くなった。

さらにプーリー自身も勤務開始から六週目に感染し、イギリスへと緊急搬送されている（彼は一命をとりとめた）（Breslow 2015）。検査ラボで働く検査技師も感染のリスクにさらされた（彼らも検体に接するために感染のリスクがある）。数名の検査技師が犠牲となった。こうした状況のため、逃げ出す者や無断で欠勤する者も少なくなかった。シエラレオネ政府は米ドルにして週三〇ドルの危険手当を支給することにしていた（一週間三十米ドルということは、一ヵ月の危険手当は一二〇米ドルである。月給は約二〇〇米ドルなので、収入は約一・五倍という計算になる）。しかし、命と引き換えにそれだけである（WHO/Sierra Leone 2015）。さらには、その危険手当の支払いも遅れていた。仕事を放棄するのも無理はない。

ケネマ政府病院では、医療従事者が次々に院内感染の犠牲となった。そんななか、エボラ対策の陣頭に立っていたカーン医師も、エボラ出血熱に感染した。エボラ対策の重要人物が感染したことは、シエラレオネだけではなく、ＷＨＯの方針にも大きな影響を及ぼすことになる。

カーン医師の死

カーン医師が体調を崩したのは七月一九日のことであった。その日、カーン医師はマラリア治療薬を飲んでみた。もしマラリアならば数時間のうちに身体は軽くなるはずだ。しかし、体調は改善しなかった。翌日には、カイラフンに新設されたＭＳＦの治療施設の視察に行くはずであった。その予定はキャンセルされた。発症から二日後の二一日、カーン医師は、エボラ出血熱の検査を受けた。結果は陽性であった（O'dempsey 2017）。皮肉にも、カーン医師はカイラフンの治療施設へと移送された。ケネマ政府病院に収容されなかったのは、同僚のショックを軽減するためだとも、よりよい治療を受けるためだともいわれている。院内感染が続くなかで、ケネマ政府病院の治療の質は下がっていた。それに対して一か月前に新設されたＭＳＦの治療施設にはまだ余裕があった（O'dempsey 2017）。

シエラレオネの保健衛生大臣ミッタ・カーボ（Mitta Kargbo）は、カーン医師が感染したことに対して二三日に以下のような声明を出した。

彼〔カーン医師〕はエボラ危機時に大きな犠牲を払ったたけではなく、世界レベルでも数少ないウイルス性出血熱の専門家でもあります。まさに国家的英雄といってよいでしょう。彼は自らの命をかけて前線に立ち、シエラレオネ人を救うために一日一二時間働きました。私は自分の権限が及ぶ限り、いかなる措置を使っても彼が生き残れるよう努力します。

そんなカーン医師の行く末を見届けた者がいる。イギリス人医師ティム・オデンプセイ（Tim O'dempsey）である。オデンプセイ医師は、リバプール熱帯医学校（Liverpool School of Tropical Medicine）からＷＨＯへ出向し、七‐八月のあいだにケネマ政府病院で臨床指導にあたり、そのあいだ、カーン医師とともに働いた。カイラフンへの視察旅行にも、同行する予定であったという。オデンプセイ医師は、二三日にカイラフンへと移動し、カーン医師を見舞った。そのとき、カーン医師の症状は軽いものにすぎず、発熱、頭痛、関節痛だけであったという。しきりにケネマ政府病院の状況を気にかけていた。ちょうどこの頃、ケネマ政府病院の前では暴動が起きていたのである。カーン医師は、食欲もあり、しきりにココナッツジュースを持ってきてくれと頼んだという。

ココナッツジュースとは、ココヤシの実に含まれる水分であり、「天然のスポーツドリンク」と呼ばれるほど栄養価が高い。シエラレオネでもクリオ語で「ジェリーウォーター」と呼ばれ、一般的に飲まれている。治療施設では、症状が軽い者に対して水分と果物をたくさん取らせた（その他、合併症を防ぐために抗生物質が投与された）。カーン医師も患者にココナッツジュースを積極的に飲ませていたという。そうした治療方法を自らにも実践したのである。オデンプセイ医師の携帯電話には、カーン医師の容態を気にするカーボ保健大臣から何度か電話がかかってきた。アーネスト・バイ・コロマ大統領（Ernest Bai Koroma）（任期：二〇〇七－一八年）も、彼の容態を気にしているという。

オデンプセイ医師は、もう少しカイラフンにいたかったが、二七日にケネマに戻ることになった。WHOより派遣された医師のひとりが、高リスク区でガラス瓶を割り、指にケガをしてしまったのである。この医師は緊急帰国することになり、本国で隔離されることになった（発症前には感染リスクが限りなく低いため、帰国には商業便が使われたという）。このままでは一人の医師と数人の看護師で六〇人以上の患者を担当しなければならない。オデンプセイ医師はケネマに戻ることにした。その前に、カーン医師と面会し、カイラフンを去ることを告げた。彼は治療に関するアドバイスを詳細に書き残し、MSFの医師に託したという。

その二日後、すなわち、二九日の朝、オデンプセイ医師のもとにカーン医師から電話がかかってきた。かなり弱った声で、「MSFの治療に不満があるから、カイラフンに来て自分を治療してくれ」という。しかし、ケネマ政府病院のひっ迫した状況はそれを許さなかった。オデンプセイ医師はその要請を断らざるを得なかった。その日の午後、オデンプセイ医師は、カーン医師が死亡したという知らせを聞いた（O'dempsey 2017）。

次の日、新聞ではカーン医師の死が一面で報じられた。筆者が入手した七月三〇日付の現地新聞には「エボラ…カーン医師を殺す」という見出しとともに、力なく椅子に腰かけるカーン医師の写真が掲載されていた。カイラフンの治療施設で数日前に撮影されたものだった（図5-1）（Awoko 2014）。その後、カーン医師の遺体は、ケネマ政府病院の中庭に埋葬された。同僚たちのたっての願いだったという（NHKスペシャル 2016）。

ケネマ政府病院のエボラ病棟は、九月中旬に閉鎖されることになった。感染対策があまりにもずさんだったからである。ケネマ政府病院ではそのときまでに、六六名の職員（医師・看護師・検査技師・掃除夫を含む）がエボラ出血熱に感染した（ちなみにケネマ県での最終的な感染者はちょうど六〇〇名であった）。ケネマ政府病院の治療を引き継いだのは、ICRC（赤十字国際委員会）がケネマに新設した治療施設である。九月一五日から運営を開始した（Senga et al. 2016）。また、新たな検査ラボがCDCによってボーに設置された（ボーは、ケネマ県と隣接するボー県の県都であり、ケネマから車で一時間ほどの距離にある）。ケネマ政府病院は一〇月半ばに一般病棟として再開した（CDC Museum n.d.)。

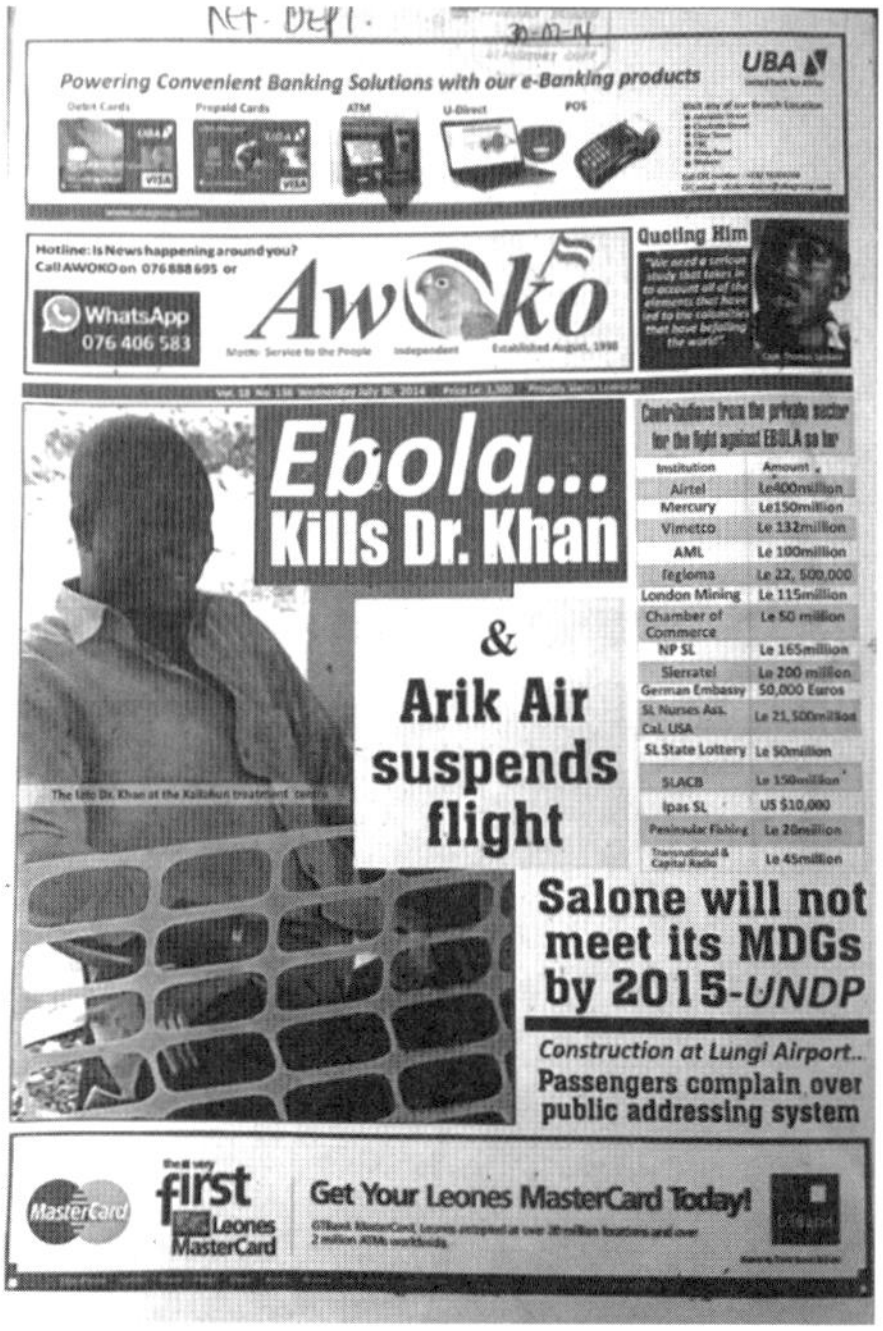
Powering Convenient Banking Solutions with our e-Banking products
UBA
Hotline: Is News happening around you? Call AWOKO on 076 888 695 or
WhatsApp 076 406 583
Awoko
Quoting Him
Ebola... Kills Dr. Khan
&
Arik Air suspends flight
Salone will not meet its MDGs by 2015-UNDP
Construction at Lungi Airport.. Passengers complain over public addressing system
Get Your Leones MasterCard Today!
first Leones MasterCard

図 5-1　カーン医師の死亡を報じる現地新聞

緊急搬送と未承認薬

ここで時間を戻そう。カーン医師の生前に起きたことを記しておきたい。

実は、カーン医師が感染した後、彼に特別措置を取るか否かの駆け引きがあった。カーン医師が死亡すれば、シエラレオネのエボラ対策の陣頭に立つものがいなくなる。先進国への緊急搬送と、未承認薬の使用の可否が検討された。

二一日にカーン医師の陽性が判明すると、外国人医師たちは、WHOの現場調整官にカーン医師をヨーロッパに緊急搬送できないかと打診した。しかし、ＷＨＯは、その提案は認めなかった。カーン医師はＷＨＯによって派遣されたわけではないからである。ただし、その後も緊急搬送の可否は検討された。ウィーンにあるＷＨＯ本部は審議の末、緊急搬送を認めた。受け入れ先もドイツと決まった。ただちにその手配が進められた。緊急搬送を請け負ったのは、インターナショナルＳＯＳ社（International SOS）である。同社は、緊急搬送サービスを提供しており、高度な医療設備を備えた飛行機を有している。その飛行機は、「空飛ぶＩＣＵ〔集中治療室〕」と自負するほどであった（International SOS n.d.）。ＷＨＯも、同社をエボラ出血熱に罹患した患者を搬送する際の指定業者と定めていた。インターナショナルＳＯＳ社は依頼を受けてから、七二時間で準備を整えた。そのなかには、専門スタッフの確保や飛行機の手配、空港から病院までの地上搬送、病院での受け入れ態勢準備が含まれていた。この知らせを受けてカーン医師は、同僚の看護師に頼み、ケネマからカイラフンまで身支度品を運んでもらった。スーツケースの中にはパスポートも入っていた（O'dempsey 2017; Sabeti & Salahi 2018）。しかし、カーン医師に激しい下痢や嘔吐の症状があることがわかると、インターナショナルＳＯＳ社は緊急搬送に難色を示した。その症状に対処できないというのだ。ＷＨＯは即座に別の業者に依頼した。しかし、そのあいだにもカーン医師の容態は着実に悪化していった。

　このあいだ、カーン医師に対してももう一つ検討されたのが、未承認治療薬ジーマップの使用であった。三章で書いたようにジーマップは当時、有力視されていた開発段階の治療薬である（☞83頁）。カナダ政府の運営する検査ラボに、三錠だけ確保されていた。検査技師が感染したときのために備えてあったのだという（Walsh & Johnson 2018: 123）。当時はまだ動物実験でしか効果が認められていなかった。ヒトに投与された前例はない。その薬を使ってもよいという許可がカナダから出た。しかし、果たして使ってよいのだろうか。

　ＭＳＦは躊躇した。副作用で死亡するかもしれない。そして、人に投与したことのない薬を投薬してよいのかといった倫理的な問題もある。

　さらに、政治的な懸念もあった。

もしジーマップを投与した後にカーン医師が死亡した場合、新薬の評判に大きな影響を与え、製薬会社に大きな損害を与えるかもしれない。さらには、ＭＳＦの評判が下がり資金集めがうまくいかなくなるかもしれない。そうなれば世界中に展開する支援活動にも支障をきたすかもしれない。ジーマップの投与は、ＭＳＦの世界的な評判を左右しうる。

現場にいたＭＳＦのスタッフたちは、こう決断した。

ジーマップを投与しない。

オデンプセイ医師は、その決定がなされた会議に参加していた。彼は「ＷＨＯから派遣された医師である私が責任を負うという形でジーマップの投与をできないか」と提案した。しかし、ＭＳＦ側はその提案を拒否した。一人の臨床医が自らの意思で投与したという弁解が通じる問題ではないからだ。結局、ジーマップは投与されなかった。カーン医師に対しては、ジーマップを投与すべきかどうかの議論があったことさえ告げられなかった。オデンプセイ医師はケネマへと帰る際、カーン医師と面会したが、そのときにもジーマップのことを隠した（O'dempsey 2017: 181）。

皮肉だったのは、カーン医師が死亡した三日後、二人のアメリカ人にジーマップが投与されたことである。三章で記したようにアメリカからリベリアへとジーマップが空輸され、彼らはそれを飲んだ。この二人はジーマップの投与後、アメリカへと緊急搬送され、そこで回復を遂げている。

これらの事件があった少し後の八月一一日にＷＨＯは未承認薬の使用を容認する声明をだした。特定の条件を満たしているのであれば、未承認薬を使用することも倫理的に認められるという（WHO 2014f）。

なお、ＷＨＯは緊急搬送の指定業者の変更も忘れなかった（O'dempsey 2017: 183）。

カーン医師の死亡とシエラレオネ社会

七月三〇日、すなわち、カーン医師が死亡した翌日、シエラレオネ政府は緊急事態宣言を発令した。コロマ大統領はその声明を以下のように始めている（Government of Sierra Leone 2014）。

シェイク・ウマル・カーン医師は我が国におけるエボラ危機での戦いで命を落とされました。私は国民の皆様に、彼を含む国家的英雄たちの死に対する悲しみを、彼らの家族と共有することをお願いしたいと思います……

その言葉の後、コロマ大統領は緊急事態の発出を宣言した。

有名人が死亡することは社会に大きなインパクトを与える。日本でも二〇二〇年三月、一人のコメディアンが死亡したことで、人々が新型コロナウイルス感染症に対して真剣に捉えるようになった。それと同様に、カーン医師の死亡はシエラレオネの人々に大きな影響を与えた。どうやら緊急事態宣言よりも、カーン医師の死亡の方がインパクトが強かったようだ。私の友人（シエラレオネの一般人）は次のように語っている。

最初、人々はエボラなんて信じなかった。人々は呪術だとか、生物兵器だとか噂しあった。しかし、有名な医師が亡くなった後、人々はまじめに考え始めた。実はエボラは本当にあるんじゃないかってね。[4]

言うまでもなく有名な医師とはカーン医師のことである。

［4］筆者による聞き取り。二〇一五年八月一九日、携帯電話を通して。

医師たちのショックを記した文献もある。フリータウンのコノート病院（Conaught Hospital）で働くイギリス人医師オリバー・ジョンソンはカーン医師が亡くなった後の同僚の落ち込みようを次のように記している（以下は彼の著書から要約したものである）（Walsh & Johnson 2018: 134–148）。

フリータウンの医療界は八月に入ってもカーン医師の死亡がもたらしたショックを引きずっていた。コノート病院のベテラン医師の多くの者はカーン医師の親しい友人であった。……同僚のコール医師はカーン医師が亡くなるまでエボラの疑い事例を診察していた。八月一日金曜日、彼はチーム・ミーティングに現れなかった。私は彼を探しに行った。彼は私に「エボラ担当でいるのはリスクが高い。今の仕事を降りたい」と語った。私は彼を説き伏せた。彼がいなければコノート病院がまわらないこと、そして、もし手順さえ守ればリスクは少ないことを彼に説明した。……

シエラレオネには医師が少ない。そのため、皆が知り合いである。知り合いが亡くなったことのショックは容易に想像できる。

四　感染拡大のパターンを読み解く

カイラフン県やケネマ県で感染が拡大した後、エボラ出血熱はその他の地域へと飛び火した。そのパターンはこれまでのパターンと同様である。すなわち、農村部で発生した感染者が都市へと集まり、都市でエボラ出血熱が拡大した。その都市からヒトが移動をすることにより、さらに周辺の農村や別の都市へと拡大した。このパターンの繰り返しでエボラ出血熱は拡大したのである。

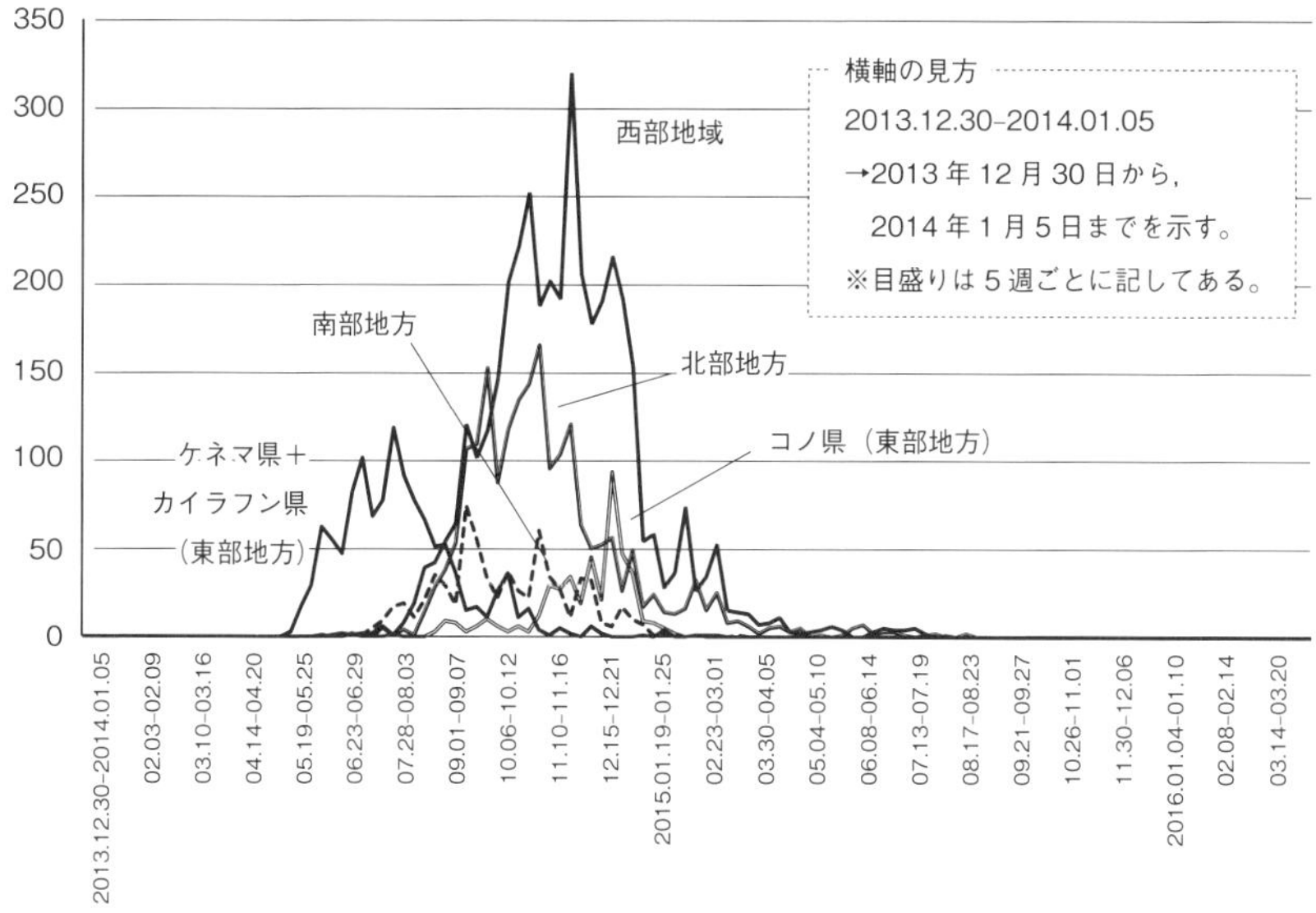

図 5-2　シエラレオネの県・地方別新規感染者数（一週間ごと）
出典：WHO（2016c）に基づき筆者作成

統計からみえてくる感染拡大のパターン

そのことは統計からも読み取れる。図５－２は任意の県や地方の新規感染者を週ごとに示したグラフである。顕著に傾向が見て取れる県や地方をピックアップし、検査で陽性が確定した件数のみを示した。注目してほしいのは、それぞれの地域におけるピークがずれていることである。六月から八月にかけてはカイラフン県、そして、ケネマ県が流行の中心となった。その後、九月から一二月にかけては北部地方、および、西部地域（首都およびその近郊）が中心になった。このグラフからも、感染は一つの場所で続いているわけでなく、感染の中心地が移動していることがわかる。

感染のピークは長続きしない

このグラフからもう一つ指摘できることがある。それは、感染のピークが長続きしないことである。県別にみても、短い県では一カ月ほど、長い県でも数カ月で感染者が激減している場合がほとんどである（西部地域では例外的に感染が長期間にわたったが、それは人口が多いことが関係している）。そのことが意味するのは、感染が拡大した後には、感染を抑えるための何らかのメカニズムが働いていることである。結論を先取りすると、人々は自らの経験からエボラ出血熱の危険性を学び、自発的に対処しているのである。

そのことを表す事例を文化人類学者ポール・リチャーズらの論文から紹介したい（Richards et al. 2015）。その舞台はモヤンバ県のフォボ（Fogbo, Moyamba District）という町である（特に場所は示さないが、図4‐2からモヤンバ県の位置だけ把握してほしい）。フォボの人口は五〇〇人ほどであり、コリ首長区（Kori Chiefdom）の中心地であった。フォボの町でエボラ出血熱の流行が判明したのは八月初旬である。以下にカイラフン県のダルからフォボへとエボラ出血熱が到達する過程も含めてフォボの経験を記す（上述のようにダルは五月下旬以降、一人の看護師から感染が広がった町である）。

感染が拡大しているダルからケネマへと一人の少年がやってきた。父を訪ねるためであった。なぜ彼が父を訪ねたのかは不明である。この少年は、ケネマで深刻な症状に陥り、ケネマ政府病院に入院した。この少年は数日後に死亡した。その後、父にも少年と同様の症状が現れた。彼はすでにエボラ出血熱のことを知っていた。感染がバレると入院しなければならないと彼は考えた。彼は故郷に帰ることにした。

このとき、彼がどう考えていたのかはわからない。単に「看病を受けるなら故郷がいい」と思ったのかもしれないし、「死ぬ前に故郷に戻らないと遺体の搬送で親族に迷惑をかける」と思ったのかもしれない。

このとき、すでにケネマには移動制限が出ていた。彼は検問を迂回して故郷のフォボへと辿り着いた。フォボの人々はエボラ出血熱のことをまだ知らなかった。男性は姉（妹）のソウェイに看病を受けた〔筆者注――原文は sister〕。ソウェイは村のなかでも女性をまとめる指導的な地位にあり、伝統的医療の知識もあった。彼の看病に当たったソウェイは、数日後に体調を崩した。地域医療官が呼ばれ、診察がなされた。そのとき、血液が採取されエボラ出血熱の検査に回された。しかし、その結果が出る前に彼女は死亡した。町の人々は
「これはエボラによるものに違いない」
と結論づけた。

町首長は政府の医療保健担当官に電話で連絡し、遺体の措置を任せたいと依頼した。しかしながら、埋葬チームはすぐに駆けつけることができなかった。そこで医療保健担当官は町首長に対して「遺体は埋葬してかまわない。ただし、感染に留意をしたうえでのことである。遺体を洗ってはいけない」と告げた。

しかし、その指示に反対する者が現れた。フォボにおけるソウェイの社会的地位は高い。葬儀はきちんとするべきだと主張する人々もいた。その人々たちは自分たちの意見を押し通し、ソウェイの身体を洗い清めた。

その後、町首長の妻が死亡した。引き続き一六人の女性と一人の男性が死んだ。九月上旬までは毎日誰かが死ぬという状況だった。誰も遺体を埋葬しようとしなかった。フォボの人々は埋葬チームが来るのを待った。彼らが来たのは三週間後だった。そのときまでに人々は町を捨て、畑で暮らした。

たいていの場合、畑は町や村から数キロメートル以内に位置し、休憩をしたり食事をしたりするための小屋がある。人々はそこへと逃げたのだ。

この記述から読み取れるのは、人々は当初、エボラ出血熱の存在を信じていなかったものの、その拡大を目の当たりにし危険性を理解したことである。一度エボラ出血熱の存在を信じると、リスクのある行動は避け、行政の指示に従い、自発的に取りうる措置を取った。

フォボの事例に限らず、人々は「これはヤバい」と認識すると、感染予防に関しての情報を自ら入手し、それに従って行動するようになった。ピークは長続きしないことの背景には、人々の行動変容があったのである。

五　首都圏で猛威を振るうエボラ出血熱

ここまでエボラ出血熱がシエラレオネで拡大する経緯について記述してきた。しかし、その記述はここまでとする。なぜなら、経緯を詳細に記述しても同じパターンを繰り返すだけだからだ。都市をハブとして周辺の農村に広がり、そこから別の都市へと至る。それだけである。そこで本章では、例外的に人口規模の多い西部地域（首都フリータウン、および、その周辺）の状況を取り上げて、締めくくることにしたい。

フリータウンでの拡大

図5-2（☞175頁）から読み取れるように西部地域では、他地域よりも長期間にわたりピークが続いた。人口が密集しているからである。前述のようにシエラレオネの地方都市は極めて小さい。人口は多くても二〇万人である。首長区の人口も少なく、たいていの場合、一つの首長区には数万人しか住んでいない。それに対して西部地区には約一五〇万人が住んでいる。一軒家に数世帯が暮らしている家屋も珍しくない（大家が部屋単位で貸しているからである）。人と人とが触れ合う機会も多いし、人々の往来も激しい。

図5-2を見てもわかるように西部地域では、急激に感染が増えた。西部地域で最初の感染者が見つかったのは六月中旬である。ケネマを訪問した外国人による感染であった。それ以降、西部地区では、毎週数人の感染者が見つかった。多くはケネマ県やカイラフン県から移動した者であった。八月に入ると感染者は毎週数十人規模にまで増えた。さらに一〇月には毎週二〇〇人を超えるようになった。支援活動のためにフリータウンに滞在した日本人は、「九月頃から空気が変わってきましたね。その頃には救急車のサイレンが朝から晩まで鳴り響いていました」と語っている。

七月三〇日に緊急事態宣言が発出されると、市民の生活にも制限がかけられることになった。学校は閉鎖され、人々の足であるバイクタクシーは朝六時から夜六時までに制限された。乗り合いバンやタクシーも人数制限がかけられた。普段、これらの公共交通機関はぎゅうぎゅう詰めなのだが、エボラ危機時には乗客同士が触れないように人数制限が課された。たとえば、乗り合いタクシーにはセダン型の乗用車が使われる。バスのように行き先が決まっており、同じ方向に向かう人が乗り合わせる。こうした車には平時、助手席に二人、後部座席に四人の乗客を乗せる。非常事態宣言が出された後は助手席一人、後部座席二人までと制限された。レストランや商店も一九時の閉店を要請された。このときに潰れた店も多かったそうだ（ただし、薬局は繁盛したらしい）。なお、市民の台所である市場は閉じるわけにはいかなかった。首都でさえ電気が十分通っていないため、人々は毎日、生野菜や生魚を買いに行かなければならないからである。もちろん、市場にものを運び入れる流通経路も機能していたことは言うまでもない。

フリータウン市内の病院

感染者が増えるにつれてフリータウン市内の病院でも緊迫した状況に陥った。その様子をイギリス人医師オリバー・ジョンソンは克明に記している（Walsh & Johnson 2018）。ジョンソン医師は、イギリスによる医療援助の一環としてシエラレオネに派遣され、エボラ危機前からフリータウンの中心部に位置するコノート病院で働いていた。コノート病院は第三次医療機関にあたり、シエラレオネで最も高度な医療が提供される病院の一つである（☞125頁注）。ジョンソン医師は、その救急救命部門で働いていた。無論、彼の同僚は、シエラレオネ人医師や看護師である（Walsh & Johnson 2018: 22-32）。

エボラ出血熱がギニアで発生したという知らせを受けて、コノート病院の救急救命部門では隔離病棟が設置された。医療従事者にも研修を受けさせ、エボラ出血熱が疑われる患者を受け入れる準備を整えた。感染の疑いのある者が病院を訪れた場合、隔離したうえで検体を採取した。当初、その検体は、ケネマ、あるいは、カイラフンにある検査ラボへと車で運ばれた。検査ラボでの検査結果はメールで返ってくる。陽性が確定した患者はケネマ県やカイラフン県にある治療施設に送られた（Walsh & Johnson 2018: 63–65）。

カイラフン県やケネマ県で感染が広がってからは、コノート病院でもエボラ疑いの患者が増え、一日に二―三人を隔離病棟に収容しなければならなくなった。ジョンソン医師の手記のなかで印象的だったのは、オートバイにまたがった兄が自分も血だらけになりながら、出血症状を呈した弟をコノート病院まで連れて来た話である。その他にも、人材不足から当直をする者がいなくなり、隔離施設を施錠することで患者が外に出ることを防いだという話もあった。感染疑い例が増えるにつれ、コノート病院でも隔離病棟の病床を増やす必要に迫られた（Walsh & Johnson 2018: 103–116）。

ジョンソン医師によると、陽性確定患者を搬送するときによく揉めたという。フリータウンの住民にとって、カイラフンやケネマは行ったこともない場所だった。知り合いもいないし、死ねばその地で埋葬されることになる。フリータウンからケネマは約三〇〇キロメートル離れており、車で四時間半の道のりである。カイラフンはその先、さらに三時間を要した。さらに、治療施設で亡くなった患者の遺体を出身地に返すという余裕はなく、治療施設の近くに埋葬していた（逆に、カイラフン県出身の公務員がフリータウンで感染した後、親戚がいるからとカイラフン県の治療施設に入ることを強く希望し、そこで亡くなった例もあった）（Walsh & Johnson 2018: 189）。

重症の患者が移動中に死亡することも少なくなかった。ジョンソン医師の手記のなかで衝撃的だったのは、新米の看護師がエボラ出血熱に罹患したときの出来事である。彼女は八月末に発症した。エボラ出血熱ではないことを祈りつつ、検体を採取し、検査ラボへと送った。次の日の午後にメールで送られてきたリストをみると、彼女の名前の隣に「陽性」と記されていた。彼女はケネマの治療施設に運ばれることになり、一台の救急車に乗せられた。救急車には、この看護師の他に、もう一人、同世代の女性が乗せられたという。この救急車がコノート病院を出発するとき、ジョンソン医師はケネマの医師に「彼女のことをよろしく頼む」と電話で伝えた。その翌日、ジョンソン医師が知らされたのは彼女が道中で死亡したことであった。しかも、ケネマに到着した際に救急車のドアを開けると二人の患者がどちらも床に転げ落ちていた。すでに二人とも死亡していたという。どのファイルがどちらの患者のものかわからなくなった。この二人は「フリータウンからの身元不明者」としてケネマで埋葬されたという（Walsh & Johnson 2018: 165–169）。

フリータウンでは、九月あたりまでは物資不足や人材不足で混乱が続いた。しかし、九月に入り、国際社会が本格的に危機感をもつと状況は改善した。前述のように九月半ばにはＵＮＭＥＥＲ（国連エボラ緊急対応ミッション）の設置が決められ（☞86頁）、大国も相次いで大規模支援を表明した。こうした支援もあり、九月以降に状況は改善に向かう。隔離施設や治療施設が次々と設置され、予防のための対策も進んだ。こうしてシエラレオネは危機を脱したのである。

第六章　コネとカネで確立させたエボラ対策

では、シエラレオネでは、エボラ危機をどのように終息させたのか。本章では、そのプロセスを詳しく論じる。三章で論じたように、九月以降、国際社会は西アフリカ・三国への支援を増やし、それ伴い状況は改善に向かった。その流れはシエラレオネでも例外ではない。

結論を先取りすると、国際的な主体から一般人までが、それぞれの役割を果たすことでエボラ出血熱は封じ込められた。エボラ対策に当たったのは、国際機関、二国間援助機関、国際NGOといった国際援助機関だけではない。保健衛生省をはじめとしたシエラレオネ政府の各機関（各省庁や軍・警察）も役割を担った。さらには、国内のNGOやCSO、ひいては、一般の人々にも一端を担わせた。国内外を問わずさまざまなアクターに役割を割り振ることで全体として機能させたのである。

本章で特に注目したいのは、一般の人々の動員である。エボラ対策に長年従事してきたイギリス人医師、クリス・レインによると、エボラ出血熱を封じ込めるためには、人々にエボラ出血熱の存在を信じ込ませ、協力をあおぐことが不可欠であるという（Walsh & Johnson 2018: 98）。少なくとも、ウガンダやコンゴ民主共和国ではそうであった。本章では、西アフリカ・エボラ危機も例外ではなかったことを示す。特にシエラレオネに注目して、一般の人々を含めたうえでのエボラ対策システムがいかにして構築されたのかを記したい。

一　中央の体制の変化：政府レベルの指揮がうまく機能するようになった

一般人を動員するには、カネやモノが必要である。エボラ危機時には多くのボランティアが動員されたが、彼らは「有償ボランティア」であった。給与が支給されたのである。さらには、一般の人々ができる仕事を作り出すためにも、カネとモノが必要であった。というのは、カネとモノを使ってエボラ対策システムを構築しなければ、一般の人々にあてがう仕事もないからである。たとえば、救急車の運転手、埋葬チーム、治療施設や隔離施設における雑用係といった人材は、エボラ対策システムが確立することによって、はじめて必要となる。救急車がなければドライバーは運転できないし、防護服や消毒液、遺体収容袋などがなければ、埋葬チームがいたとしても、安全な埋葬をできるはずがない。さらに、彼らに対して、エボラ出血熱に関する知識を叩き込む必要があった。すなわち、研修が必要である。研修を実施するためにもカネが必要であった。

九月以降、必要なカネやモノは国際社会から提供された。みていきたいのはシエラレオネ国内で、それを使うためにどのような体制が作られたのかである。

カネとモノを分配するためのシステム

国際社会から投下されたカネやモノを効率よく分配するためには、国内レベルでの調整・分配機能が必要となる。シエラレオネ政府はイギリスの支援のもと、その機能を遂行する組織を作り上げた。

エボラ危機の当初、シエラレオネ政府の指揮系統はあまり効率的ではなかった。エボラ出血熱が発生した直後（二〇一四年三月）に保健衛生省の主導で設置された国家エボラ対策諮問委員会がうまく機能しなかったのは前章で述べた通りである（☞150頁）。その後、何度かの組織改革が実施されたものの、あまり状況は変わらなかった。大幅な改善をみせたのは、二〇一四年九月にイギリスが介入してからである。

　イギリスはかつてシエラレオネの宗主国だったこともあり、平時でもシエラレオネにとって最大の援助供与国であった。そのイギリスが大規模な緊急支援を展開したのである（Ross et al. 2017）。シエラレオネ政府とＷＨＯの要請を受けたイギリスは、九月八日、シエラレオネへの介入を表明した。その支援はＤＦＩＤ（イギリス開発庁）が主導し、イギリス軍も関与するという。治療施設の建設と運営のためにイギリス軍から七五〇名が派遣された。また、イギリス軍の所有する傷病兵収容艦アーガスがシエラレオネへと派遣された。アーガスは三機のヘリコプターを搭載できた。それらのヘリコプターは、支援要員を遠隔地に派遣したり、医療物資や食料支援を輸送したりするのに使われた。さらにイギリス軍は、ＷＨＯの活動を支援するために追加で五〇〇名を派遣している。

　しかしながら、受け入れ側の指揮系統が非効率では、援助を提供しても無駄が重なる。イギリスは、さらに踏み込み、シエラレオネ政府が作り上げた指揮系統そのものにもテコ入れした。その際、目指されたのは、さまざまな組織や団体が協働できるような体制作りである。九月とはちょうどＵＮＭＥＥＲ（国連エボラ緊急対応ミッション：☞86頁）が設立された時期であり、ＵＮＭＥＥＲとの協力体制も目指された。イギリスからの支援に対して、シエラレオネ側の受け入れパートナーとなったのは、それまで指揮権を有してきた保健衛生省ではなく、新たにシエラレオネ国軍が選ばれた（Ross et al. 2017）。

　シエラレオネ国軍に指揮系統が移譲された理由は二つある。第一に、軍の指揮系統が緊急時に有効だった。軍は上意下達の明確な命令系統を有し、迅速にオペレーションを実施する能力をもつ。事実、指揮権が移行して以降、シエラレオネ国軍は、治療施設の建設や研修施設の設置など矢継ぎ早に必要な措置を講じた。第二に、当時の防衛大臣アルフレッド・パオロ・コンテ（Alfred Paolo Conteh）が、イギリス通だったことがある。コンテは、一九七九年にシエラレオネ国軍に士官候補生として入隊し、その後、一〇年ほど軍務に就いた。一九八〇年代半ばにイギリスへと移り、二一年間そこで暮らした。そのあいだ、法学の学士号と修士号を取得している。新しく発足するコロマ政権で防衛大臣になるため二〇〇七年にシエラレオネへと呼び戻された。[1] こうした経緯からコンテ防衛大臣は、イギリスに精通していた（Forestier et al. 2016; Ross et al. 2017）。

指揮系統の改革は、ＤＦＩＤが主導しつつ、イギリス国軍が深く関与することで進められた。言及しておかなければならないのは、そのあいだに、シエラレオネ側の人材強化も実施されたことである。シエラレオネには能力をもつ人材が限られていた。なぜなら優秀な人材がいても先進国に出てしまうからである（いわゆる頭脳流出である）。新しい組織を運営するために取られたのは、海外から能力をもつシエラレオネ人を呼び戻すことだった。指揮系統の中核ともいえる状況分析室（situation room）には、イギリスから呼び戻された金融アナリストが責任者として就任した。データ分析や情報マネジメントの腕を買われたのだという。また、対策立案や体制移行準備チームの長にも、イギリスから呼び戻されたシエラレオネ人が就任した。こうした人材を探してきたのはコンテ防衛大臣だといわれている（Ross et al. 2017: 17）。

イギリス主導の組織改革は、二週間半というわずかな期間で実施され、その結果、国家エボラ対策センター（National Ebola Response Centre）が設立された。略称はＮＥＲＣである。一〇月一八日、アーネスト・バイ・コロマ大統領がその設立を公表した。[2] ＮＥＲＣのトップはコロマ大統領とされたが、実質的な指揮権を担う最高責任者には、コンテ防衛大臣が就任した。イギリスとうまく付き合うことができるからだった。イギリスは最初の数カ月はＮＥＲＣに深く加担していたものの、徐々にその関与を弱めた。[3] ただし、運営資金に関しては、その経費の大半を負担した。その他にもＣＤＣやＵＮＭＥＥＲが運営資金の一部を負担している。ＮＥＲＣの設立によってエボラ出血熱対策は軌道に乗った。さまざまな機関の業務調整が可能となり、支援物資や支援金の分配も可能となった（Forestier et al. 2016; Ross et al. 2017）。

支援物資の急増

支援物資は海外から次々とやってきた。フリータウンのキッシー（Kissy）地区には、多数の物資保管庫が設置された。この地区には地の利があったからである。まず、キッシー地区には埠頭があった。エリザベス二世埠頭（Queen Elizabeth II Water Quay）という。この埠頭はシエラレオネ唯一の深水港であり大型船が接岸できた。コンテナの積み下ろしをするための大型クレーンもあるため、シエラレオネへと運ばれる貨物は平時からここに降ろされていた。それに、キッシー地区は、ルンギ国際空港からのアクセスもよい。支援物資のなかには空路で持ち込まれたものも少なくなかった。ルンギ国際空港はフリータウンから見ると湾を挟んだ対岸にある。空港から物資を運ぶ場合、湾を横切ってキッシー地区に運び入れることが可能である。さらには、キッシー地区は首都フリータウンから地方へと向かう幹線道路上にあった。フリータウン市街は小さな半島の突端にあり、数キロメートル四方に収まるほどの規模である。フリータウン市内は道が狭く、渋滞がひどい。そんな場所に国家の中枢機関や国際機関が集まっている。そんななかに倉庫を作れば渋滞で時間を浪費してしまう。それに対して、キッシー地区は半島の付け根にある。西に向かえばフリータウン市街に入り、東に向えば、シエラレオネ全土へつながる道路網へと接続する。すなわち、キッシー地区は、物資を地方へと持ち出すにも、フリータウン市街へと運び入れるにも便利な場所だった。

シエラレオネ政府やユニセフ（国連児童基金）、ＷＦＰ（世界食糧計画）はキッシー地区にある倉庫を借り上げたり、

［1］シエラレオネでは選挙戦のために海外移住者に資金提供を求め、その見返りとして政権内でのポストを用意することがよくある。ただし、彼の場合がそれに該当するかは不明である。

［2］イギリスはＮＥＲＣの運営のための経費の多くも負担した。ＮＥＲＣの運営資金は複数の支援機関が拠出しており、イギリスの他にもＣＤＣやＵＮＭＥＥＲが一部を負担している。

［3］イギリスはエボラ危機が終息するまでシエラレオネに駐留し続けたもの、エボラ対策の主導権はシエラレオネ政府の機関であるＮＥＲＣが取ることになった。

巨大テントを張って倉庫にしたりした。その他にも、WHOはフリータウン各所に倉庫を設置した。シエラレオネ国軍の倉庫も活用されたという。支援物資はこれらの倉庫から各地へと分配されることになった[4]。

二　カイラフン県における人々の動員

一般の人々の動員はこうした支援が入ってきてから本格化した。とはいえ、NERCが設立されるまで一般の人々の動員がみられなかったわけではない。すでにカイラフン県での流行時には、現場レベルでの動員はみられた。その担い手となったのが最高首長である。最高首長を頂点とする首長区の指導層は、首長区内で自発的にエボラ対策を実施したのである。

ジェウェイ首長区

そのなかでも、後にモデルケースとされたのがジャウェイ首長区の取り組みである。前章のおさらいをすると、ジャウェイ首長区は、最も早い段階でエボラ出血熱の拡大に巻き込まれている。コインドゥのコミュニティ保健センターで働く看護士Mが、ダルのコミュニティ保健センターに入院し、そこで死亡した。そこから感染はさらに拡大した。最高首長の妻は看護師Mを見舞ったことで感染した。そして、たまたまダルで開かれていた研修に参加していた医療従事者たちも感染した。さらには、看護師Mの葬儀を通して二つの村でも感染が広がった（☞159頁）。ジャウェイ首長区はこのような悲劇に見舞われたものの、その背後ではエボラ出血熱の拡大を止めようという動きがあった。以降、人類学者ポール・リチャーズの著書『エボラ――いかに人々の知識が感染を止めたのか』（*Ebola: How a People's Science Helped End an Epidemic*）、および、筆者が実施した聞き取り調査に基づいてジャウェイ首長区での取り組みをみていきたい（Richards 2016: 126–132）。

当時の最高首長はムサ・カロン（Musa Kallon）と呼ばれる男性であった。彼は、医療の知識をもっていた。若いときに看護師や薬剤師の資格を取り、フリータウンの検査ラボで検査技師として働いた経験ももつ（シエラレオネでは、血液検査でマラリアや細菌感染などを見つけ出すことが一般的であり、検査ラボは珍しいものではない）。また、ジャウェイ首長区ではラッサ熱が発生したことがあったため、カロン首長はウイルス性出血熱についての知識もあった。さらに、ケネマ政府病院で働く医療従事者たちとも顔見知りであったという。エボラ出血熱がギニアで発見されて以降、カロン首長は首長区にエボラ出血熱が入ってくることを常に警戒していた。本来であれば、万全の対策が取れたはずであった。

しかしながら、ジャウェイ首長区は運が悪かった。看護師Mがダルのコミュニティ保健センターに入院したとき、カロン首長はフリータウンに長期滞在をしていた。会議があったのだという。その滞在中、カロン首長は、エボラ出血熱がダルに入ってきたかもしれないという知らせを聞いた。彼はすぐさま地元に電話を架けた。家族と町首長に連絡し、感染者の身体に触れないように告げた。しかし、時はすでに遅く、看護師Mはすでに死亡しており、最高首長の妻も看護師Mを見舞った後だった。

カロン首長は、首長区内の村々の指導層に連絡し、伝統的な埋葬をしないように警告した。しかし、人々はそれに従わなかった。エボラ出血熱は、政府が援助を得るための作り話だと信じ込んでいたからである。「カロン首長も大統領と顔見知りであるから、その共謀者に違いない」と人々は考えた。

特に看護師Mの故郷ンジャラ村では、その傾向が強かったという。葬儀は伝統的な形で実施された。

［4］本記述は複数の聞き取り調査に基づいている。筆者は二〇一七年八月二六日から九月九日にかけてのシエラレオネ滞在中、ユニセフ、JICA、IOM、シエラレオネ保健衛生省の関係者、計五名から話を聞いた。

カロン首長は会議の半ばで退出し、ジャウェイ首長区へと急いで戻った。彼がダルに帰ってきた数日後、妻が発症した。妻が発症した日、カロン首長は近隣の村に出かけていた（つくづくタイミングの悪い人である）。そのあいだに娘が妻を看病した。その後、娘も発症し、二人とも死亡した。妻の発症を受け、カロン首長は自主隔離に入った。すなわち、誰も近寄らせないようにしたのである。この自主隔離の期間中、彼は首長区内で独自のエボラ対策を始めた。

筆者は現地で当時の様子を聞き取った。グマ（Guma）の町首長は、当時の様子を以下のように振り返った（グマは、ジャウェイ首長区にある町の一つである）。

> エボラ出血熱の蔓延がわかったとき、最高首長や長老層（elders）〔首長区で行政にあたる人たち〕は人を集めて会議をもちました。そこで若者からボランティアを募ることに決めました。彼らは感染が疑われる者の家を訪ね、患者やその家族に「何か起きたら病院に行くように」と伝えて回りました。また、ＭＳＦ（☞51頁）の支援を受けて、ダルに隔離施設を作りました。陽性が判明するまで患者を待機させるための場所です。この隔離施設には、他の首長区からやってきた患者も収容されました。今でもフェンスが残っています。その他、我々は、若者を次々と組織しました。啓発にあたるチーム、埋葬チーム、接触者追跡調査のチームを作ったのです。エボラ対策のため救急車も二台提供してもらいました。[5]

救急車は埋葬のために使われたのだという（後に、「なぜ救急車を生きた者のために使わないのか」という批判が出たそうである）。筆者は、その他にも何件かの聞き取り調査を実施したが、それらの情報をまとめると、ジャウェイ首長区では以下のような措置が取られたようである。

第一に、首長区内に適用される独自の条例（by-law と呼ばれる）が制定され、人々の動きを制限した。基本的には「ウロウロするな、家にいろ（Stay at home）」である。子どもが外で遊ぶことも禁じた。シエラレオネ政府は六月一一日にカイラフン県内の学校の休校、国境の封鎖、「映画館」や「飲み屋」の閉店を命じたが（☞162頁）、ジャウェイ首長区では、それよりも厳しい措置を独自に敷いたのである。

第二に、首長区内から若者を集め、エボラ対策チームを結成した。まずは、エボラ出血熱に関する啓発活動を実施したり、病気の者を見つけ出したりするチームを作った。その後も動員を重ね、接触者追跡調査や死者の埋葬のためのチームも組織された。若者らのトレーニングのため、カロン首長は彼らをケネマ政府病院に送ったという。そこで専門家からレクチャーを受け、防護服の安全な着脱方法について学ばせた。埋葬チームが担ったのは、首長区内の隔離施設で検査の結果を待たずに死亡した者や、自宅で死亡した者たちの埋葬であった（陽性が判明した者は、隔離施設からケネマやカイラフンにある治療施設へと運ばれたからである）。これらの措置を実行するために、さまざまな組織からの協力を得た。MSFからは、消毒液やそれを入れるバケツが提供された。その他にも、埋葬チームが使うための救急車や死体袋が国際援助機関から提供された。

第三に、エボラ出血熱のことを周知するため、コミュニティ・ラジオで啓発放送が行われた。シエラレオネではラジオは広く普及しており、広く人々のあいだで聞かれている。特に地元の情報を流すコミュニティ・ラジオは広く普及している。それを使ってエボラ出血熱に関する啓発活動を行った。

第四に、県議会議員（District Councillor）も人々を啓発するために動員された。県議会は県単位で設置されている（例外として、西部地域では農村区と都市区それぞれに農村区議会［district council, western area, rural］とフリータウン市議会［Freetown city council］が設置されており、それぞれが県議会と同等の地位にある）。その議員は地元の選挙区から選ばれた者であり、地元に住み続けている。月一回の議会に出ることが義務だそうだ。ゆえに、県議会議員はコミュニティの人々と深いつながりがあるし、県行政とも関わりがある。ジャウェイ首長区から選出された

［5］二〇一六年九月三日、ダルにて。

議員たちは人々を訪ねて回り、エボラ出血熱に対する啓発活動を実施したり、疑い症例がないかを探したりした。もちろん、議員も人である。エボラ出血熱が何かを十分理解できないまま、感染と隣り合わせにある生活を送っていた。カイラフン県議会議員であるモハメド・サノ（Mohammed Sanoh）議員は筆者に対してこう言った。

「生物兵器か呪いかは知らないがエボラは確かに存在した。我々はそれを防いだんだ」

さらにサノ議員は次のように続けた。

私は葬儀に立ち会ったり、体調を崩した人を訪ねたりした。その仕事をしているあいだ、エボラに罹るのではないかと怯えながら過ごした。しかし、人々を訪ね、エボラ対策をするのは議員の役割である。しないわけにはいかない。私は呪医が調合する薬草を毎日飲んだ。あるとき、二日ほど頭痛が続いた。知り合いに看護師がいたので、その人に電話で相談すると、とりあえず水を飲めと言われた。当時は診療所も薬局も閉まっていた。幸いにも私はいまここにいる〔今まで生きている[6]〕。

ちなみに、サノ議員は上述の話をしてくれた後、「エボラ出血熱が蔓延した村を案内してもよい」と申し出てくれたので翌日、行くことにした。しかし、その日の夜中、筆者は高熱を出した。急遽、予定を切り上げ病院に行くことにした。それが本書冒頭で記したケネマ政府病院でのストーリーへとつながっていく。

いずれにせよ、ジャウェイ首長区では、カロン首長を中心とした長老層が、地元の人々を動員してエボラ対策を実施した。国際援助団体もそれに協力することで、ジャウェイ首長区はエボラ出血熱を抑え込むことができた。

マレマ首長区：誰も入れない、誰も出さない

エボラ出血熱の拡大に対して独自の措置を取ったのはジャウェイ首長区だけではなかった。カイラフン県では、そ

れぞれの首長区が独自の手法でエボラ対策を実施した。そのうち特異な例を一つ挙げる。マレマ首長区（Malema chiefdom）である。筆者の調査協力者スパローは、マレマ首長区の出身であった。私はスパローに「ジャウェイ首長区に行きたいから手伝ってくれないか」と頼むと、彼は「では、そのついでに、ぜひマレマ首長区にも来てくれ」という。マレマ首長区は、ジャウェイ首長区と隣接しながらも、一人の犠牲者も出さなかったという。そこでジャウェイ首長区に行く前にマレマ首長区に滞在することになった。

まず話を聞いたのは最高首長ラミン・ゲバオ（Lamin Pamly Ngevao）氏である。ちなみにゲバオ首長は、スパローの血筋とは異なり、別の支配家系に属する。マレマ首長区には三つの支配家系がある。スパローによると「あいつの家系は、本来、ウチの家来だったのにイギリスとの交渉でうまいことやって支配家系の地位を得たんだ」とのことだ。偶然ながら、ゲバオ首長も看護師の資格をもっていた（支配家系は高学歴が多いが、看護師ばかりというわけではない）。ゲバオ首長は筆者に対してこう語った。

> エボラ出血熱がカイラフン県に入ってくるのを聞くと、私は首長区の首長たち〔町首長・セクション首長など最高首長の下位にいる首長〕を集めて会議を開いた。

その会議には、各レベルの首長の他にも、県議会議員、イスラム教とキリスト教の宗教指導者、首長区の女性代表が含まれていたという。その会議で決定したのは、「誰も出てはいけない、誰も入ってはいけない」ということだった。ゲバオ首長は続けた。

---

［6］二〇一六年九月三日、ダルにて。

我々は首長区内での移動を禁止し、オートバイの利用も禁止した。市場も閉鎖した。呪医には伝統的な治療をしてはいけないと指示した。首長区の封鎖は徹底した。お前のような白人[7]も、お前のブラザー〔筆者注――スパローのこと〕も当時は入ることを許されなかった。人の出入りを監視するために私は若者を動員し、検問を設置した。やぶ小道にも検問を敷いた。我々のブラザーやシスターがフリータウンから里帰りしても我々は追い返した。[8]

マレマ首長区では、隣接するジャウェイ首長区でのエボラ出血熱拡大を受けて、首長区を外界から遮断したのである。車道だけではなくやぶ小道にも、若者を配置して人が出入りしないように見張った。別の住民は「都市に住んでいるヤツが、一人だけこっそり帰ってきたことがあった。しかし、そいつは一晩で見つかり、追い返された」と語る。さらに別の者は

当時は白人がウイルスをばらまいているという噂があったため、白人が首長区に入ることは許されなかった。白人の乗ったジープを投石したこともあった。

と語った。ただし、政府や国際援助機関からの支援は受け取っていたようで、バケツや消毒液の他に、オートバイ二台を支援してもらったとも聞いた。[9]

厳格な封鎖が可能であったのは、マレマ首長区がサブシステンス経済（自給自足経済）に依存していたからである。貨幣で買わなければならないものは驚くほど少ない。たとえば、スパローの実家では、四‐五〇羽の鶏を放し飼いにしており、近くの河で漁もしていた。周辺には畑や稲田も広がっている。滞在中に筆者に提供された食事のなかに買ってきた食材はほとんどなかった。お金を出して購入したのは、塩や調味料くらいである。こうした生活状況から首長区の遮断も現実的な選択肢だった。

とはいえ、買わなければならないモノもたまにある。皿や鍋、衣服などである。物資の調達に関して、ゲバオ首長はこう語った。

マレマ首長区とケネマを往復する乗り合いバンがある。普段は公共交通機関になっているバンだ。その運転手と車掌を買いつけ係に任命し、彼らに物資の購入をお願いした。この二人だけ首長区の出入りを許可したのだ。住民の欲しいものをリストアップし、お金を払い、モノを運ばせた。もちろん、彼らが入ってくるときは手を洗わせ、体温を計った。

「誰も入れない、誰も出さない」という措置が続いたのは半年ほどだったという。二〇一五年一月二二日にカイラフン県でエボラ終息宣言が出されると規制を緩和した。乗り合いバンが乗客を乗せて首長区にはいることも許可した。首長区への出入りが許可されたのである。それでもなお、首長区が独自に張った検問は維持し、乗客の体温を測り、手を洗わせたという。この措置はシエラレオネ全国レベルでのエボラ終息宣言が出るまで続けられたとのことだ。

首長区を支援する国際援助機関

上述の二つの事例は、首長区が独自の対策を取ったことを示している。特にジャウェイ首長区では国際援助機関からの支援を積極的に利用した。国際援助機関による報告書や記述をみると、こうしたローカルな取り組みに対して国際援助機関も積極的に支援する姿勢を取ったようだ。そのことはWHOの広報記事「カイラフン県はいかにエボラを

［7］シエラレオネをはじめサハラ以南アフリカでは、アジア系もヨーロッパ系と同様、白人と呼ばれることがよくある。
［8］二〇一六年九月二日、ジュジュマ（Jojoima）にて（ジュジュマはマレマ首長区の中心地である）。
［9］いずれも二〇一六年九月二日、ジュジュマにて聞き取り。

撲滅したか」からも見て取れる（WHO/Africa 2014）。以下では本記事に基づいて、カイラフン県での取り組みを紹介したい。

カイラフン県でのエボラ出血熱の発生を受け、WＨＯは現地にオフィスを設立した。そこで指揮を執ったのはウガンダ人医師ザブロン・ヨティ（Zabulon Yoti）である。彼は次のように語る。

当初、コミュニティの人々による反対が多数ありました。いくつかの地域ではWＨＯのチームが入るのを拒否されました。最初に我々がやったのは、ローカルな指導層やコミュニティを巻き込むための体制作りです。…当初、〔カイラフン県にある〕一四の首長区のうち、四つだけしか県エボラ対策委員会に参加していませんでした。そこで首長区を回り対策委員会に入るように説得したのです。

WＨＯは各首長区をまわることで最高首長を巻き込もうとしたのである。また、WＨＯは宗教関係者も巻き込んだ。モスクや教会で正しい情報を提供してもらうためであった。さらにWＨＯは、カイラフン県で三〇〇名近くのボランティアを動員し、訓練を実施した。感染者追跡調査に従事させたり、疑い症例を見つけたりするためである。訓練のための資金はUＮＦＰＡ（国連人口基金）から拠出された。ボランティアは、それぞれの首長区の裁量で集められた（医療従事者や教員が多かったとのことだ）。彼らは訓練を受けた後、携帯電話が支給されたうえで、各地で業務を実施した。もちろん、このボランティアは有償であり、「給与」が支払われている。WＨＯは最高首長を巻き込み、かつ、雇用をつくり出すことで、ローカルな人材をフルに活用したのだ。もちろん、最高首長にとっては雇用の機会を分配することにつながるため、オイシイ話でもある。

一度、巻き込んでしまえば、信頼を勝ち取ることも難しくはない。こうした措置を取った後は、WＨＯにも地元の情報が入ってくるようになった。「ピーク時には一日二〇件もの情報が寄せられました。その半分程が埋葬された者が感染していたかもしれないという情報で、もう半分がエボラ出血熱を疑われる患者がいるという情報でした」とヨティ医師は語っている。車が四台しかなかったためにすべての情報に対処することはできなかったという。

カイラフン県の成功により、地元の人々を巻き込むというモデルは、後にシエラレオネの他地域でも適用されることになった。特にＮＥＲＣ（国家エボラ対策センター：☞186頁）が設立されてからは、各県で「総動員体制」ともいえるシステムが整えられた。

三　治療体制の拡大

ここで話を変える。エボラ出血熱の拡大に伴い隔離施設や治療施設、検査ラボがいかに新設されたのかについて述べたい。

流行の中心地は移動する

前章で図5-2を用いて確認したように流行の中心は移動している（☞175頁）。新しい流行地には、新しい隔離施設や治療施設、検査ラボを設置する一方で、古いものは閉鎖する必要がある。前述したように、流行発生当初、治療施設と検査ラボの機能を担ったのはケネマ政府病院だけであった。その後、カイラフン県でエボラ出血熱が発生したことにより、ＭＳＦがカイラフンの町に治療施設を設置し、カナダ政府が検査ラボを設置した。

その後、エボラ出血熱は、それ以外の地域に拡大した。当初、他地域での設置は間に合わず、カイラフン県やケネマ県に頼らざるを得なかった。その結果、長距離の移動が迫られた。たとえば、フリータウンでは感染者の発生を受け、隔離施設のみがとりいそぎ設置された。たいていの場合、既存の病院の一部を改装したものであった。患者から採取された検体は車でケネマやカイラフンの検査ラボへと回された。検査結果はメールで伝えられる。陽性が判明した場合、その患者は、ケネマやカイラフンの治療施設に救急車で運ばれた。その後、フリータウンやその近郊にも治療施設や検査ラボが設置されるようになり、状況は改善された。その他の地域でも同様に、新たに施設が作られることで効率的なエボラ対策が可能となった。

治療施設・隔離施設・検査ラボの「分断」

これらの施設に対して指摘しておかなければならないことがある。これらの施設も平時と同様「保健衛生・医療の分断化」を踏襲していたことである。念のためにもう一度説明すると「分断化」とは最貧国の社会サービスに対して複数の国際援助機関が参入することで、国内で一律の施策が取れないことを指す（第三章参照）。

治療施設の運営はさまざまな機関にゆだねられた。いくつかの例を出す。二〇一四年九月一五日、ＩＦＲＣ（国際赤十字赤新月社連盟）は、ケネマ政府病院の代用なる治療施設をケネマに設置した（Senga et al. 2016）。同月一九日、ＭＳＦはボーに治療施設を開設した（MSF 2014d）。シエラレオネ北部（すなわち、ボンバリ［Bombali］県、コイナドゥグ［Koinadugu］県、トンコリリ［Tonkolili］県）に目を向けると、国際医療部隊（International Medical Corps）というＮＧＯが治療施設と検査ラボを設置した（Gleason et al. 2015）。西部地域（首都フリータウンおよびその近郊）には複数の治療施設が設置された（その数は二〇一五年二月の時点で一一におよぶ）。その主な運営主体は以下の通りである（UNMEER 2015）。

ＭＳＦスイス支部
ＭＳＦスペイン支部
セーブ・ザ・チルドレン
中国政府（人民解放軍の医療チームによって構成された）

アスペンメディカル社（Aspen Medical）（保健サービス支援を提供する会社）※
キングスヘルスパートナーズ（King's Health Partners）
（イギリスの医療研究センターで、複数の医療研究機関や病院から構成される）※
※はイギリスによる支援を下請けで実施した主体である

その他にもシエラレオネ国軍の運営によるものや、保健衛生省の運営によるものもあった。

第二に、治療施設で働く人材も、さまざまなところから寄せ集められ、その人件費もさまざまな機関から捻出された。派遣元が異なる医療従事者が一つの治療施設で混在して働くことが通常であった。WHOはGOARN（世界アウトブレイク警告及び対応ネットワーク）を通じて医療従事者を派遣した。ICRC（赤十字国際委員会）も自らのネットワークで各国から医療従事者をかき集めた。さらには各国政府も医療支援要員として医療従事者を派遣した。その結果、給与体系・保険の条件・緊急時の対応計画がバラバラの人材が混在することになった（Elmahdawy et al. 2017）。シエラレオネ人医療従事者に関しても状況は同じであった。国際援助機関が、分担してシエラレオネ人医療従事者の人件費を負担したのである。その結果、「Aさんの人件費はあるNGOが負担し、Bさんの人件費は別の機関が担う」という状況になった。

「分断された」状況は、検査ラボに関しても同じであった。検査ラボは、複数の団体（すなわち、国あるいは国際機関）の支援で、のべ一四ヵ所に設置された。支援を実施したのは、アメリカ、カナダ、イギリス、中国、南アフリカ、EU（ヨーロッパ連合）、AU（アフリカ連合）などである（Zhang et al. 2015）。

カリブ海の島国、キューバからの支援

シエラレオネで特筆すべきなのは、カリブ海の社会主義国キューバからの支援が大きかったことである。キューバ

とシエラレオネのつながりは深い。シエラレオネは平時からキューバによる医療援助を受けており、医療担当官がキューバへ留学することも珍しくなかった。こうした両国の関係は、シエラレオネがキューバと国交を結んだアフリカで最初の国であったことがきっかけで強化されたという[10]。

なぜ医療援助なのかというと、キューバの医療水準が高いからである。キューバは一九五九年に社会主義政権が成立して以来、医療の拡充に注力してきた。その結果、同じ経済水準の国々と比べても医療指標がずばぬけて高い（たとえば、人口あたりの医師数、平均寿命、乳幼児死亡率など）（中田 2010）。そのことは、外交の武器として医療援助を利用するというキューバ政府の戦略に繋がった。たとえば、キューバは低所得国から医療従事者を受け入れ、基礎的な医療に関する訓練を実施している。そのための医学校もあるくらいだ。ある報道（二〇一四年一一月）によると、これまで六六ヵ国五万人以上を受け入れてきたという。また、キューバは自国の医療従事者の海外派遣にも力を入れている。特にハリケーンなど自然災害が発生したときに緊急医療支援団を派遣することを得意とする。医学学校の卒業生が一～二年間、海外で経験を積むことも珍しくない（Sifferlin 2014）。そのキューバが、西アフリカ・三国に大量の医療従事者を派遣することを決定した。三国のなかでもキューバと関係の深いシエラレオネには、大量の医療従事者が派遣された。以下では、シエラレオネに限定して話を進める。

二〇一四年九月には第一陣として一六五名の医療従事者が派遣された（その内訳は一〇〇名の看護師、五〇名の医師、そして、若干名の集中治療専門医、感染管理専門の看護師、社会動員の専門家である）。その規模は一国による派遣として最大規模であった。彼らは六カ月間シエラレオネで治療に当たるという（Aljazeera 2014; Mundasad 2014; WHO 2014p）。

興味深いのは、スペイン語を話すキューバ人医療従事者と、英語を理解するシエラレオネ人とのあいだを架橋したのが、ヨーロッパ人であったことである。キューバ人は英語が苦手であり、シエラレオネ人はスペイン語ができない。それに対して、ヨーロッパ人医療従事者のなかには、学生のときにスペイン語を履修した者も少なくなかった。そうした者がカタコトのスペイン語でやり取りを助けたのだという。

こうした治療施設の状況から見て取れるのは、平時のシエラレオネからの連続性である。四章で前述したように、シエラレオネではさまざまな援助機関が医療制度に介入するために、医療が平時から「分断された」状況にあった。その状況はエボラ危機でも変わらなかったのである。それでも多くの資源や資金、人員が投入されたことで、エボラ出血熱を抑え込むことができた。

治療施設や隔離施設の「見える」化

治療施設や隔離施設では、人々の理解を得るためにさまざまな工夫がなされた。というのは、治療施設や隔離施設の中を見えるようにすれば、一般の人々からの理解を得られるに違いないという判断があったからである。MSFが運営するボーの治療施設に勤務したシエラレオネ人医師、マーティン・カイリ（Martin Kailie）は次のように語っている。[11]

治療施設は外から見えるようにはなっていたが、一般人は中に入れなかった。感染を恐れたからである。しかし、それでは家族が面会することもできない。そこで我々はフェンス越しに面会できるような場所を設置することを提案した。

[10] そもそもシエラレオネは冷戦期に特定の陣営に依拠することなく、バランスを取った外交を取った。一九六一年に独立した後、シエラレオネは宗主国イギリスの方針を踏襲し、西側陣営との関係を深めた。しかしながら、一九七〇年代に入ると東側にも接触し、ソ連やキューバ、中国からも支援を受けた。シエラレオネ政府は、キューバに武装警察を派遣し、軍事訓練を受けさせたこともある。冷戦が終わってもキューバとの関係は維持された。

[11] 二〇一六年九月六日、ボーにて。

治療施設だけではなく、隔離施設での内部の「見える」化もなされた。オープンスペースを確保することで外から見えるようにしたのだという。たとえば、ボー政府病院（Bo Government Hospital）はエボラ危機中も一般病棟として運営されていた。エボラ出血熱の感染疑い例が見つかると、敷地内に設置した隔離施設に患者を一時的に収容したという（カイリ医師によると、そこは「小さな治療施設みたいになっていた」という）。ボーに住む筆者の友人はそれを見た。彼はその様子をこう語った。[12]

人々は実際の患者を見るようになった。ボーの病院にもエボラの病院が作られ〔筆者注――隔離施設のこと〕、人々が運ばれてきた。村人すべてが隔離されたこともあった。人々は病院の中を見ることができた。次々と患者が亡くなっていく姿を目にした。そうした様子を目にして、みんなが「エボラは本当にある」と理解するようになった。

人々は実際の感染者を見ることで、エボラ出血熱の存在を信じたのである。

四　確立するエボラ対策システム

エボラ対策システムの確立は、当初は困難を極めたものの、徐々に整えられていった。その全体像をみていきたい。

エボラ対策システムの概要

エボラ対策システムの全体像は図6-1の通りである。対策は以下のように進む。第一に、感染疑い例が発見された場合、政府のホットライン一一七へと連絡する。そうすると救急車がやってきて、その人物を隔離施設へと運ぶ。

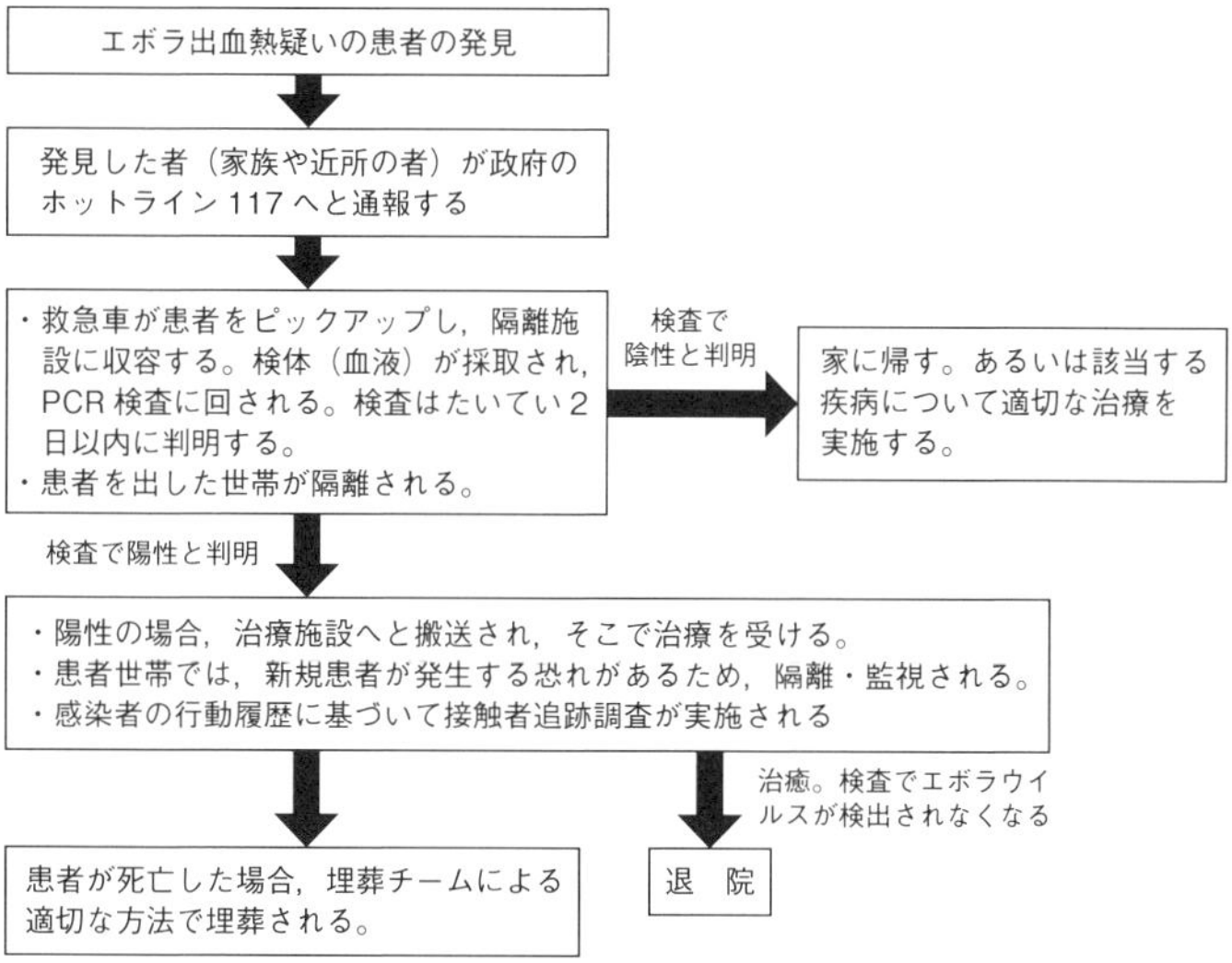

図6-1　シエラレオネで確立したエボラ対策システム

第二に、隔離施設では検査のために血液が採取され、検査ラボへと回される。結果は数日で判明する。第三に、血液検査が陽性ならば、その患者は治療施設へと移送される。また、当該患者に対して接触者追跡調査（☞46頁）が実施され、新たな感染者や感染疑い例を見つけ出す（彼らに対しては隔離措置が取られる）。第四に、治療施設では対症療法を中心として治療が実施される。第五に、感染者が死亡すると埋葬チームによって適切な方法で埋葬される。

これらのエボラ対策システムについて、以下に詳しく記す。

ホットライン

ホットライン一一七が設置されたのは二〇一四年八月のことであった。通話料は無料である。通報の対象であったのは、体調を崩し、感染が疑われる者、そして、死亡した者である。後者に関しては、死因を問わず、すべての死者は通報しなければならないとされた。なぜなら、エボラ出血熱で死んだ者を見つけ出す必要があったからである。シエラレオネは住民管理が十分にされておらず、死亡届が出されないまま死者が

[12] 二〇一五年八月一九日、携帯電話を通して聞き取り。

埋葬されることも少なくなかった。そうした状況を見過ごすと、エボラ出血熱が拡大する可能性がある。ゆえに、すべての死者に対して陽性検査を義務づけた。シエラレオネでは電波が悪い場所も少なくなく、通話料が払えない者も少なくない。ゆえに不完全な通報であっても、かけ直して確認が取られたという。

通報件数については二〇一六年一二月までの統計がある。死者については二四万八七八九件、生きている者に関しては九万五一三六件であった。これらはイタズラ電話や不完全な通報を除いた数値である。一日あたりの最大件数は、死者で九三四四件（二〇一四年一〇月）、生きている者で三〇三一件（同年一二月）であった。オペレーターの数は、二〇一四年八月（ホットラインが開始された月）には二〇人であった。その対応可能件数は、一日当たり最大一四〇〇件であったという。その後、オペレーターは増員され、一二月には一九八名に達した。二〇一五年三月以降はエボラ出血熱の発生件数が減少したこともあり、オペレーターの数は減らされ、二〇一六年には五六人で落ち着いた。

このホットラインは、警戒態勢を維持するためにエボラ終息宣言（二〇一六年三月）が出された後もしばらくのあいだ、運用された。なお、このホットラインの運用コストは最大時で月二〇万米ドルであり、二〇一六年一月には四万七〇〇〇米ドルに下がったという報告もある（Alpren et al. 2017）。

救急車

ホットラインに電話をかけ、エボラ出血熱の疑いがある者がいることを通報すると、救急車がやってくる。救急車は患者を隔離施設へと搬送した。救急車で搬送できるのは感染の疑いがある者だけであった。家族などの同伴は許されなかった。感染防止のためである。

フリータウンに住むサリフ・カマラさん（仮名）は、二〇一四年六月から一年半、救急車の運転手として働いたという。カマラさんは自分の仕事内容について以下のように語ってくれた[13]。

救急車はシフト制で動いていた。朝七時から夕方五時と、夕方五時から朝七時である。体調を崩した者を家に置いておくことは許されない。そのため夜も救急車は稼働する。出勤するのはフォラーベイ通り（Fourah Bay Road）にある駐車場だ。そこで救急車のカギを受け取る。そのときに、どこの家を回るのかのリストが渡される。リストには、その家の者の電話番号も書いてあった。そのリストに従って回る。その他にも、指令センターから電話が入ってくることがある。たとえば、「検問で熱のある者が見つかったから、その人をピックアップしてくれ」という指令が来るのだ。当初、救急車には運転手一人だけであったが、後に看護師が付き添うことになった。私が患者に触ることはない。仕事中は防護服を着ているが、ずっと着ているわけではない。一人の患者を運び終わると脱ぐ。だいたい一日に運ぶのは七-八人だった。仕事の後はキングトム（Kingtom）地区にある洗車場に行く、洗車場には救急車の室内も外側も洗浄してくれるスタッフがいる。彼らに車を洗ってもらった後、フォラーベイ通りの駐車場に車を返す。

カマラさんの語りにあるように救急車は、勤務開始時に渡されたリストに従うと同時に、本部（県単位で設置される）からの指令を携帯電話で受けることで現場へと向かった。NERCが設立されてからはホットラインと連動したシステムが運用されるようになり、効率は格段に上がったという。

接触者の隔離

エボラ出血熱の陽性患者と接触し、感染の疑いがある者は自宅に隔離される。その期間は二一日、すなわち、最大潜伏期間に等しい（☞6頁）。隔離の際には、軍と警察が一人ずつ人員を出し合い監視にあたった。この間に発症し

---

［13］二〇一七年九月八日、フリータウンにて。

なければ、その人は感染していないことになる。

筆者はフリータウン郊外のウォータールーで隔離された世帯に話を聞いた[14]。その家人の一人は家の前にある木陰を指差し、「我々が隔離されているあいだ、彼ら〔軍人や警察官〕はそこでのんびりしていた」という。家の前にある畑で農作業をしたり、収穫したりするのは許された。また、食料の一部は支援物資として無償で提供された。コメや豆、油などがそのなかには含まれていたという。水の入手に関してはコミュニティの人々に助けてもらった。家の外にバケツやタンクを置き、そこに井戸から汲んできた水を移し替えてもらったのだという（地域によっては、NGOに雇われた要員が水を運んだり、給水車によって水が届けられたりする場合もあった）（GOAL Sierra Leone n.d.）。洗濯や調理はいつものように家人がやったという。

なお、感染の可能性がある者が一つの村のなかに多数発生した場合、村ごと隔離された。たとえば、安全対策がなされないまま葬儀が実施された場合である。その場合、村の出入り口にバリケードが張られて警察や軍の見張りがついた。村人のなかに体調を崩した者が出れば、隔離施設へと運ばれることになった。

埋葬チームの仕事

感染者の埋葬についても記す。治療施設で死亡した患者は、治療施設のそばに作られた墓地に埋葬されることになる。しかし、家で死亡した者に関してはそうはいかない。エボラ出血熱かもしれないし、そうではないかもしれない。検体を採取し感染の有無を把握する必要もある。とにかく、いかなる死者も感染を見越して安全に埋葬される必要があった。埋葬チームがその役割を担った。

シエラレオネでの埋葬の大部分はシエラレオネ赤十字社の組織する埋葬チームによって担われた。日本赤十字社のウェブ記事にはシエラレオネ赤十字社の活動について次のように記されている（日本赤十字社 2014）。

感染リスクが非常に高い埋葬ボランティアは……一人あたり一二〇時間にも及ぶトレーニングを受けた上で、厳重な防護服を着用し、チームでお互いの安全を確認しながら作業にあたっています。……一チームは平均七人。埋葬者、消毒者、運転手、地域住民との連絡調整係などからなるこのチームは、遺体回収の要請があれば、何時間でも車を飛ばして、死者の家やエボラ治療センターなどに向かいます。また、死者の所持品なども感染源となりうることから、同時に死者がでた家の消毒も行っています。

筆者はフリータウンで赤十字の埋葬チームに参加したウスマン・コリアさん（仮名）に話を聞くことができた[15]。コリアさんによると、フリータウンには赤十字のチームが一四あったという。その他にも保健衛生省が組織する埋葬チームもあった。彼は埋葬チームの仕事を次のように説明した。

現場に就くと防護服や機材を広げて、それを噴霧器で消毒する。その後、チーム全員がそれらを着用する。その後、私が噴霧器で通り道を消毒しながら家の中に入る。その他のメンバーがそれに続く。こうして遺体に辿り着く。一軒の家に八つの遺体があったこともあった。遺体は専用の袋に入れて車で墓地へと運ぶ。当初、政府はエボラ患者をどこに埋葬するか指定した。キングトム地区の墓地がまずは指定され、それが満杯となると、ウォータールーに新しい敷地を確保した。そのような形で新しい埋葬地が次々と指定された。しかし、人々は不満をもった。埋葬地が遠いからだ。人々はコミュニティ内に埋葬できるように政府に陳情した〔筆者注――コミュニティの一角に墓地があることも珍しくない〕。それによりコミュニティの墓地にも埋葬が可能となった。

［14］二〇一六年八月二六日、ウォータールーにて。
［15］二〇一七年九月四日、フリータウンにて。

埋葬チームがあったのはフリータウンだけではない。県単位で埋葬チームは組織された。

動員された一般人

ここまでエボラ対策システムについて紹介してきた。こうしてみると、エボラ対策システムには、一般の人々が数多く動員されていることがわかる。たとえば、上述の救急車ドライバー、サリフ・カマラさんは、ラジオで保健衛生省が運転手を募集していることを知り、その求人に応募をした。彼はトラックや乗り合いバンを運転した経験があり、運転免許証を持っており、面接を受けて採用された。また、埋葬チームの一員として働いたウスマン・コリアさんは、兄が赤十字社に勤務しており、働かないかと誘われた。その前は仕立屋として、女性の服をオーダーメイドで作っていた。埋葬チームの給料がずばぬけてよかったので、その仕事に飛びついたという。

エボラ対策にあたる人々に対して差別もあった。彼らがエボラ出血熱に感染しているのではないかと怖がったのである。埋葬チームとして働いたコリアさんはエボラ対策従事者に対する差別について次のように話してくれた。

私は埋葬チームとして働いていることを隠していた。しかし、そのことが大家にバレてしまった。それで家族ごと部屋を追い出された。その後、仕事のことを隠して新しい家を借りた。

コリアさんが語るように、エボラ対策に従事する人が差別されることは珍しくなかった。ゆえに、仕事内容を隠しながら暮らした人も少なくなかったのだという。

一般の動員が可能であったのは破格の給与が出たからであることを忘れてはならない。それだからこそ、人々は危険な仕事に従事したのである。もちろん、そうした人件費は国際社会の支援によって賄われた。

啓発活動

一般の人々が動員されたのは図6-1で示した事項、すなわち、医療上の対策だけはない。啓発活動にも数多くの人々が動員された。啓発活動とは、エボラ出血熱がどのような病で、感染が疑われるときにどう行動すればいいのかを周知する活動である。

啓発活動はシエラレオネの実情にあった形で実施する必要がある。シエラレオネでは、電化されていない地域も多い。ゆえにインターネットやテレビは十分普及していない。新聞も首都フリータウンにしか出回らない（町の一角で売られていたり、行商人がストリートを回って行商していたりするくらいであり、地方ではほぼ入手不可能である）。しかも、シエラレオネの識字率は低い。

そうした実情に即した啓発活動が実施された[16]。その内容は以下の四点にまとめることができる。

第一に、ラジオ放送で、エボラ出血熱に関する情報や予防対策について呼びかけた。シエラレオネでラジオは比較的、普及している。電池で使えるからである。また、フィーチャーフォンもラジオ付きのものが好まれる。そうした状況を反映し、シエラレオネではコミュニティ・ラジオが数多くあり、地域の情報を流している。町で発生したトラブルや事故、町である催事についての情報も放送される。都市や町に住む人にとっては、徒歩圏内で起きた出来事が取り上げられるのだ。その電波を通して周知活動が実施された。時には、国際機関やNGOの外国人職員がラジオ放送に登場することもあったという。シエラレオネでは、一般の人々も英語が理解できるからである。

第二に、モスクや教会における啓発活動である。クリスチャンは日曜日に教会でミサに参加する。ムスリムは金曜にモスクへと礼拝に行く。宗教的な場を利用して啓発活動を実施した。

［16］ここでの説明は保健衛生省の職員からの聞き取り調査（二〇一六年九月五日、ウォータールーにて）およびさまざまな人々の体験談に基づいている。

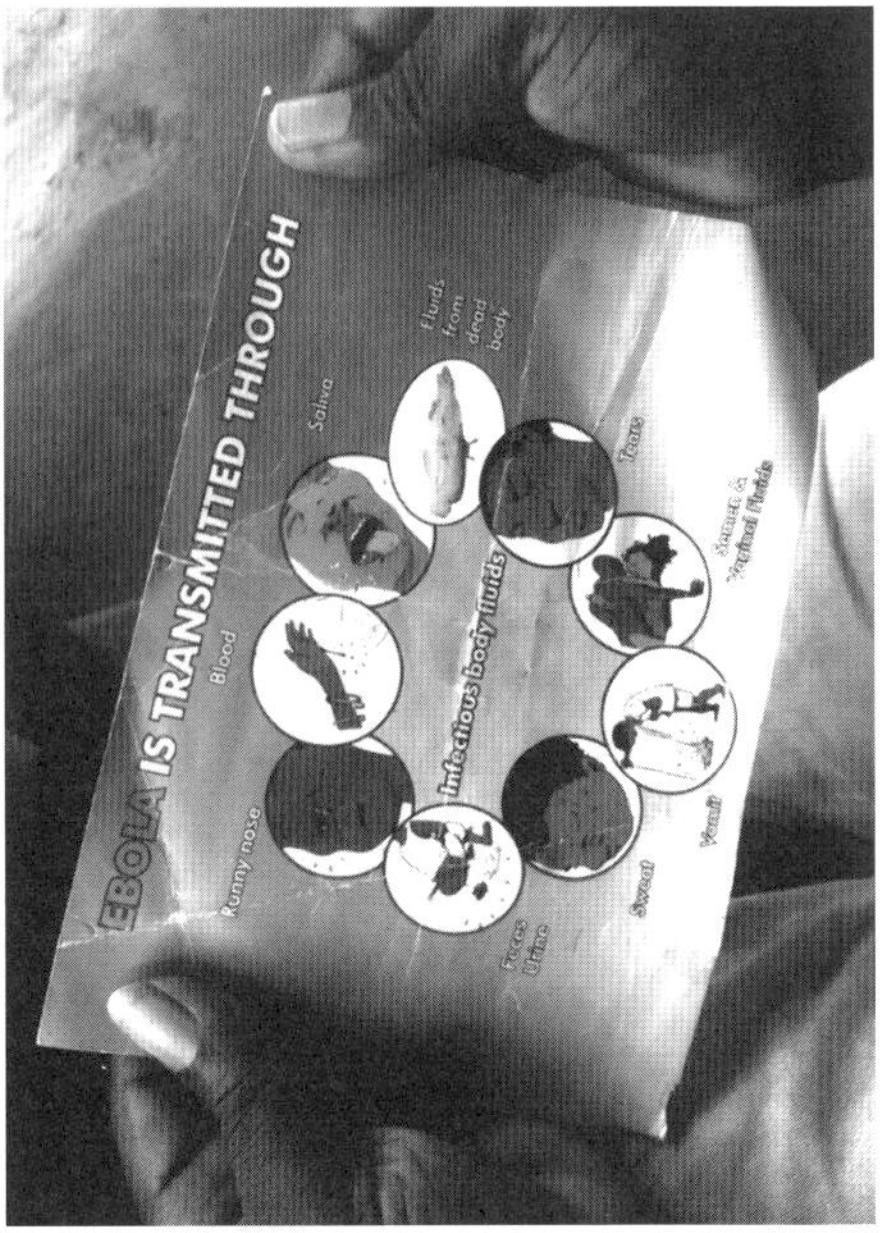

図6-2　リーフレット

第三に、町中でリーフレットを配布した。学校や教会、各種集会で配られたほか、検問で止まった車などに対してもリーフレットを渡したのだという。筆者はたまたま友人が残していたリーフレットを見せてもらった（図6-2）。そこには「エボラは体液を通して感染します」と書かれ、その事例がイラストともに書かれていた。すなわち、唾液、血液、鼻水、汗、嘔吐物、精液や膣液、涙、死者から出た体液である。

第四に、コミュニティ・エンゲージメント、すなわち、コミュニティの人々に対する直接的な呼びかけである。ボランティアを動員して町中や住宅地で呼びかけを実施したのである。コミュニティ・エンゲージメントについては次節で詳しくみていく。

五　啓発活動への動員

各地でつくられた啓発チーム

あるＮＧＯは、その報告書のなかでエボラ危機時に実施されたコミュニティ・エンゲージメントについて次のように説明をしている（Start Fund 2014）。

保健衛生省や国際機関は、コミュニティの指導者やＣＳＯ（市民社会団体）、ヘルスワーカーと協力することで、

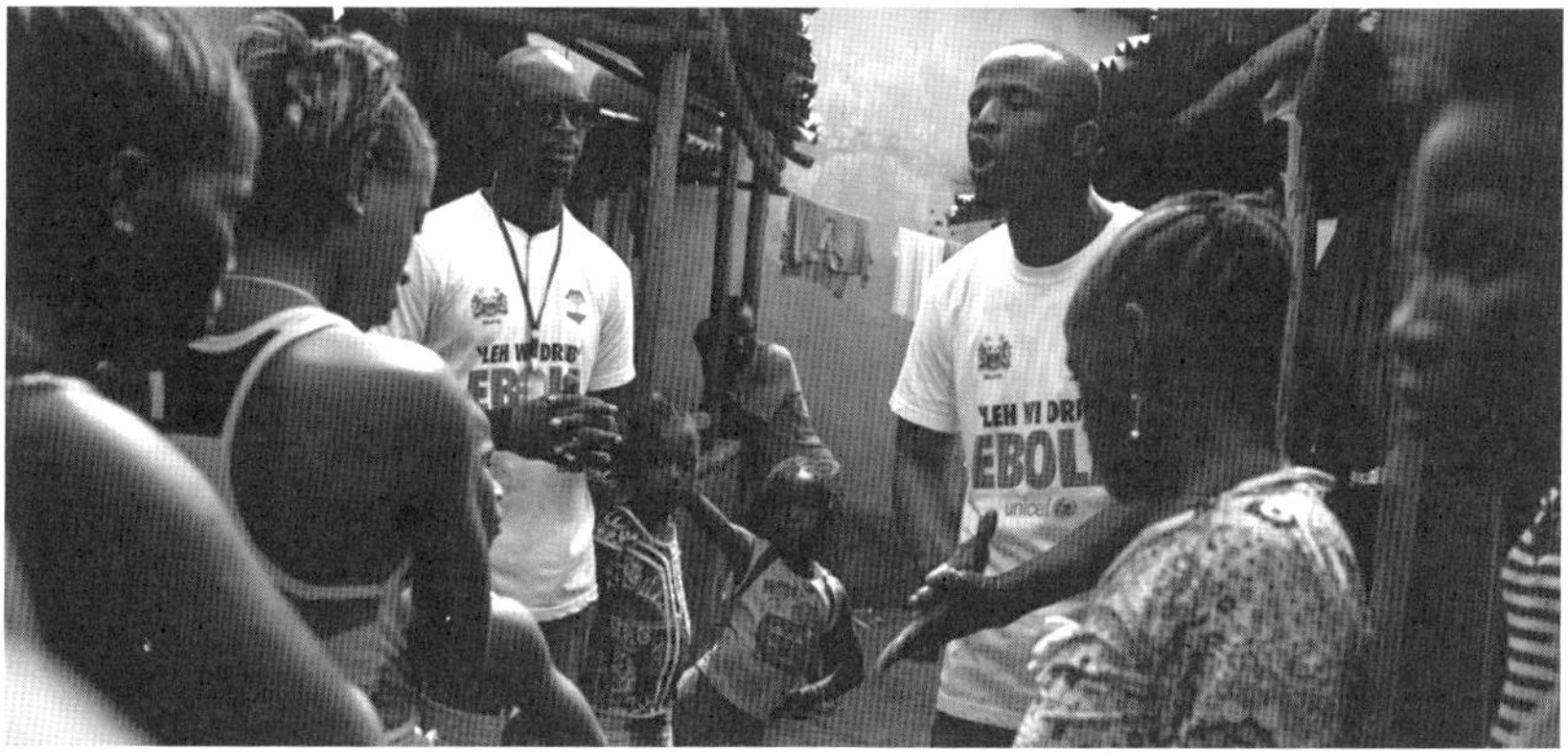

図6-3　啓発活動の様子

UNICEF/Tanya Bindra 撮影〈https://news.un.org/en/story/2015/04/496812-ebola-un-launches-push-engage-more-women-community-leaders-fight-against（最終確認日：2021年12月14日）〉

> 広範囲に啓発活動を実施した。各地で啓発チームが作られたのである。その目的はエボラ出血熱に対する知識を広め、人々にエボラ対策を実行させることである。……啓発チームは、家々を訪ねて回ったり、コミュニティに集会を開いてもらったりすることで、エボラ出血熱に関する知識を伝達した。ラジオやポスターは広範囲に情報を伝えるのに有効かもしれないものの、双方向のコミュニケーションを取るのに有効ではない。それに対して啓発チームによる活動は、人々から質問を受けたり、わからないことを聞き出したりすることで、丁寧に説明をした。そうして人々の理解を促したのである。

その手法はどの啓発チームでもほぼ同じだった。筆者の調査協力者スパローによると、同じような啓発キャンペーンが、フリータウンでもボーでも行われていたという。だいたいがコミュニティを回っては「皆さん集まってください」と人を集め、拡声器を使って解説するのだという。単純なメッセージを繰り返し伝えることで記憶の定着を図ったのである（図6-3）。

　こうした啓発活動に欠かせなかったのが、地元で信頼されている政治エリート、そして、平時からローカル・コミュニティで社会活動や開発プロジェクトを実施してきたCSO（市民社会団体：☞136頁）のメンバーたちであった。

政治エリートの動員

まずは政治エリートの役割を論じる。前述の通り、西アフリカ三国では、啓発活動従事者に対する暴力事件が何件も発生している。それを防ぐために、地元で顔が広い政治エリートを、啓発チームに同行させたのである。シエラレオネの政治エリートは、地域に幅広い人脈をもつ。四章で記したように人口規模が少ないからである（☞121頁）。「この村では、みんなが私のことを知っている」と豪語する者も少なくない。日々の生活がほぼ顔見知りのなかで完結する農村では、そうした人の権威を利用してエボラ対策が実施された。筆者の友人、イブラヒム・タッカー（Ibrahim Tucker）も啓発チームに同行した一人である（公人ともいえるため本名を記す）。エボラ危機時には三〇代後半であった。

タッカーは内戦中に政府系勢力ＣＤＦの司令官であった。そのことから筆者は、内戦の研究をしているときに彼と知り合いになった。以来、シエラレオネに来るたびに一度は顔を会わせる仲である。彼は二〇〇〇年代後半に県議会選挙に当選し、その後、八年間、県議会議員を務めた。私は、タッカーが県議会議員をしているとき、彼の支持基盤であるマトゥルジョン（Matru Jong）の町をいっしょに歩いたことがある。そのときはタッカーがいろんな人から話しかけられるために三〇〇メートル先の市場に行くのに一時間半もかかってしまった。どうやらタッカーもこの町で信頼されていることを筆者に見せつけたかったらしい（だから「市場まで散歩に行こう」と言ってきたのだ）。議員の任期を終えた後、タッカーは当時、与党であった全人民党（All People's Congress: APC）のボンス県（Bonth District）事務局長となる。議員ではなく、事務方の県代表である。ちょうど、その地位にあったとき、エボラ危機がシエラレオネを襲った。彼は啓発チームに同行し、ボンス県を巡回したという[17]。

私はエボラ出血熱に関する研修を受けた後、医療の専門家とともにボンス県の村々を回ることになった。エボラ出血熱の啓発活動の他、県レベルでの特別令を周知することも目的であった。ボンス県では、村外への移動が禁止されたし、ボンス県から出た場合、戻ることは許可されなかった。そのことを村々に伝えて回った。我々のような県のチームには車やバイクなどが支給された。それらで移動して、各地で人々を集めて周知活動をするのである。その内容は「遺体に触るな、人が死んだら埋葬チームを派遣しろ」、「エボラが疑われるような症例があれば、この電話番号に連絡しろ」といった内容である。約束を破れば一律五万レオン〔約一三〇〇円〕の罰金だ。……医療従事者はよそ者であるために信頼されない。そのため、その土地をよく知る者が同行し、人々に「彼らに従ってくれ」と伝える必要があった。多くの場合、その役割を担ったのが、国会議員や県議会議員である。ただし、地元で信頼されている人であればそれ以外でもよかった。私のようにね。

このように地元で尊敬されているものを動員することで、人々の信頼を得たのである。シエラレオネを調査して、しばらくしてからわかってきたのだが、タッカーのような顔の広い人物は、わりとどの地域にもいる。そうした人物は特定の地域で幅広い人脈をもっているのだ。たいていの場合、県議会の議員や国会議員である。こうした政治エリートを巻き込むという手法は大きな成果を出した。

CSOの動員

また、CSO（市民社会団体）も啓発活動において大きな役割を果たした。四章で記したように、CSOとは社会の向上を目指すローカルな非営利団体のことを指す（☞136頁）。平時、CSOは、国際援助機関からの下請け団体と

［17］二〇一六年八月三〇日、フリータウンにて。

して開発事業を担ったり、国際援助機関から助成金を得て事業を実施したりしていた。しかし、エボラ危機時には平時の事業が止まった。エボラ危機時には、こうしたCSOの職員が啓発活動のために動員された。

CSOの職員は人脈を通して動員されたといってよい。国際機関で働く職員（特にシエラレオネ人職員）は、これまでの事業を通してさまざまなCSOの職員と知り合いである。また、シエラレオネの各省庁の職員もCSOとのつながりがあった。なぜなら、省庁がローカル・レベルで事業を実施するときに、CSOを巻き込めば「市民の自発的な試みを政府が手助けした」という体裁を取れるからだ。こうして、啓発活動の人員が人脈を通して集められた。本来、CSOに事業を委託するには、入札のプロセスを経なければならない。しかし、このときには、緊急事態であるため、入札なしでCSOに仕事を回した。

ウォータールーに住む筆者の調査協力者、ジョシュアもその恩恵にあずかった一人だった。ジョシュアは、全国バイクタクシー協会を辞めた後、自らを代表としてCSOを組織した。しかし、助成金が取れなかった。彼のCSOは開店休業状態であった。ただし、ジョシュアには、バイクタクシー協会での活動を通して、省庁や国際援助機関、そして、その他のCSOとのつながりがあった。そうしたつながりから仕事が回ってきた。知り合いから誘われたのだという。彼は研修を受け、ウォータールー近辺での啓発活動に従事することになった。ジョシュアは次のように語った。

ウォータールーの市庁舎でUNDP〔国連開発計画〕が主催する研修が行われた。そこで啓発担当者としての訓練を受けた。エボラ出血熱の症状についての説明を受けたり、症状を呈する者を見つけた場合、どうすればいいのか教えられたりした。その後、チームとなって家々を回り、「何をすべきか。何をすべきでないか」を説明して回った。[18]

上記のように社会啓発活動のために多くのチームが組織され、町中で頻繁に啓発活動が実施された。そうしたことが可能だったのは、CSOの職員を啓発担当者として動員し、大量の啓発チームを組織したからである。これらの啓発活動に参加すると日当が支払われるため、啓発担当者として働くことは、生活を支えることにもつながる。

こうした流れを後押ししたのが、国際機関や保健衛生省によって開かれた研修であった。首都フリータウンでは、ナショナル・スタジアムを改装して大規模な研修センターを設けた。その他にも国際機関や保健衛生省の職員が研修チームを組織して、各地を巡回した（Walsh & Johnson 2018: 245）。こうした研修を受けたのは、国会議員や県議会議員、各レベルの首長、そして、ローカルNGOやCSOの職員であった。こうして可能な限りの人員を集めることで啓発活動の担い手を増やしたのである。研修に参加すると日当が支給されることも、研修の参加を後押しした。

ロックダウン

エボラ危機下のシエラレオネでは、警戒態勢が敷かれながらも日常は回っていた。市場も営業し、乗り合いタクシーも動いていた。啓発活動もそんな日常のなかで実施されたといってよい（ただし、モノの値段は上がり、乗り合いタクシーも乗客同士が接触しない程度の人数しか乗せないことが義務づけられた）。

しかしながら、全土で人々の活動を完全にストップさせた時期が二度あった。数日間のロックダウン（都市封鎖）である。二〇一四年九月一九日～二一日、および、二〇一五年三月二七日～二九日の二回にわたり、シエラレオネ政府は、約六〇〇〇万人の国民に対して家に留まるよう命じた。

ロックダウンとは、人々の外出や行動を制限する措置のことを指す。二〇二〇年のコロナ禍において各国で実施されたことを記憶している読者も少なくないはずだ。コロナ禍でのロックダウンは市中感染を防ぐことを目的としたものである。そのため数週間から数か月にわたる長期間続けられた。それに対してシエラレオネのロックダウンは、新

［18］二〇一六年八月二二日、ウォータールーにて。

規感染者を見つけ出すこと、そして、エボラ出血熱に対する注意を喚起することが目的とされた。ロックダウンを実施するために、入念な周知活動が実施された。一度目のロックダウンは実施の二週間前である九月五日に告知された。

ロックダウンが実施されますから、この期間は家からの外出は禁止されます。仕事もできません。商業活動も禁止され買い物もできません。事前に、準備をしてロックダウンに備えてください。

という内容が告知された（Nation 2014）。

ロックダウンと同時に実施されたのが、クリオ語で「家々を回ってエボラについて話そう」（*Ose to Ose Ebola Tok*）と名づけられたキャンペーンである。二万八〇〇〇人のボランティアが動員され、約一五〇万件の世帯を訪問した。ボランティアはチームに分けられ、家々を回った。それぞれのチームは、医療従事者やコミュニティのボランティア、教員などによって構成された。彼らは家々を一軒一軒周り、エボラ出血熱が疑われる患者がいないかを確認し、家人にエボラ出血熱に関する情報を説明した。さらにキャンペーンの一環として消毒のための石鹸を手渡したという（ちなみに、シエラレオネ人はほとんど手を洗わない）。そのボランティアの人件費はユニセフ（国連児童基金）が負担した。シエラレオネ政府は一回目のロックダウンの後、「一〇〇万を超える世帯を訪問し、新たに一三〇件の新規感染者を見つけることができた」とし、ロックダウンには一定の効果が認められるという見解を示した（UN in Sierra Leone 2014）。

二度目のロックダウン（三月二七日～二九日）はエボラ出血熱が終息傾向をみせた頃に実施された。当時、北部州や西部地域では依然として新規感染者が出続けていた。その根絶に向けての一押しを意図したのだという。一回目のロックダウンと同様、感染疑い例を探し出すこと、および、啓発活動を目的としたキャンペーンが実施された。その名も「ゼロ・エボラ・キャンペーン」（Zero Ebola Campaign）である。このキャンペーンには、二万五〇〇〇人が動員された（de Vries 2015）。

これらのロックダウンに防疫上の効果があったのかどうかは賛否両論が分かれる。シエラレオネ政府はその成果があるとアピールしている一方、ＭＳＦ（☞51頁）は「ロックダウンや外出禁止令はエボラを制御するための助けとならない。一般市民が隠れて行動してしまうことになり、政府と人々との信頼関係を壊しかねない」という見解を示している（BBC 2014k）。本書ではロックダウンの成果を論じることは避けたい。あくまでも一般の人々が動員された例として二つのロックダウンのことを記すに留める。

社会啓発の効果

なお、筆者の肌感覚ではあるものの、啓発活動に関しては一定の成果はあったと考えている。なぜなら、人々が啓発活動の内容をエボラ危機後も覚えていたからである。筆者は、調査協力者ジョシュアのご近所さんに啓発活動について尋ねたところ、その場にいる者が次々と啓発活動で使われたフレーズを教えてくれた。

「あ……あれだよ、人に触るな」
「手を洗え」
「死体に触るなっていうのもあったな」
「あと、握手をするな、だよ」
「ブッシュミートを食うな」
「何かあれば一一七に連絡しろ」

といった具合である。

少なくとも、これらのフレーズは人々の記憶に残っている。

無論、フレーズを知っていた人々が、エボラ出血熱の存在を信じているかどうかはわからない。前述したようにシエラレオネ人のなかには実際の患者を隔離施設で目にすることでエボラ出血熱の存在を信じるようになった者もいるし、啓発活動から信じるようになった者もいる。たとえば、こう語る者がいた。

軍や警察がしきりにエボラのことを気にするし、ラジオでも放送している、啓発キャンペーンも実施されている。そのような状況でエボラが存在しないと考える方が馬鹿げている。

というのだ。もちろん、かたくなにエボラ出血熱の存在を信じない者もいた。

筆者が驚いたのは、エボラ出血熱を信じない人に対しても啓発活動の意味があったことである。筆者はウォータールー内のある地区で、地区首長（area chief）、すなわち、コミュニティのリーダーに話を聞くことができた。地区首長とは、インフォーマルな指導者として日常の行政を担っている者である。首長区の首長層とは異なり、行政上に定められた役職ではない（町内会の会長をイメージしてもらうとわかりやすいかもしれない）。筆者があった地区首長は六〇代の女性であった。この地区では数世帯にエボラ出血熱の感染者が出た。地区首長は次のように語った。[19]

まさかエボラが本当にあるとは思わなかった。感染者を目の前にして考えが変わった。私の地区で三〜四人が亡くなった。私の友人も母を亡くした後、自らがエボラに罹った。今では、エボラは本当にある（Ebola is real）と理解している。

この地区首長は、自分の地区で感染者が発生する前、保健衛生省が実施する研修を受けたことがあった。それでもなお、彼女はエボラ出血熱の存在を信じなかった。「そんなのウソに決まっている」と思っていたのだという。その後、彼女は実際にエボラ出血熱の患者を目にした。彼女は、そのときまでエボラ出血熱を信じていなかったものの、患者があらわれたときにどうすればいいのかは、研修やその後の啓発活動を通して知っていた。すなわち、「病人に触れるな」「遺体を洗うな」「何かあったら一一七に電話しろ」である。彼女は、研修で言われたことに沿って、その後の措置を実施したという。

六　カネとコネと抑え込んだ感染症

コミュニティ・レベルでも人々が動員されて、エボラ対策にあたった。その動員をみると、いわば、パトロン＝クライアント・ネットワーク（☞135頁）を通じてエボラ対策が実施されたといえる。すなわち、カネとコネを使って一般人が動員されたのだ。

コミュニティに作られた検問

筆者はフリータウン滞在中に西部地域（首都およびその近郊）で、エボラ危機中のことを聞いて回った。すると不思議なことに、複数のコミュニティで同じような話を聞いた。

> 我々は、コミュニティの入り口に検問を張り、自分たちのコミュニティを守った。検問は大通りにはなく、コミュニティの入り口にある。そこでは若者が動員され、車や徒歩で通行する人の体温を測定し、手を洗わせた。もし熱のある人が見つかると政府のホットラインに連絡した。そうすると患者を運ぶための救急車がやってくる。こうして私たちは自分のコミュニティを守った。

［19］二〇一六年八月二六日、ウォータールーにて。

このような説明を筆者は複数のコミュニティで聞いたのである。こうした検問は軍や警察が幹線道路上に設置している検問とは異なり、コミュニティの人々によってコミュニティの入り口に張られたという。

エボラ危機時に張られた検問は大きく分けると二つある。一つは軍や警察によって張られた検問である。幹線道路上に敷かれた。行き来する車に対して検温を実施したのだという。特に感染拡大が激しい地域は県レベルで封鎖され、その地域へと通じる幹線道路に検問が設置された。その検問は、許可を得た車両しか通行できなかったという。

もう一つの検問が、コミュニティによって自発的に設置された検問である。農村では首長層がそのリーダーシップを担った一方、西部地域（首都およびその近郊）ではコミュニティの自治体が中心となった。

西部地域には首長区という行政区分がない（四章参照）。その代わり、コミュニティには非公式な自治会があった。人々が生活の便宜のために組織しているのだ（上述の地区首長もそうした自治体の長である）。

コミュニティによって作られた検問は、フリータウン市内に五〇以上あったという。しかしながら、外国人の援助関係者で、こうした検問の存在に気づいた人は少ない。援助関係者にそのことを話しても「そんなの見なかった」というのだ。なぜなら大通りには検問は設置されておらず、自由に行き来することができたからである。検問が設置されたのは、人々が住むコミュニティの入り口（たいていの場合、小さいストリートの入り口）であった。外国人がフリータウン市内のコミュニティに出入りすることはまずないから気づくはずもない。そんな場所で、人々は草の根レベルの「水際対策」を実施したのである。

筆者が話を聞いた複数のコミュニティで人々は口々に「それは我々の自発的な行動である」と自慢気に語った。しかしながら、型にはまったように同じことを実施するのは不可解である。おそらく一律の試みが実施されたのだろう。筆者は、その検問の運営を詳しく調べることにした。すると、まさしく、コネとカネがうまく活用されてエボラ対策が実施されたことがわかってきた。政治エリートの人脈を使って政府からカネやモノが流れ、それと引き換えに人々がエボラ対策に駆り出されたのである。そうすることによって政府の意図通りに住民を動員した。

こうした検問についての理解を深めるために、一つのコミュニティを取り上げる。仮にA地区としよう。A地区はフリータウンの中心部から車で三〇分ほどの場所にあり、西部地域農村区にある。A地区でもコミュニティに住む若者（男性）が動員され、検問の運営に当たった。検問には、非接触体温計や塩素消毒液、そして、それを入れるためのバケツが準備された（バケツには蛇口がついており、中に入った消毒液で手を洗うことができる）。若者は、徒歩でコミュニティに入ってくる者や、コミュニティに入ってくる乗り合いバンの乗客に対して、消毒液で手を洗わせ、体温を測った。もし高熱の者がいると「五分間座らせてまた体温を測った」という。それでも体温が高いと、携帯電話で一一七（政府のエボラ・ホットライン）に電話し、救急車を呼んだ。そうすれば患者は隔離施設へと運ばれる。若者たちは二シフト制で二四時間、検問を運営した。朝七時から夜七時と、夜七時から朝七時の二シフトである。

この検問はA地区の自治会により設置された。この自治会はコミュニティの人々が自発的に設置しているもので、政府によって統括されているわけではない。運営委員に給料が払われているわけでもない。この自治会には、約二〇人の役員がいるとのことであった。A地区を構成する集落から選挙によって選ばれるのだという。その内訳は、議長、副議長、書記、青年リーダー、女性リーダーの他に、各集落の代表である。

自治会の役員の多くは、さまざまな形で影響力をもった人物であった。たとえば、自治会の女性リーダーは、戦争未亡人組合（Association of War Widows）の長であった。内戦期に未亡人になった者から構成されるCSOであるが、国際援助団体からの援助を受けているわけではなく、さしたる活動はしていないという。また、呪医もいた。彼は、呪医組合（Association of Traditional Healers）というCSOの構成員でもあるという。さらに、「部族首長」（tribal chief）もいた。複数の民族が混在する西部地域には、それぞれの民族を代表する部族首長が設置されているのだという（これもインフォーマルな役職である）。自治会役員の属性をみてみると、社会的地位が高い者が自治会の役員を担っていることが読み取れる。彼らが若者を動員することで検問を運営したのである。

降りてくるモノとカネ

では、検問を運営するための物資、すなわち、バケツや消毒液、体温計はどこから来たのだろうか。結論からいうと、インフォーマルな人脈を通して援助物資が配分されていることがわかった。A地区では四つの検問があった。上述の呪医によると「検問の一つは、私が呪医組合のツテで得た物資を投入した一方、その他三つの検問は県議会議員による支援で運営された」という。彼は呪医組合がA地区への支援を実施するようになった経緯を次のように語った。

エボラのとき、呪医組合の組合長は我々を呼び出した。そして、「誰も治療をしてはいけない、誰も触ってはいけない」と伝えた。私は担当地域の呪医を回り、議長からの命令を伝えた。我々の組織はシエラレオネ衛生普及協会〔仮名〕というローカルNGOから支援を受けた。このNGOが実施するワークショップでエボラ出血熱について学んだあと、私は組合の構成員とともにコミュニティを回り、人々に対して啓発活動を実施した。検問で必要な物資もこのNGOから提供された。

シエラレオネ衛生普及協会（あくまでも仮名である）というローカルNGOはA地区と関わりをもつわけではない。たまたまA地区自治会の役員のなかに呪医組合の構成員がいたことから、A地区へと支援物資を分配することになったにすぎない。さらに、残りの三つの検問については県議会議員が物資を持ってきたという。ここでの議員とは西部地域農村区議会の議員である。A地区の検問に動員された若者も「検問に参加したのは議員にそうするように言われたからです」、「必要な物資は議員が持ってきました」と証言している。さらに、彼らは毎日二万五〇〇〇レオン（約六五〇〇円）の日当を受け取ったという。そのカネも「議員が提供してくれました」とのことであった。

筆者は残念ながら、その議員には接触することができなかった。しかしながら、西部地域から選出された二人の議員から話を聞くことができた。どちらもフリータウンの市議会議員である（農村区議会もフリータウン市議会も、制度としては県議会の一つという位置づけである）。そのうちの一人、S議員は以下のように述べた。

最初、政府はエボラ対策を自分たちでやろうとした。しかし、彼らはうまくやれなかった。そこでコミュニティを巻き込むことにした。その仲介を果たしたのが我々〔県議会議員〕や国会議員である。国会議員はそれぞれの地域で対策をするように基金が与えられた。それで消毒液やメガフォン、体温計などが購入された。しかし、国会議員が知っているのは自分のコミュニティだけである。そのため、国会議員にとって地縁がないコミュニティに対しては我々が物資を分配したり、人々を動員したりした。物資は国会議員から分配されるもののほかに、フリータウン市議会で配られたり、病院から分けてもらったりした。

筆者が聞き取りをしたもう一人の議員、T議員は、エボラ危機時に議員が担った役割を二つにまとめた。第一に、検問づくりの支援をすることであり、第二に、コミュニティの代表を啓発のために研修へと派遣することだという。研修を受けた者はコミュニティでさらに人々を啓発することになる。いずれも場合も、カネやモノの分配が関わってくる（研修の参加者は日当を受け取ることができる）。

その他にも、議員らは雇用の斡旋もした。A地区には、近くに設置された治療施設で食事係をした者や防護服のチェック係として働いた者がいた（防護服のチェック係は、高リスク区に入る医療従事者が防護服を正しく装着できているかをチェックする係だという）。彼らが治療施設で働くきっかけは、議員に「給料が出るから働かないか」と声を掛けられたことだという。こうしてみると、エボラ対策に人々を動員することは、議員にとって支援者に恩恵を分配する機会となっていたことがわかる。

筆者によるA地区での調査、そして、その他のコミュニティの調査から明らかになったのは、国会議員や県議会議員のインフォーマルな人脈を通してカネやモノが分配されたことである。いうなれば、国際社会から支援物資や支援金は、シエラレオネ国内ではコネを通じてバラまかれたのだ。それがエボラ対策として機能した。

本章ではシエラレオネで実施されたエボラ対策を、一般の人々の動員に注目してみてきた。本章の冒頭で紹介したように、エボラ対策には現地の人々を巻き込むことが不可欠であるとされている。シエラレオネの場合も、現地の人々をうまく巻き込んだことにより、エボラ危機を終息させることができた。

本章が強調したのは、現地の人々を巻き込むのにカネ（雇用）やモノ（支援物資）がコネ（人脈）で分配されたことである。四章で前述したように、シエラレオネでは、構造化された汚職が社会を動かすメカニズムとして存在する。すなわち、パトロン＝クライアント関係（親分＝子分関係）のネットワークである。かつてはそのネットワークを通して恩恵がバラまかれ、その見返りに人々は政治エリートの意図通りに動くというのが日常茶飯事であった。しかし、内戦後はそうした状況もだいぶ弱まったといえた。エボラ危機では、このような人脈を通じた社会動員のメカニズムを再活性化し、うまく味方につけたことで対策を軌道に乗せたといえよう。

無論、そうした動員は、汚職や職権の濫用とも繋がっていた。シエラレオネでは「たとえ多少、汚職があれども、その汚職が社会あるいは人々に役に立っているのであれば許容される」という社会規範がある。エボラ危機においても使途不明金が大量に発生したが、すべてが横領されたわけではない。おそらく、一部はピンハネされながらも（その一部がどれだけかは不明であるが）、エボラ対策にも使われたはずである。

ただし、汚職や人脈が必ずしもプラスに働いたわけではない。封鎖された地域へと通行するための入域許可証が不正に発行されたり、職員数を水増しして人件費を多めに請求したりということがエボラ危機中には、日常的にみられた。エボラ危機の最初に半年間において一四〇〇万米ドルが使途不明金として消えたとの報道もある（Fofana 2017）。こうした汚職がエボラ対策の障害となったことは疑いない。その一方で、汚職と人脈をうまく活用したことがエボラ出血熱の撲滅に繋がったこともまた確かである。

第七章　終　章

シエラレオネが感染の拡大に対処できなかったのは、流行の前半のことにすぎなかった。二〇一四年九月以降、国際社会から支援が流れ込むとエボラ対策システムが機能するようになった。それ以降は、既存の制度を運用し続けることで終息へと持ち込むことができた。むしろ、流行の後半はかなりの余裕があった。具体的な数字を示すと、すべての感染確定事例のち、実に約八五％（一万一九七四名）が二〇一四年五月から二〇一五年三月末までに発生している。その後、二〇一六年三月二一日に終息宣言が出るまでは、ダラダラと少数の新規感染者が見つかることが続いた（二〇一五年四月以降の感染者は計二一五〇名である）。本書の締めくくりとなる本章では、シエラレオネが平時へと戻るプロセス、そして、残された課題について記したい。

一　終息に向けた取り組み

退院：サバイバーになる

治療施設からの退院について記す。感染者が退院するための基準は、血液検査の結果が二回陰性になることである。

フリータウンのジュイ（Jui）で中国が運営した治療施設のデータによると、患者が入院してから退院するまでの平均は三週間ほどであった。大半が二～四週間で退院した。それに対して死亡者の約八割が入院してから七日以内に死亡したという（Ji et al. 2016）。退院は、エボラウイルスがいる高リスク区（☞166頁）から出ることを意味する。ゆえに身体に付着しているかもしれないウイルスを洗い落とさねばならない。退院の際には衣服は処分され、身体を洗わなければならなかった。塩素風呂に入ってから通常の石鹸シャワーを浴びるのだという。そして、新しい衣類とサンダルが渡される（Estrada et al. 2014）。

英語圏であるシエラレオネではエボラ出血熱を克服した人々を「エボラ・サバイバー」（Ebola survivor）と呼んだ（リベリアも同様である）。サバイバーというのは「生存者」という意味である。サバイバーには、治療施設からエボラ出血熱から回復したことを示す「エボラ・フリー証明書」が発行された。証明書は施設によって異なるが、概ね「下記の者は当施設での治療を無事に終え、治癒しました。社会生活を送っても周りの人々に感染のリスクはありません」という旨が書かれている。退院の際には生活再建のために支援キットも与えられた。支援キットの内容は、提供する団体によって若干異なるものの、大まかには同じである。ＩＦＲＣ（国際赤十字赤新月社連盟）が提供した支援キットには、食糧、マットレス、生活必需品、約四〇〇〇円相当の現金が含まれていた。支援キットが提供された理由は二つある。まず、エボラ出血熱の感染が判明すると、寝るためのマットレスや毛布、着ていた衣服類はすべて焼却されたからである（消毒措置の一環である）。生活をするためには新たにマットレスや毛布を入手する必要があった。次に、退院後、すぐに仕事（生業）に戻れるとは限らない。農村部では、畑やニワトリがどうなっているのかもわからないし、都市部だと元の仕事に復帰できるとも限らない。周りの人が怖がってサバイバーを避けることも少なくなかった。商売人にとっては顧客が離れることになるし、雇われ人にとっては雇用主が怖がって解雇されることにつながる。そのために、生活再開のための支援が必要なのだ（Pattison 2014）。

エボラ・サバイバーに関してしばしば指摘されるのは、戻ってきた後の差別であった。以下は一人の母親の経験である（国境なき医師団 2015）[1]。

〔退院して〕帰宅したのですが、大家から立ち入りを拒まれました。私がまだエボラウイルスを保持しているのではと不安だったのでしょう。前払いの年間家賃から残りの四ヵ月分を払い戻され、退去を求められました。私が何を言っても耳を貸そうとしませんでした。子どもたちを連れて母の家に身を寄せましたが、今度はそちらの大家や隣人から拒絶されました。ウイルスをもっているのではないかと疑い、受け入れようとしなかったのです。

この差別は無根拠である。しかしながら、差別する側の論理も理解する必要がある。西アフリカ・三国では、確かな情報源が限られている。それゆえ、エボラ出血熱の存在を信じさせることでさえ困難であった。それをとりあえず、何とか信じさせたのだ。その後の課題として「正しく」怖がらせることが必要となる。何が正しいかわからないなかでは、人々は「危うきに近寄らず」という姿勢を取らざるを得ない。

そうした状況を改善しようと、エボラ出血熱が流行したコミュニティでは、サバイバーに感染のリスクはないことを啓発する活動が実施された（Pattison 2014）。このことを考えると、エボラ出血熱の存在を信じないという人々の態度とサバイバーに対する差別は、「正しい医療意識を得ることが難しい」という同根の問題であると指摘できよう。

その他、サバイバーに関して三点、指摘したい。

第一に、サバイバーには心理的なケアの必要があった。サバイバーのなかには、家族や親しかった近隣の人々を亡くした人も多いし、隔離施設でも多くの死を目にした。なにしろ、退院までの平均日数が二〜三週間である一方、死亡する者の大半が入院して一週間以内に死亡する。隣のベッドで話していた者が亡くなっていく。多くの死を見るこ

[1]　本事例はリベリアでのものだが、同じようなことがシエラレオネでも起きた。

とから精神的にまいってしまうのも無理もない。そうした問題に対処するため、サバイバーが集まり、自らの経験を語る場を設けたり、新しく退院する者に対してサバイバーがアドバイスをしたりする取り組みがなされた（Miller et al. 2018）。

第二に、サバイバーに感染対策の現場で働いてもらうという取り組みもあった。たとえば、サバイバーを啓発活動に動員して、町や村の人々に、エボラ出血熱に罹患したときの経験を語ってもらったり、治療施設の様子を語ってもらったりするのである。こうした経験談は人々がエボラ出血熱やその治療に対して正しいイメージをもつのに役立った（コロナ禍の際、新型コロナウイルス感染症のイメージを、インターネット上の感染者の経験談から掴んだ読者も少なくないはずだ）。また、サバイバーはエボラ出血熱に対して免疫をもっているため、医療現場で働いてもらったりもした（ただし、エボラ出血熱には、わかっていないことも多いため、最低限の感染対策は実施した）。たとえば、治療施設では、患者に食事を運んだり、使い終わった医療器具をゴミ捨て場に捨てたりする簡単な仕事がある。また、隔離中の子どもの相手をするという役割をサバイバーが担った場合もある（Epstein et al. 2014）。エボラ出血熱に感染した医療従事者も例外ではない。彼らは回復後、職場に復帰した。こうしたサバイバーはエボラ対策に大きく貢献したはずである。

第三に、筆者がシエラレオネらしいなと思ったのは、エボラ・サバイバーのＣＳＯ（市民社会団体）が作られたことである。二〇一五年一月には早くも「シエラレオネ・エボラ・サバイバー協会」（the Sierra Leone Association of Ebola Survivors: SLAES）という団体が作られている。ＳＬＡＥＳは政府に対してサバイバーに対する医療拡充を訴えた。その甲斐もあって、シエラレオネ政府は二〇一五年一一月にエボラ・サバイバーの医療費を無料にすることにした。シエラレオネでは二〇一〇年から妊婦と五歳以下の子どもに無料の医療サービスを提供してきたが、そこにエボラ・サバイバーも加えられた（James et al. 2020）。

終息へ

シエラレオネでもやがてエボラ出血熱は終息する。図3-1からもわかるように、終息の傾向は二〇一四年末から見て取れる。二〇一五年一月末には、全一四県のうち六県に課されていた入域制限を撤回した。さらに同月には、学校再開の可能性が論じられるようになり、四月中旬には実際の再開にこぎつけた。消毒液や体温計を各学校に準備したうえでの再開であったという。これにより全土で閉鎖されていた学校教育は七カ月ぶりに再開することになった。この時点で一週間あたりの感染者は全土で一〇例前後に減少していた。五月にはエボラ危機後、初めて八日間連続で感染者が発見されなかった。八月末には最後の患者が退院し、エボラ終息宣言までのカウントダウンが始まった。四二日間、感染者が出なければエボラ終息宣言が出せる（☞47頁）。

とはいえ、その後、完全終息までには時間がかかった。リベリアほどひどくはないものの、少数の感染者がダラダラと出続けたからである。最後の患者が退院してから一週間も経たないうちに、北部地方のカンビア県で死亡した老女が、エボラ出血熱に感染していたことが判明した（九月初旬）。葬儀を実施した村は、まるごと二一日間隔離された。一〇〇〇人規模の隔離であったという。結局、計五名の感染者が見つかった（AFP 2015）。また、同月、北部地方ボンバリ県でも孤発事例が出た。死亡した少女からエボラ出血熱が検出された。この近辺では一五〇日以上、エボラ出血熱は発生しておらず、感染経路は不明だという。この少女が住んでいた村でも隔離措置が実施された（CIDRAP 2015; MacAulay 2015）。

これらの事例が終息して以降、新規感染者は発見されず、二〇一五年一一月七日、シエラレオネに一度目のエボラ終息宣言が出された。しかしながら、二〇一六年一月上旬に二つの発生事例が見つかった。皮肉にも、そのうち一例は、西アフリカ・三国すべてでエボラ出血熱が終息したとみなされた翌日に見つかった（一月一四日にリベリアで三度目の終息宣言が出され、すべての国で終息宣言が出たことになったはずであった）（Fofana 2016）。やがて、これらの事例も終息し、再度、四二日間を経た二〇一六年三月一七日、シエラレオネに二度目の終息宣言が出された

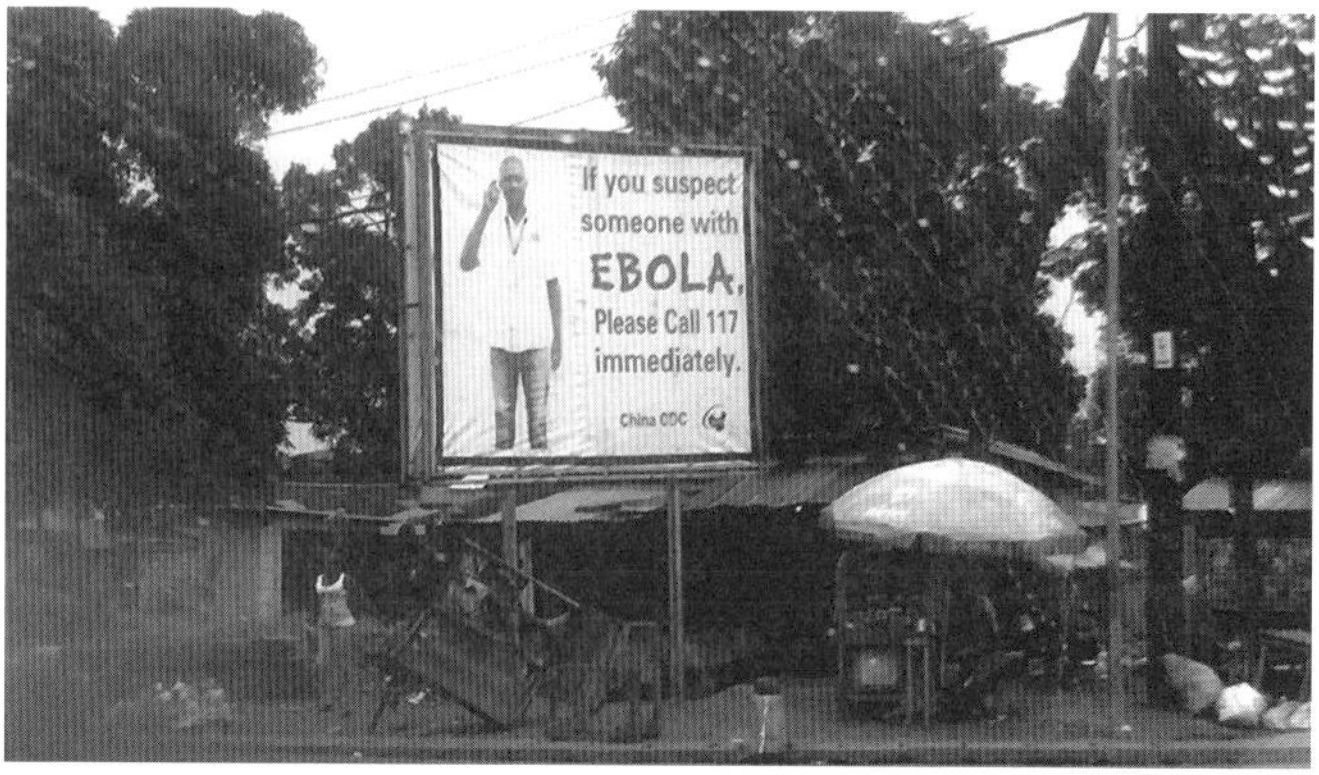
If you suspect
someone with
EBOLA,
Please Call 117
immediately.
China CDC

図7-1　残されたエボラ啓発の看板
（フリータウンにて筆者撮影）

（WHO 2016d）。それ以降、新規の感染者は発生していない。

西アフリカ三国すべてでエボラ危機が終息したとみなされるのは、二〇一六年六月九日のことである（WHO 2016c）。この日、リベリアで四度目の終息宣言が出された。それにより三国すべてで終息宣言が出されたことになった。それ以降、新規の感染者は発生していない。

エボラ危機後、筆者がシエラレオネを訪れたのは二〇一六年八月のことであった。シエラレオネで最後の終息宣言が出されておよそ半年後のことである。このときの町の様子は、エボラ危機前と同じようにみえた。違いといえば、所々で朽ち果てたエボラ出血熱の啓発ポスターがあるくらいである（図7-1）。シエラレオネ人にとって挨拶の定番である握手も皆、厭わずに交わしている。

エボラ終息宣言が出されてもエボラ出血熱に警戒する必要がある事は前述したが、そのことを日常生活で実体験したことはなかった。この国がいまだにエボラ出血熱の発生に警戒していると気づいたのは、帰国五日前にケネマ政府病院に運ばれたときが初めてであった。その他には出国時に検温されたくらいである。その翌年、二〇一七年八月にシエラレオネを再訪したときには、エボラ危機の痕跡はほとんど目に入らなかった。

エボラ危機は終息した。では、どのような問題点があったのか。シエラレオネ社会や現地の人々の暮らしに関する事柄に限定したうえで、三点に集約した。

行方不明になった感染者たち

第一に、救急車で運ばれた後、患者がしばしば行方不明になった。前述のように救急車には家族を乗せることができず、病人だけを乗せて運ぶ。まず向かう先は隔離施設であり、その後、陽性が確認されれば治療施設へと搬送される。その過程が家族に知らされていないことも多かった。患者が死亡すると、そのまま行方不明となった。ウォータールーにおける筆者の調査でも、夫が救急車で運ばれたまま連絡を取れなくなったと語る女性がいた。夫が感染した経緯も含めて以下に記す。

親族が亡くなったことから、夫はその埋葬を手伝いに行きました。それにより夫はエボラになったんです。その後、彼の母親や妹（姉）も感染し、亡くなりました。夫の病気はまだ続いていたので一一七に連絡しました。救急車が家の前まで来て、彼が歩いて乗り込んだのを覚えています。その後、一週間で夫は死んだそうです。その知らせを受け取ったのは彼が死んでから、さらに一週間たった後のことでした。どこに埋葬されたのかはわかりません。ただ、死亡したという通知があったんです。[2]

一一七に連絡した後、この女性も隔離対象になったものの、幸い感染していなかったという。この事例では埋葬場所はわからないものの死亡したことは通知された。

［2］二〇一六年八月二六日、ウォータールーにて。

死亡の連絡さえもない場合もあった。アフメドさん（仮名）はフリータウンに住む二〇代の男性である。エボラ出血熱に感染し、生還を果たした。同居する男性から感染したという。その男性は母親の葬儀のためにボーへと出かけ、フリータウンに戻った後に死亡した。エボラ出血熱は、この男性からアフメドさんや同居する二人の姉妹へと広がった。その男性の母親がエボラ出血熱に感染していたことが判明し、接触者追跡調査でモハメドさんや、彼の姉妹も引っかかった。彼らは隔離の対象となった。アフマドさんは、その後に起きたことを次のように述べた。

私は隔離中に体調を崩しました。私の二人の姉妹も同様です。嘔吐していることが見つかり、病院に移されました。一人はコテージ病院、もう一人はジュイ政府病院（Jui Government Hospital）です〔筆者注――いずれも隔離施設が併設されていた〕。しかし、そこからどうなったのかはわかりません。二人が死んだことは噂で聞きました。しかし、死亡したことが通知されることはありませんでした。[3]

このように、患者がどこに運ばれ、どこで埋葬されたのかが、わからくなることがしばしばあった。患者が亡くなったのを噂で耳にすることもあった。噂を流すのは、治療施設で働く地元の人（埋葬チームや治療施設の雑用係など）や、同じ治療施設に収容されたサバイバーである。筆者の調査協力者であり、ウォータールーに住むジョシュアは、こう教えてくれた。

知り合いが隔離施設や治療施設で働いている場合は、あいつは死んだと教えてくれる。生還した患者が教えてくれることもある。だが、そうではない場合、救急車に乗って以降、どこにいったのかわからなくなる。

こうした状況のため、搬送された家族を探すために、治療施設や隔離施設で働く知り合いに電話をかけて居場所を探す者も少なくなかった（Richards et al. 2019）。

押し寄せる支援物資

第二に、国際社会からは大量の支援がよせられたが、供給が過剰になったものがないとは限らない。たとえば、救急車である。各国から救急車が送られた結果、救急車の台数が過剰になり、遺体を運ぶためにもつかわれた。エボラ危機後、軍本部の敷地に、使われなくなった救急車がずらりと並んでいた（軍本部はエボラ危機時にその対策の司令塔であったＮＥＲＣが設置されていた）。危機後、しばらくすると消毒された後に、各地へと分配された。これにより、シエラレオネの救急車不足が解消されたという。

また、研修をやりすぎではないのかという声もある。ある国際機関のシエラレオネ事務所で働く日本人は、啓発活動に対してこのように語った。

多くのＮＧＯや国際機関がＷＨＯと同じように〔研修事業を〕やったんですよ。お金がついてきたからです。うち〔彼の働く国際機関〕なんか保健の「ほ」の字もないのに、啓発事業とかやっちゃったんです。そして、その研修には何度も何度も同じ人が参加して、参加手当を受け取っていた。ある意味、小遣い稼ぎになっていたんでよね。

彼の言葉の通り、国際機関やＮＧＯが同じ内容で繰り返し研修を開いた。たしかに、同じ内容の啓発活動を何度もすることにより、人々がその内容を覚えたという意味で効果はあったといえる。ただし、その啓発活動が手放しで称賛

［3］二〇一六年八月二六日、ウォータールーにて。

できるものかというと、そうではないことが彼の語りからは読み取れる。救急車の事例にしろ、啓発活動の事例にしろ、効率性を無視して大量の支援が送られた。かならずしもそれらが無駄になっているとは限らない。人類の脅威となる感染症を抑え込むためには、過剰なくらいの支援があってもいいという考え方もできる。ただし、これらの事例を踏まえると、支援を効率的に分配する制度を構築することも必要なのかもしれないと思わせる。

エボラ孤児

第三に、エボラ孤児の問題である。孤児といっても、エボラ出血熱で「両親を亡くした」という単純な話ではない。なぜなら、シエラレオネでは、血縁関係の薄い（あるいは、血縁関係をもたない）子どもを受け入れることは社会的にも珍しくはないからである。エボラ孤児を担当するのは社会福祉・ジェンダー・児童省（Ministry of Social Welfare, Gender and Children's Affairs）（以下、「社会福祉省」と表記）である。社会福祉省に勤める役人は筆者に次のように説明してくれた。

たいていの場合、エボラ孤児であっても親戚が見つかり、引き取られていく。かわいそうなのは親戚が見つからない子どもである。エボラ出血熱が蔓延したような地域では、いっしょに暮していた家族や親族が亡くなってしまう。小さな子どもが生き残った場合、その親族がどこに住んでいるのかわからなくなってしまうんだ。[4]

シエラレオネでは、親族関係の紐帯は太く、亡くなった親戚の子どもを育てることはよくある話である。それに徒弟制もある。見知らぬ子どもを引き取ることもあった。筆者もシエラレオネ内戦に関する調査をしていたとき、「内戦中に知らない人に育てられた」あるいは、「知らない人に世話になった」という話をしばしば聞いた。シエラレオネには、身寄りのない子どもを引き取って育てるという社会的な規範が残っている。エボラ危機が現在進行形のときには、エボラ出血熱に対する恐怖から子どもの引き取りを拒否する親族も多かったものの、エボラ危機が終息すると、エボラ・サバイバーに対する偏見も薄らいでいった。

問題となってくるのは、住民管理がしっかりしていないために、引き取りを申し出る親族が、本当の親族かどうかわからないことである。ナショナルジオ・グラフィックの日本語版サイトに掲載された記事「「エボラ孤児」一万人の行方」では次のように記されている（Weintraub 2015）。

多くの場合、親戚は支援が保証されていなくても孤児たちを受け入れてくれるが、養育費の問題は大きい。子どもに食事を与え、服を着せ、教育を受けさせるには費用がかかる。そこで、支援団体や保健省が支援金、生活用品、医療ケア、精神医療サービスを援助することもある。……しかし、引き取りに来た人間が本当にその子の家族なのか、それとも家族を装った人物なのかを判断するのは難しい。特に、幼い子どもの場合は注意が必要だ。エボラ治療施設に現れて、孤児になった子どもたちを連れ去り、搾取しようとする者がいるという噂がある。

こうした状況があるために、エボラ孤児がちゃんと生活をしているのかを調査する必要がある。社会福祉省やＮＧＯがこうした役割を担っている。

ここまで三点の問題点を指摘した。言うまでもなく、エボラ危機が残した問題点がたった三点に絞れるはずがない。あくまでもここでは、シエラレオネ社会を踏まえなければ気づかないことで、筆者が重要であると思ったことを指摘したにすぎない。

［4］二〇一六年八月二三日、ウォータールーにて。

三　エボラ危機を活かして将来に備える

西アフリカ・エボラ危機は人類に何を残したのだろうか。少なくともエボラ出血熱に関する医療技術を進展させた。さらには、国際的な感染症対策の問題を浮き彫りにし、改革が実施された。

治療薬やワクチンの進歩

西アフリカ・エボラ危機は、エボラ出血熱の治療薬やワクチンの開発に大きく寄与した。西アフリカ・エボラ危機が発生したとき、治療薬はほぼ入手不可能であり、試験段階中の治療薬が存在するにすぎなかった。それが西アフリカ・エボラ危機を契機に大きく進展した。二〇一八年から二〇二〇年まで続いたコンゴ民主共和国北東部（イトゥリ州、北キブ州、南キブ州）での流行はその成果を示す場となった[5]。WHOとアメリカの研究機関が協力し、複数のエボラ治療薬に対する臨床試験を実施したのである。ある新薬では、約九割の生存率が確認された。皮肉だったのは、その試験でジーマップの効果が薄いとされたことである（BBC 2019）。ジーマップは西アフリカ・エボラ危機の段階では最も有力視されていた開発段階の治療薬であり、その投薬をめぐるポリティクスがあったのは本書で記した通りである（☞83−84頁、170−172頁）。

また、治療薬だけではなく、ワクチンの開発も大きく進展した。特にギニアでの臨床試験はメルク社（Merck & Co.）製のワクチン、エルヴェボ（Ervebo）の実用化に大きく貢献したといわれる。ギニアでは、一度目の終息宣言が出た後の二〇一六年三月、エボラ出血熱が再発生した（☞103頁）。その後、大規模な拡大が懸念されたために、開発段階であったワクチンが一万人規模で投与された。その投与は、感染拡大を防ぐと同時にワクチンの有効性を検証するための臨床試験であった。この臨床試験によって、ワクチンの有効性が証明され、開発は大いに前進した。その後、このワクチンはコンゴ民主共和国での流行の際に実用に移された。流行地域の住民三〇万人以上に投与することで、流行の終息に貢献したといわれる。その後、このワクチンはエルヴェボという名で商品化された。二〇二〇年の時点で本薬は、アメリカやＥＵ、そして、アフリカ四カ国で認可されている（Merck & Co. 2020; WHO/Africa 2021）。

国際的な感染症対策の改善

また、西アフリカ・エボラ危機は、グローバルな感染症対策の改善につながった。特に見直されたのはＷＨＯの現場での対応能力である。西アフリカ・エボラ危機をきっかけにＷＨＯにも現場での対応能力が求められることになった。二〇一六年、ＷＨＯのもとに「緊急対応プログラム」（WHO Health Emergency Programme）が作られ、危機時における緊急オペレーション能力を向上させた。また、ＷＨＯが各国の対応能力を強化するための支援も拡充された。さらに財政面でも改革が実施され、緊急時の緊急支出に対応するための基金として「緊急対応基金」（Contingency Fund for Emergency: CFE）が創設された。四章で指摘したようにＷＨＯは予算不足によって西アフリカ・エボラ危機への対応に遅れを取った。この基金はその問題に対処するためのものである。さらに、財政面での改革はＷＨＯ外でも実施された。世界銀行のもとにパンデミック緊急融資ファシリティ（Pandemic Emergency Financing Facility: PEF）という資金調達システムが作られた。世界銀行とは、途上国政府の発展を目的として融資や技術協力を提供する国際開発金融機関である。ＰＥＦが画期的なのは加盟国からの資金提供だけではなく、市場からも資金を調達したことである。その仕組みが、保険制度とパンデミック債である。保険制度では、平時に世界銀行が掛け金を保険会社に支払い、条件を満たす感染症が流行すると保険金の支払いを受けるという仕組みである。保険

［５］本流行は内戦で混乱した地域に発生したこともあり、感染者は約三四八一名、死者は二二九九名という史上二番目の規模となった。

金が支払われるのは、ＭＥＲＳやＳＡＲＳなどコロナウイルスによる感染症、エボラウイルスやマールブルグウイルスなどフィロウイルス由来の感染症、新型インフルエンザ、ラッサ熱、リフトバレー熱、クリミア・コンゴ出血熱などが発生したときである。この運用は二〇一七年から開始された。また、パンデミック債とは、パンデミックに連動した債権で、パンデミックが発生すれば投資家は投資した額の一部あるいは全部を失う一方、パンデミックが起きなければ投資家が満期までの利息と元本を受け取ることができる。ＰＥＦにより調達された資金は、パンデミックが発生すると、対応にあたる国際機関や開発途上国に提供される。その資金配分は二〇二〇年のコロナ禍で早々に実施された（World Bank 2017; 2020; 詫摩 2020: 139–140）。

四　教訓を導き出す

人々は自ら考える主体である

では西アフリカ・エボラ危機を振り返ってみると、どのような教訓が導き出せるのか。本書で強調したいのは、「人々は自発的に考え、自発的に動く」ということである。もっとかみ砕いていえば「やらなければならない」と思えば、人々は自ら実行に移す。シエラレオネの経験が物語るのは、現地の人々が経験を通してエボラ出血熱が本当に存在するのだと認知し、適切な形での選択肢を選び取ったことである。筆者がカイラフン県で出会った県議会議員は「生物兵器か呪いかは知らないがエボラは確かに存在した。我々はそれを防いだんだ」と語った（☞192頁）。また、ウォータールーでエボラ出血熱に直面した地区首長は「まさかエボラが本当にあるとは思わなかった」と思いながらも、研修で習ったことを着実に実行した（☞218頁）。彼らの姿は、必要だと思ったときに、必要な知識を自発的に選び取った現地の人々の姿である。

ギニアで研究を続けてきた社会学者、中川千草も同様のことを記している（中川 2019）。

病や死はデリケートな領域であり、時には他人には想像できないような論理や感覚が複雑に絡み合っている。現地の人々の心情を無視していては今回のように支援活動の反発を引き起こしかねない。多く犠牲者を出している猶予のない状況ほど、現地の人々の語りにじっくりと耳を傾け、彼らとのコミュニケーションを重ねることが重要なのではないだろうか。

中川によると、ギニアでも近代医療は信頼されており、都市部では費用さえあれば、医師に診察してもらい、治療薬を飲むという。ただし、同時に薬草などを用いた伝統医療を頼ったり、呪いが原因だと疑えば、それを跳ね返すまじないや厄除けを実践したりするという。しかし、エボラ出血熱の場合は、そのすべてが効を奏しなかった。感染を疑われる者は治療センターに連れていかれたきり帰って来ないし、患者と接した呪医も死んでしまう。どうすればいいのか八方ふさがりとなり、なんとか理由を考えたり対応したりしようとしているのに、治療や予防対策を急ぐ支援団体はこうした態度を「無知」に基づくものだから改めなければならないと主張する。そうした決めつけによって、人々は支援から離れてしまったと中川は主張する。その一方、シエラレオネの経験が物語るのは、人々の危機感をすくいとり、それを国家や国際社会の取り組みと接合したことがエボラ対策を機能させるカギとなったことである。

機能するバッド・ガバナンス

その接合をする架け橋として使われたのが政治エリートであった。彼らの人脈が活用されたのである。国会議員、首長、ローカルNGOのスタッフ、CSOのスタッフなどローカルな場で発言力のある人物を使って住民に対する啓発活動が実施された。発言力をもつ人物が啓発活動に加わることにより、人々は「偉い人が言っているのだから本当なのだろう」、あるいは「偉い人には従わなければならない」と思ったのである。さらには人脈を使って一般の人々が動員され、エボラ対策にあたった。

こうしたコネを使った方法は、本来であれば国際援助の世界ではあってはならないものである。国際社会は開発途上国の統治能力の不備を「バッド・ガバナンス」という用語を使って問題視してきた。バッド・ガバナンスとは「劣悪な行政運営」という意味である。すなわち、腐敗・汚職・縁故主義をはじめとしたさまざまな要因から開発途上国では効率的な行政運営ができておらず、それを改善する必要があるというのだ。

バッド・ガバナンスを改善するためには、官僚制を徹底させる必要がある。官僚制では、役職や職務内容が規則によって明確に定義され、非人格的に職務を遂行する。すなわち、ある役職に就く人は、仕事を遂行する能力があれば誰でもよい。行政サービスの受益者も規則によって決められる。たとえば、「五歳以下の子ども、および、妊婦は医療サービスを無料で受けることができる」といった場合、その規定に該当する人は誰でも医療サービスを受けることができる。コネに左右されてはならない。

しかしながら、国家が信用されていない場合、官僚制のロジックはうまく働かない。顔見知りでない者は不信の対象である。「みんなが知り合いである」という状況で生活するシエラレオネの人々にとって知り合いでない者は信じられないのだ。エボラ危機でも、官僚制に基づいた対策(=非人格的な対策)は人々の不信を招き、暴力事件も発生した。その後、シエラレオネ政府は人脈を利用して人々を動員する方向に戦略を転換した。それが功を奏したのである。

エボラ危機とシエラレオネ内戦の不思議な類似性

シエラレオネと一〇年近く関わってきた筆者にとって不思議なのは、こうした危機対策の方法が、シエラレオネ内戦(一九九一-二〇〇二年)と奇妙にも重なったことである。内戦中にも人脈を用いた危機対策が実施された。筆者はエボラ危機前、シエラレオネの内戦を研究し、政府系勢力CDF(市民防衛軍:☞135頁)の運営システムについて調査した(岡野 2015)。CDFとは政府側の武装勢力であるが、政府の正規軍ではなく、一人の政治家のもとに組織された非正規の勢力である。そのはじまりは、首長区で作られた自警団であった。反政府勢力が各地で首長区を襲撃したことに対して、さまざまな首長区で最高首長の主導によって、若者が動員され自警団が作られたのである。そこに政府が武器弾薬を支援するようになった。やがて、ある政治家がこうして動員された自警団を各首長区からかき集め、政府系勢力CDFを作り上げた。CDFはシエラレオネ政府の存続のために戦い、シエラレオネ政府の崩壊を防ぐために派遣されたナイジェリア軍やイギリス軍の下で共同作戦を実施している。いわば、コネを通して運営された武装勢力が国際社会からの支援の下で問題解決のために働いたのである。

内戦が終結して十数年後に発生したエボラ危機でも、同じようなことが起こった。その際にも人々と政府とをつなげたのは政治エリート、すなわち、政治家や最高首長であった（☞212頁）。彼らの人脈を通して動員された人々は、国際社会からの援助を利用することになった。こうしてシエラレオネではエボラ危機を乗り越えたのである。このように内戦時とエボラ危機時の人々や政府の動きは不思議な類似性がある。もしかすると、この方法は、問題に対処する際にシエラレオネの人々に根づいているやり方なのかもしれない。

アフリカ潜在力

西アフリカ・エボラ危機におけるシエラレオネの経験は、シエラレオネの人々のもつ「潜在力」をうまく引き出したという評価もできる。ここでの「潜在力」とは、京都大学を中心とするアフリカ研究者たちが提唱した考え方である。その中心メンバーの一人、太田至は「潜在力」を以下のように説明する（太田 2016）。

アフリカの人びとは、みずから創造・蓄積し、運用してきた知識や制度（＝潜在力）をもっている。潜在力は紛争解決や共生を実現するために有効であるし、紛争処理や人びとの和解、紛争後社会の修復にも活用できる。政府が信用できず、時として危害を加える存在となるアフリカ諸国家においては、こうした人々が自ら培ってきた知識や制度が問題解決にとって重要である。

さらに、こうしたアフリカの人々が有する「潜在力」は、異なる思考や制度とふれあい、衝突し、折衝、融合、接合してきたという。これらの指摘は、シエラレオネの現場で起きたことをうまく説明しているとはいえないだろうか。この研究者グループが強調するのは「生活の現場から発想する」ことである。グローバルな課題では、こうした視点はしばしば置き去りになりがちである。しかしながら、シエラレオネの経験が指摘したのは、グローバルな課題であっても人々の生活の現場から発想することの必要性である。

ただし、こうした「潜在力」を手放しに賞賛してはいけないこともまた確かである。エボラ危機でも、専門性をもたない一般の人々の動員はいささか乱暴な感染対策へとつながった。というのは、一般の人々が敷いた検問では、十分な診断がなされぬままに、熱が高いからという理由だけで病人を隔離施設へと送ったからである。それにより、マラリアをはじめとした一般的な病気の患者も隔離施設へと収容された。そこで本当にエボラ出血熱に感染した者が少なからずいたとみられている。

「エボラ出血熱を封じ込めるためには、ああするしかなかったのだ」というのが、国際機関の職員から保健衛生省の職員まで幅広く共有された見解である。さらには、コネやカネを利用した対策がうまくいくからといって、平時からそれを許容するわけにはいかない。そんなことをすると、腐敗と縁故主義の温床となり、行政の効率性をそぐ結果となりかねない。

外来の制度とローカルな制度の接合を考える

太田がいう「潜在力」を考えるときに、近代国家というヨーロッパ由来の制度や、近代国家が集まることによってつくられた国際社会をどのように捉えるのかが問題になってくる。

現代世界では近代国家が一義的な統治機構となっているため、官僚制を志向することは不可欠である。なぜなら、官僚制は、近代国家とともにヨーロッパ世界で作り出された統治技術である。近代国家と官僚制。この二つは、いわば車の両輪のように機能してきた。近代国家が世界標準化した現代社会では、官僚制に則ることが正統性を担保する方法となっている。しかし、それらの制度がヨーロッパ由来のものであっても、実際にそれらを動かすのはローカルな人々である（つまり、その国のエリートたちなわけである）。その裏側では、ローカルなロジックが働いている。アフリカをフィールドとしてきた文化人類学者、松田素二は次のように指摘する（松田 n.d.）。

現代アフリカ社会は多くの困難や問題に直面しています。こうした困難・問題に対処するさい、その基盤となる考え方や仕組みは、ほとんど場合、ヨーロッパやアメリカ社会でつくられその世界的拡張の歴史のなかで「世界標準」化したものです。もちろんそれらは有用で重要な人類の知的財産であることは間違いありません。しかし、その反面こうした志向は、アフリカなどそれ以外の社会がつくり上げてきた問題解決の考え方や仕組みを「二級」のものとして貶めあるいは無視してきたのです。アフリカ社会の問題解決の思考や制度は、当然のことですが、植民地支配や冷戦構造あるいは現在のグローバル化のなかで、異なる思考や制度とふれあい、衝突し、折衝、融合、接合しながら日々再創造されているものであり、その意味で私たちの暮らしている社会と「地続き」なものです。

すなわち、松田はローカルな人々が有する「潜在力」も近代国家や国際社会の影響を受けながら変わり続けてきたというのだ。「潜在力」は外からの影響によって変わり続けている。そのことを踏まえると、国際社会、国家、そして、人々がもつ潜在力が、どのように接合されるのかを「現場」から理解しなければならない。

実は、その事実は日本に住む人々にとって身近なものであるといえよう。日本は明治政府設立以来、近代国家というヨーロッパ発祥の制度を用いてきた。日本は明治以降、西洋化したと思い込んでいる日本人も少なくないだろう。しかしながら、日本の国家運営のロジックをみると、ヨーロッパのそれとはいささか異なるようにも思える。二〇二〇年のコロナ禍ではそのことが如実に現れた。ヨーロッパ諸国が緊急事態宣言を突然発動したのに対し（スピード感があり「緊急」さが伝わってきた）、日本政府は数日間の根回しを経たうえで緊急事態宣言を発動した。また、ヨーロッパ各国政府が人々の移動制限や店舗の命令を強制的に課したのに対し、日本では「協力を仰ぐ」という体裁を取った（もちろん、行政による命令という形を法制上取れなかったという理由もある）。ある自治体のウェブサイトには店舗に閉店時間を早めることを要請するために「新型コロナウイルス感染症のまん延防止に向け、多大なご協力をいただき心より感謝申し上げます」という文言が記されていた。これら日本の行政対応が物語るのは、「世界標準」化した近代国家という制度が、かならずしも「標準化」した形で運用されるとは限らないことである。そこにはローカルなロジックが働いているのだ。

外来の制度を用いながらも、ローカルなやり方を用いて問題に対処する。そのことをどう評価するのかは評者によって異なる。「日本は、西洋発祥の官僚制を自らのロジックで飼い慣らし、独自の運営方法で行政を遂行している」と評すこともできるし、「官僚制がローカルなロジックで捻じ曲げられ、いびつな形で運用されている」とみることもできる。再びアフリカに目を向けると、アフリカ諸国家は、前者の視点でみられることはほとんどなく、後者の視点でみられることが圧倒的に多い。しかしながら、外来の制度と現地の制度がぶつかり合ってきたという経験は、日本にもシエラレオネにも共通している。

もちろん、日本やシエラレオネだけではない。あらゆる国が既存のこの制度をどのように使いこなすのかを試行錯誤している。

エボラ危機から三年半がたった二〇二〇年、世界はコロナ禍に巻き込まれた。

新型コロナウイルスのパンデミックは、グローバル化した（とされる）世界が決してフラットなものではない現実を浮き彫りにした。地域研究者の一人、末近浩太は「コロナ禍は、世界全体を等しく覆い尽くした一方で、国や地域ごとに違った現象を生み出して」いると指摘した（末近 2020）。この指摘は世界中で、シエラレオネや日本で起こったことと同様のことが起きたことを示したものともいえる。世界標準の制度は、その運用面においてローカルなロジックと接合され、再創造され続けているのだ。

五　コロナ後を生きる私たち

私事ではあるが、本原稿の大半はコロナ禍のなかで執筆した。本書を本格的に書き始めたのは、二〇二〇年三月からであり、書き終えたのは二〇二一年七月のことである。ちょうどコロナ禍が深刻化する頃に書き始め、ワクチンを打てばコロナ禍は解決するという楽観論が蔓延している頃に書き終えたことになる。実は筆者は本書を書き上げる数日前に新型コロナワクチンの二回目の接種を終えた。これからどうなるかはわからないものの、本文の記述は二〇二一年七月以降、大きな修正を加えないでおこうと思っている。

筆者にとっては筆を進めると同時に、コロナ禍が混迷を極めていった。執筆にあたるなかで筆者が感じたのは、エボラ危機で起きたことが、コロナ禍でも、ほぼ同じ順番で起きているという感覚であった。根も葉もない噂、経済対策を優先する政府、状況の深刻さを察知し徐々に深刻さをみせる政府の対応、政府の呼びかけにもかかわらず感染症対策を軽んじる人々、有名人の死、そして、医療機関のひっ迫。「歴史は繰り返す」という言葉を地で行っているようであった。

そんな筆者の私的な経験から最後に本書が指摘したいのは、「人間は変わらない。その一方で社会制度や医療技術は進歩している」ということである。

人間は変わらない、その一方で社会制度や医療技術は進歩している

世界的なベストセラー作家であり、歴史学者でもあるユヴァル・ノア・ハラリ（Yuval Noah Harari）が著書『サピエンス全史』（*Sapiens: A Brief History of Humankind*）で記しているように、人間一人ひとりの能力は、人類が言語を発明したおよそ七万年前からほとんど変わっていない。それにもかかわらず、人類が知識を集積し、文明を築き上げることができたのは、言語を運用する力、想像をする力、組織を運営する力を活かしたからである。現在では生活が豊かになり、医療が発達して、より人が死ななくなり、地球上のほぼすべての人類を養えるだけの食料を生産できるようになった（ハラリ 2016）。

だが、一人の人間を生物学的にみると進化はみられない。知性も変わらない。

そのことを筆者に強く印象づけたのは、今から約三五〇年前に、イギリスでペストが流行したときの記述である。小説『ロビンソン・クルーソー』の作者として知られ、ジャーナリストとしての名高いダニエル・デフォー（Daniel Defoe）は、西暦一六六四年から六六年にかけてロンドンでペストが流行したときの記録を小説『ペスト』（原題：*A Journal of the Plague Year*）として出版した。本書が発表されたのは流行後五〇年ほどを経た一七二二年であるが、デフォーは、当時の文献や資料を渉猟し、当時の状況を詳しく再現している。その記録によると、ロンドン市長によって一六六五年に隔離が命じられた。患者が発生した家、そして、患者を訪問した者がいる家の住人は一ヵ月、家屋から出ることを禁じられた。その措置により市民はパニックとなり、監視員に暴力をふるって脱出をしようとする者や逃亡をしようとする者が現れたという（デフォー 2009）。これとほぼ同じことが、西アフリカ・エボラ危機で起こったことを、すでに読者は知っているはずだ。また、ロンドンでは一度、流行が終息傾向になると、人々は流行があったことを忘れたかのように街に繰り出したという。筆者もまた、そうした場面を自宅のある京都で二〇二〇年に目撃したし、ことによると自分もそのなかの一人であった。

もう一つ、ヒトは変わらないことを物語るのが噂である。エボラ危機とコロナ禍の経験から筆者が感じたのは、

「人々がどれだけ知識を得ても噂は必ず生まれる」ということである。前述のようにエボラ危機でも、「エボラは呪いだ」とか「政府が援助金を得るためのまやかしだ」という噂が流れた。コロナ禍の日本でも、生物兵器説や中国陰謀説の他、ウイルスについての間違った知識がツイッターやフェイスブックで拡散した。こうした日本での経験は、教育が浸透し、国民が科学に関する知識をある程度もっている国でも根拠のない噂は流れることを示している。危機感が増していくなか、何を信じればいいのかわからない。そうした状況のなかで噂が拡散するのは避けられない。結局、日本でもシエラレオネでも、人々がアクセス可能な情報源（日本ならテレビやインターネット、シエラレオネでは街頭の啓発キャンペーンや政治エリートの訪問）で感染症対策に必要な情報を繰り返し伝えることで、人々の行動変容を促した。

このようにヒトは変わらない。

しかしながら、人類は歴史のなかで、知識や組織運営のノウハウを積み上げてきた。ハラリのいうように「遺伝子や環境の変化をまったく必要とせず」に新しい行動様式を見つけ、「社会構造、対人関係の性質、経済活動を変え続けることができた」のである。知識や制度も世代を超えて受け継がれ、それらは時代を経ると、より高度なものになっていった。特に一九世紀から二〇世紀前半にかけては、現代へとつながる医学の体系、そして、グローバルな感染症対策の基礎が作られた。一九世紀以降、細菌によって引き起こされる感染症が次々と判明した。さらに二〇世紀に入ると抗生物質が発見され、感染症を治癒させるための治療が可能となった（それまでは対症療法に限られていた）。ウイルスの存在がわかってきたのも一九世紀末から二〇世紀にかけてである。そうした医学の進歩に呼応して、グローバルな感染症対策も進展した。デフォーが記したペストの流行時、ペストがどのようにして発生し、感染するのかはわかっていなかった。疫病の拡大を防ぐ国家間の協力体制もなかった。そこから数百年経た今、人類は致死性の病の大半について、ある程度の知識をもつようになった。国際政治学者・詫摩佳代が著書『人類と病』で記すように、国際保健協力の制度は国際連盟の時代から現代に至るまでの連綿と続く歴史がある（詫摩 2020）。その歴史は、医学の発展とグローバルな協力体制を武器に、次々と感染症を克服してきた人類の歴史に他ならない。このように考えると、西アフリカ・エボラ危機における国際社会の対応、そして、その数年後にみられたコロナ禍への対応は、それまでの人類の成果と、人類の限界を示すものである。

おわりに

筆者は西アフリカ・エボラ危機について調査するにあたり、感染症や医学の進歩についてさまざまな書物に目を通してきた。そうした著作は、当時の状況を文字記録として冷凍保存し、その現実を読者である私の前に突きつけた。ペスト、コレラ、壊血病、かっけ、マラリア、スペイン風邪、HIV／AIDS、そして、新興感染症。さまざまな時代にさまざまな疾病が流行した。

これらの書物には、書かれたときの時代状況が筆致に反映されている。たとえば、一九九〇年代に書かれたHIV／AIDSについての記録には危機感が満ちている。なぜなら、当時、治療法が確立しておらず、本疾病の蔓延は、人類の存続に関わるといわれるほどだったからである。その後、抗レトロウイルス薬を用いた治療法が確立し、ウイルスを検出限界以下に抑え込むことができるようになり、二〇〇〇年代半ばには、その薬が、途上国が特許料を払わなくてもよい医薬品として認められるようになった。HIV／AIDS対策は飛躍的に進んだ。それに伴いHIV／AIDSに関する記述の危機感も若干薄まったようにみえる。このように感染症についての記述は、書かれたときの時代状況が如実に反映されている。だからこそ、本書も二〇二一年七月をもってコロナ禍に関する解釈を冷凍保存させたいのだ。おそらく、七月から出版日（奥付に書かれた初版第一刷発行日）までにコロナ禍の状況は変わっているだろう。だが、あえてそのままにしておく。

筆者が手に取った書物のなかには、数十年前、あるいは、百年以上前に出版されたものも含まれている。それらの書物は、当時の人類の成果と限界を示している。そうした書物を読み重ねていくことで、筆者は人類と感染症の歴史を学び取ることができた。本書も、微力ながらもそうした書物の一冊に加わることになったわけだ。おそらく（というよりも、間違いなく）コロナ禍が終息した後も、人類は何度も感染症の危機に直面するはずだ。ことによると、人類の築き上げてきた文明が感染症により衰退することもあるかもしれない。未来に生きる人々も、必ずや過去の感染症を理解するために、古い文献を手に取ることになるだろう。

本書もまた、後世の誰かに手に取ってほしい。そんな筆者の淡い希望を託して本書を終えることにしたい。

おわりに

人類史という大げさな内容で本論を終えたために、あとがきには若干、私的なことを記したい。私が初めてアフリカの地を踏んだのは二〇〇六年のことである。そのとき、シエラレオネの政府高官に言われた言葉がある。

「アフリカの土を踏んだ者は必ずアフリカに帰ってくる」。

アフリカに関わった者はアフリカから離れられないというのだ。

当時、二四歳であった私はＪＩＣＡ（日本国際協力機構）のガーナ事務所でインターンをしていた。すなわち、日本の開発援助実施機関で就労体験をさせてもらったのである。ガーナ事務所では、シエラレオネの事業を遠隔で取りしきっている。当時は、国連職員になり、世界を飛び回る。そんな夢をみていた。

ＪＩＣＡでは、数カ月間、国際援助の業務の手伝いをさせてもらうという貴重な体験をさせていただいた。しかしながら、インターンの経験から、私は開発援助の仕事をあまり魅力的なものだとは思わなくなった。これは私の性分とも関係しているのだが、国際援助の世界では「先進国は途上国より優れており、途上国はそれに見習わなければならない」という姿勢がある。上から目線で途上国に助けの手を差し伸べるのだ。もちろん、それが役に立っている側面も多々ある。ただし、その考え方が自分と合わなかった。自分のロジックを押しつけるのではなく、むしろ、人々の考え方や暮らし方、生き方を理解したかったのだ。

仕事を終えた夕方や週末は、ガーナの首都をぶらぶら歩いて回った。その経験から気づいたことがある。私は開発途上国で働きたいと思っていたが、その理由は「人助け」をしたいからではなく、知らない世界の人々と交わり、彼らのことを理解したいという個人的な欲望にすぎなかったのだ。

私はＪＩＣＡでのインターン中に知り合ったシエラレオネの高官に
「俺、やっぱり国際援助の仕事向いてないかも」

と何気なく話した。上述の言葉は、そのとき、その高官が口にしたものだった。

その言葉通り、私は再びアフリカの地に立った。ガーナから帰国した後、一年もたっていない。そのときには研究者になるという決心が固まっていた。現地のことを調べ、そのことを伝える物書きとなると決心をしたのだ。それ以降、私は一〇年近くシエラレオネと関わり続けてきた。そのあいだ、シエラレオネ内戦のことを調べ、内戦後の社会変化についても調査した。いくつかの論文と一冊の本を書き上げた。その過程で最初は怯えながら歩いたストリートも勝手知ったる場所となった。十分とはいえないが、シエラレオネの人々の考え方を理解し、人間関係もスムーズになってきた。

そんななか、エボラ出血熱がシエラレオネを襲った。

それから四年半後の二〇一七年八月、私は、エボラ危機に関する二回目の調査を終え、日本への帰路についた。調査助手でもあり、親しい友人でもあるスパローに見送られ、フリータウンを後にした。それ以来、私はシエラレオネの地を踏んでいない。なぜかというと、エボラ危機が私に「浮気」のきっかけを与えたからだ。エボラ出血熱の流行中は、次にいつシエラレオネに行けるかわからなかった。悪あがきのように新しい調査地を探そうとし、渡航したのがミャンマーであった。それ以来、ミャンマー内戦やミャンマーの国境問題に関心を覚えて、現地に通い続けている。もはやシエラレオネとは縁遠くなってしまった。浮気が本気になったのだ。

皮肉なもので研究者になると決心したのは、ミャンマーにある開発援助機関から一本のメールをもらったことだった。「厳正な審査の結果、岡野さんが本業務に適格だと判断しました」という内容である。内定をいただいたのだ。当時、ガーナでのインターンの後で、開発援助の道に進むべきかどうかを迷いながらも就職活動を続けていた。その内定を承諾すれば、数ケ月後にはミャンマーで開発援助の仕事に就くことになる。当時、ミャンマーのことは何も知らなかった。ただ、ポストがあったから応募したにすぎない。内定をいただいた後、私は「十分な知識もない国に赴任し、開発援助の業務を実施することは、私にはできない」という思いを強くした。むしろ、途上国の現状を伝えることの方が自分に向いているのではないか。そう思った私は、せっかくいただいた内定を断り、大学院に入ることにした（当時の関係者には本当に申し訳なく思っています）。こうして研究者という、ある種、「物書き」の道に入り、その後、一〇年間シエラレオネと関わった。

この一〇年間であらためて感じたのは、その国の事情もよくわからずに手探りのまま、その国のために働いている国際援助機関の方々が尊敬の対象であることだ。私が、無理だとあきらめた仕事をコツコツとなすことで、それが現地の人々の生活を少しずつよくしている。特にエボラ危機後の調査で、そうした思いを強くした。

シエラレオネではいろいろな人にお世話になった。私は、片言でしかクリオ語が話せず、英語も下手クソだ。そんな私に多くの人が自分の経験を語ってくれた。なかにはフェイスブックでつながった人もいるが、いまではオンライン上の付き合いだけである。今後、筆者がアフリカに戻るのかはわからない。

もしかするとシエラレオネの高官が言ったように、アフリカからは逃れることができないのかもしれない。もしかしたら今後、私は再び、アフリカと関わることがあるのかもしれない。

そうなれば、それもまたよし、だと思っている。

二〇二一年七月一九日　京都の自宅にて

謝辞

本書が出版されるまでの過程で多くの人や組織にお世話になった。それはシエラレオネだけではない。日本でも同様である。まず、本書は以下の助成によって世に出ることが可能となった。

・日本学術振興会科学研究費補助金「武力紛争の社会的要因に関する研究――シエラレオネ内戦後の首長層と都市若年層」(代表：岡野英之)(二〇一六年度～二〇二一年度)
・第四五回(平成二八年度)三菱財団人文科学助成「シエラレオネ農村部の伝統的指導者はエボラ出血熱の感染の拡大を防ぐためにいかなる役割を果たしたのか」
・日本学術振興会科学研究費補助金「クルド系アクターが国際秩序の安定化／不安定化に与えるインパクトに関する研究」(代表：今井宏平)(二〇一八年度～二〇二一年度)
・日本学術振興会科学研究費補助金「噴火と原発事故からの広域避難をめぐる住民組織の役割と変容に関する比較社会学的研究」(代表：松本行真)(二〇一九年度～二〇二三年度)

これらの助成により現地調査を行ったし、出版も可能となった。その意味で本書はこれらの助成事業に対する「成果報告書」でもある。

また、一人ひとり名を挙げるときりがないが、多くの人から草稿に対してコメントをいただいたり、出版の手助けをしてもらったりした。二人だけ名前を出したい。一人は高校の同級生であり、鈴鹿回生病院の医師でもある杉田貴紀さんである。本書では医学的知識が必要とされるため、現役の医師にチェックしてもらう必要があった。杉田さんには、突然の依頼にもかかわらず快く引き受けていただいた。もう一人は、本書を世に出すことを手伝っていただいたナカニシヤ出版の米谷龍幸さんである。米谷さんが手伝っていただいたおかげでいい本ができました。ありがとうございます。

ト」からの前進』日本ユニセフ協会.
ハラリ、ユヴァル・ノア (2016).『サピエンス全史――文明の構造と人類の幸福』(上・下)(柴田裕之訳)、河出書房新社.
ピオット、ピーター (2015).『ノー・タイム・トゥ・ルーズ――エボラとエイズと国際政治』(宮田一雄・大村朋子・樽井正義訳)、慶應義塾大学出版会.
藤本浩二 (2014).「エボラ出血熱を疑うローランドゴリラの死亡」予防衛生協会、7月14日、〈https://www.primate.or.jp/forum/「エボラ出血熱を疑うローランドゴリラの死亡」/〉
布留川正博 (2019).『奴隷船の世界史』岩波書店.
プレストン、リチャード (2014).『ホットゾーン――「エボラ出血熱」制圧に命を懸けた人々』(高見浩訳)、飛鳥新社.
本多美樹 (2018).「安全保障概念の多義化と国連安保理決議」『アジア太平洋討究』*31*: 121–137.
本名純 (2017).「非伝統的安全保障」山本信人編『東南アジア地域研究入門3――政治』慶応義塾大学出版会、pp.219–234.
増田道明 (2015).「国境を超える感染症――エボラ出血熱/エボラウイルス病」Dokkyo Journal of Medical Sciences、*42*(3): 171–177.
松田素二 (n.d.)「「アフリカ潜在力」第二期の立ち上げにあたって」『「アフリカ潜在力」と現代世界の困難の克服――人類の未来を展望する総合的地域研究』〈https://www.africapotential.africa.kyoto-u.ac.jp/mms/gaiyo (最終確認日:2021年11月1日)〉
松田素二 (2001).「現代アフリカ都市社会論序説」嶋田義仁・松田素二・和崎春日編『アフリカの都市的世界』世界思想社、pp.170–193.
山内一也 (2000).「ウイルス性出血熱に関する最近の話題――エボラウイルスの宿主:ドイツでのラッサ熱患者」人獣共通感染症第92回、日本獣医学会、1月29日、〈https://www.jsvetsci.jp/05_byouki/prion/pf92.html〉
山本敏晴 (2012).『世界で一番いのちの短い国――シエラレオネの国境なき医師団』小学館.
横山裕一 (2015).「エボラウイルスおよびエボラウイルス病に関する文献的考察」『慶應保健研究』*33*(1): 15–21.
冷泉彰彦 (2014).「初の「エボラ発症」でもアメリカ社会が平静な理由」ニューズウィーク日本版、10月3日、〈https://www.newsweekjapan.jp/reizei/2014/10/post-681_1.php〉
ロスリング、ハンス・ロスリング、オーラ・ロンランド、アンナ (2019).『ファクトフルネス――10の思い込みを乗り越え、データを基に世界を正しく見る習慣』(上杉周作・関美和訳)日経BP社.
AFP (2014).「英BA、リベリアとシエラレオネ便を15年まで停止 エボラ熱懸念で」『AFP BB News』8月27日、〈https://www.afpbb.com/articles/-/3024202〉
CNN.co.jp (2014).「エボラ感染の米医師、未承認薬で「奇跡的に」容体改善か」CNN.co.jp、8月5日、〈https://www.cnn.co.jp/usa/35051893.html〉
International SOS (n.d.)「医療専用機と医療搬送」〈https://www.internationalsos.co.jp/global/transport.html (最終確認日:2021年11月1日)〉
Weintraub, Karen (2015).「エボラ特集4:「エボラ孤児」1万人の行方」(ルーバー荒井ハンナ訳)、National Geographic (日本語版)、2月24日、〈https://natgeo.nikkeibp.co.jp/nng/article/20150223/436734/〉

【映像資料】
VICE News (2014). Monkey Meat and the Ebola Outbreak in Liberia, 27 June, 〈https://www.youtube.com/watch?v=XasTcDsDfMg〉
NHKスペシャル (2016).『史上最悪の感染拡大――エボラ 闘いの記録』日本放送協会 (NHK)、2月6日放送.

2021年11月1日)〉
国境なき医師団 (n.d.)「沿革」〈https://www.msf.or.jp/about/history.html (最終確認日：2021年11月1日)〉
国境なき医師団 (2015).「エボラ出血熱 恋人は去り、家を追われ……——元患者に向けられる偏見と差別」2月6日、〈https://www.msf.or.jp/news/detail/voice_1999.html〉
古宮伸洋 (2014).「リベリアでの臨床・感染管理の実際」『国際保健医療』*29*(4): 326–328.
古宮伸洋 (2016).「エボラウイルス病、終息に向けて」『ウイルス』*66*(1): 47–52.
コリアー、ポール (2008).『最底辺の10億人——最も貧しい国々のために本当になすべきことは何か？』(中谷和男訳)、日経BP社.
齋藤智也 (2019).「ヘルス・セキュリティと持続可能な開発目標 (SDGs)」『保健医療科学』*68*(5): 410–417.
白戸圭一 (2019).「エボラ出血熱の流行、浮かび上がる「ブッシュミート」の危険性」『朝日新聞Globe +』6月6日、〈https://globe.asahi.com/article/12430411〉
末近浩太 (2020).「地域に行けないとき地域研究 (者) はどうなるのか」立命館大学国際地域研究所・国際情勢解説、5月8日、〈http://www.ritsumei.ac.jp/file.jsp?id=459483〉
鈴木淳一 (2015).「2014年の西アフリカにおけるエボラ出血熱の流行への国際社会の対応——国際法の視点から」『獨協法学』*98*: 29–66.
瀬川茂子 (2014).「日本人看護師が治療したエボラ出血熱——1日10人死の壮絶現場」『アエラ』2014年11月3日号: 62–63.
赤十字国際委員会 (2014).「エボラ：人道支援要員による活動が必要とされている西アフリカ」11月4日、〈https://jp.icrc.org/activity/2568/〉
赤十字国際委員会 (2015).「ギニア：病気と恐怖のなか、闘い、生きる」3月19日、〈https://jp.icrc.org/activity/3019/〉
高田礼人 (2018).『ウイルスは悪者か——お侍先生のウイルス学講義』亜紀書房.
滝澤美佐子 (2014).「保健衛生の危機と安全保障」平和・安全保障研究所、12月10日、〈https://www.rips.or.jp/rips_eye/509/〉
詫摩佳代 (2020).『人類と病——国際政治から見る感染症と健康格差』中央公論新社.
武見綾子 (2020).「国際保健規則とグローバル保健ガバナンスの構造」城山英明編『グローバル保健ガバナンス』東信堂、pp.35–58.
田中極子 (2015).「国際安全保障課題としての感染症対策——エボラ出血熱流行からの一考察」防衛研究所、7月、〈http://www.nids.mod.go.jp/publication/briefing/pdf/2015/201507.pdf〉
谷英樹・西條政幸 (2015).「エボラワクチン、治療薬の開発状況」『病原微生物検出情報 (IASR)』*36*: 101–103.
デフォー、ダニエル (2009).『ペスト』(平井正穂訳)、中央公論新社.
中川千草 (2015).「エボラがつなげるわたしとかれらの日常 (ギニア)」アフリック・アフリカ、5月6日、〈https://afric-africa.org/essay/country/guinea-essay/alphabet_e1/〉
中川千草 (2019).「病——エボラ出血熱の流行をめぐって」松本尚之・佐川徹・石田慎一郎・大石高典・橋本栄莉編『アフリカで学ぶ文化人類学——民族誌がひらく世界』昭和堂、pp.216–217.
中田成慶 (2010).「医療と教育が大切にされる国キューバの医療を見てきました」阪南中央病院、9月、〈https://www.hannan-chuo-hsp.or.jp/shinryoka/shounika/444/〉
日本経済新聞 (2014).「エボラ未承認薬「提供の用意」政府方針 WHOなどに」日本経済新聞、8月25日、〈https://www.nikkei.com/article/DGXLASFS25H05_V20C14A8MM0000/〉
日本赤十字社 (2014).「エボラ出血熱——最前線で命を守る、死体埋葬ボランティア」『赤十字国際ニュース』67号、日本赤十字社.
日本ユニセフ協会 (2002).『統計で見る子どもの10年 (1990-2000) ——「子どものための世界サミッ

letter-from-a-spanish-ebola-expert-in-sierra-leone_b_5992486.html〉
太田至（2016）.「「アフリカ潜在力」の探究――紛争解決と共生の実現にむけて」松田素二・平野（野元）美佐編『紛争をおさめる文化――不完全性とブリコラージュの実践』京都大学学術出版会、pp.i–xxii.
岡田晴恵（2015）.『エボラ vs 人類 終わりなき戦い――なぜ二十一世紀には感染症が大流行するのか』PHP 研究所.
岡野英之（2015）.『アフリカの内戦と武装勢力――シエラレオネに見る人脈ネットワークの生成と変容』昭和堂.
岡野英之（2018）.「「若者」言説が作り上げげた新興エリート――紛争後シエラレオネにおけるバイクタクシー業業界団体の考察から」『スワヒリ＆アフリカ研究』*29*: 18–37.
岡野英之（2019）.「民主的で官僚的なパトロン＝クライアント関係――内戦後シエラレオネにおけるバイクタクシー業と交通秩序」『文化人類学』*84*(1): 19–38.
岡野英之（2021a）.「対リベリア援助――内戦とエボラ出血熱の災禍に遭った最貧国」阪本公美子・岡野内正・山中達也編『日本の国際協力 中東・アフリカ編――貧困と紛争にどう向き合うか』ミネルヴァ書房、pp.161–162.
岡野英之（2021b）.「コロナ禍でのタイにおける「調整」――ウイルスとの相互作用とその経時変化についての民族誌的記述」『タイ研究』*21*: 51–69.
岡部信彦（2016）.「最近話題になったウイルス感染症――鳥インフルエンザ、デング熱、エボラ、MERS など、我が国に侵入の可能性はあるか」『安全工学』*55*(1): 10–16.
落合雄彦（2008）.「シエラレオネにおける地方自治制度改革とチーフ」武内進一編『戦争と平和の間――紛争勃発後のアフリカと国際社会』アジア経済研究所、pp.251–278.
外務省（2014）.「国連エボラ出血熱流行対応ハイレベル会合（概要）」9 月 26 日、〈https://www.mofa.go.jp/mofaj/af/af1/page3_000930.html〉
外務省（2016）.「西アフリカにおけるエボラ出血熱の流行に対する日本の支援」6 月 14 日、〈https://www.mofa.go.jp/mofaj/af/af1/page23_001160.html〉
勝間靖（2016）.「なぜエボラ出血熱は西アフリカで多くの命を奪ったか？」Waseda Online、6 月 10 日、〈https://yab.yomiuri.co.jp/adv/wol/opinion/international_160620.html〉
加藤茂孝（2013）.『人類と感染症の歴史』丸善出版.
倉田毅（n.d.）「ラッサ熱とは」国立感染症研究所〈https://www.niid.go.jp/niid/ja/kansennohanashi/344-lassa-intro.html（最終確認日：2021 年 11 月 1 日）〉
栗本英世（2000）.「国内紛争のアクターを理解するための序章――国家、パトロン・クライアント・関係・紛争」『NIRA 政策研究』*13*(6): 24–27.
結核予防会（2004）.『沖縄感染症対策イニシアティブ（IDI）中間評価報告書』（外務省委託）〈https://www.mofa.go.jp/mofaj/gaiko/oda/shiryo/hyouka/kunibetu/gai/idi/jk03_01_index.html〉
厚生労働省（n.d.）「エボラ出血熱」〈https://www.mhlw.go.jp/bunya/kenkou/kekkaku-kansenshou11/01-01-01.html（最終確認日：2021 年 11 月 1 日）〉
厚生労働省検疫所（n.d.）「疾患別解説――エボラ出血熱」〈https://www.forth.go.jp/keneki/kanku/disease/dis01_04ebo.html（最終確認日：2021 年 11 月 1 日）〉
厚生労働省検疫所（2019）.「マラリアについて（ファクトシート）」3 月 27 日、〈https://www.forth.go.jp/moreinfo/topics/20190628.html〉
厚生労働省健康局結核感染症課（2017）.「ウイルス性出血熱への行政対応の手引き」（第二版）
国際協力機構（n.d.）「プロジェクト概要――地方都市における給水業務関連職員の能力強化」〈https://www.jica.go.jp/project/sierraleone/002/outline/index.html（最終確認日：2021 年 11 月 1 日）〉
国連広報センター（n.d.）「国連システム」〈https://www.unic.or.jp/info/un/unsystem/（最終確認日：

WHO (2015e). "Ebola Virus Disease – Italy," Disease Outbreak News, 13 May, 〈https://www.who.int/emergencies/disease-outbreak-news/item/13-may-2015-ebola-en〉
WHO (2016a). "WHO Statement on End of Ebola Flare-up in Sierra Leone," News, 17 March, 〈https://www.who.int/news/item/17-03-2016-who-statement-on-end-of-ebola-flare-up-in-sierra-leone〉
WHO (2016b). "Liberia and Guinea Discharge Final Ebola Patients in Latest Flare-Up and Begin 42 Days of Heightened Surveillance," Newsroom, 2 May, 〈https://www.who.int/news-room/feature-stories/detail/liberia-and-guinea-discharge-final-ebola-patients-in-latest-flare-up-and-begin-42-days-of-heightened-surveillance〉
WHO (2016c). "End of the Most Recent Ebola Virus Disease Outbreak in Liberia," 9 June, 〈https://www.who.int/news/item/09-06-2016-end-of-the-most-recent-ebola-virus-disease-outbreak-in-liberia〉
WHO (2016d). "WHO Statement on End of Ebola Flare up in Sierra Leone," 17 March, 〈https://www.who.int/news/item/17-03-2016-who-statement-on-end-of-ebola-flare-up-in-sierra-leone〉
WHO/Africa (2010). *Sierra Leone: Fact Sheets of Health Statistics*, Brazzaville: Regional Office for Africa, World Health Organization.
WHO/Africa (2014). "How Kailahun District Kicked Ebola Out," 29 December, 〈https://www.afro.who.int/news/how-kailahun-district-kicked-ebola-out〉
WHO/Africa (2016a). "End of Ebola Transmission in Guinea," 1 June, 〈https://www.afro.who.int/news/end-ebola-transmission-guinea〉
WHO/Africa (2016b). "WHO Declares the End of the Most Recent Ebola Virus Disease Outbreak in Liberia," 12 June, 〈https://www.afro.who.int/news/who-declares-end-most-recent-ebola-virus-disease-outbreak-liberia-0〉
WHO/Africa (2016c). "Ebola Data and Statistics," 11 May, 〈https://apps.who.int/gho/data/view.ebola-sitrep.ebola-country-SLE-new-conf-prob-districs-20160511-data?lang=en〉
WHO/Africa (2021). "Ebola Virus Disease," 23 February, 〈https://www.who.int/news-room/fact-sheets/detail/ebola-virus-disease〉
WHO/Europe (2015). "United Kingdom Is Declared Free of Ebola Virus Disease," 10 March, 〈https://www.euro.who.int/en/health-topics/health-emergencies/ebola-outbreak-2014/news/news/2015/03/united-kingdom-is-declared-free-of-ebola-virus-disease〉
WHO/International Study Team (1978). "Ebola Haemorrhagic Fever in Sudan, 1976," Bulletin of the World Health Organization, *56*(2): 247–270.
WHO/Sierra Leone (2015). "The Last Ebola Survivor of His Team," 25 May, 〈https://www.afro.who.int/news/last-ebola-survivor-his-team〉
Yamanis, Thespina et al. (2016). "Fears and Misperceptions of the Ebola Response System during the 2014–2015 Outbreak in Sierra Leone," *PLOS Neglected Tropical Diseases*, *10*(10): e0005077.
Zhang, Wenyi et al. (2015). "Field Labs in Action for Ebola Control in Sierra Leone," *Infectious Diseases and Translational Medicine*, *1*(1): 2–5.

【日本語】

足立拓也・古宮伸洋・加藤康幸 (2015).「エボラ出血熱――西アフリカにおける流行と対策」『感染症学雑誌』*89*(2): 223–229.
井上忠男 (2003).『戦争と救済の文明史――赤十字と国際人道法のなりたち』PHP 研究所.
エチェバリア、ホセ・マリア (2014).「エボラ出血熱「防護服が適切に使われていない」感染地帯のスペイン人医師が警告」Huffpost、10 月 15 日、〈https://www.huffingtonpost.jp/jota-echevarraa/

www.who.int/emergencies/disease-outbreak-news/item/2014_03_26_ebola-en〉

WHO (2014c). "Ebola Virus Disease in Guinea – Update," Disease Outbreak News, 27 March, 〈https://www.who.int/emergencies/disease-outbreak-news/item/2014_03_27_ebola-en〉

WHO (2014d). *Ebola and Marburg Virus Disease Epidemics: Preparedness, Alert, Control and Evaluation.*

WHO (2014e). "Statement on the 1st Meeting of the IHR Emergency Committee on the 2014 Ebola Outbreak in West Africa," WHO Statement, 8 August, 〈https://www.who.int/news/item/08-08-2014-statement-on-the-1st-meeting-of-the-ihr-emergency-committee-on-the-2014-ebola-outbreak-in-west-africa〉

WHO (2014f). "Ethical Considerations for Use of Unregistered Interventions for Ebola Virus Disease (EVD)," WHO Statement, 12 August, 〈https://www.afro.who.int/media-centre/statements-commentaries/ethical-considerations-use-unregistered-interventions-ebola〉

WHO (2014g). "WHO Issues Roadmap to Scale Up International Response to the Ebola Outbreak in West Africa," WHO Statement, 28 August, 〈https://apps.who.int/mediacentre/news/statements/2014/ebola-roadmap/en/index.html〉

WHO (2014h). *Ebola Response Roadmap.*

WHO (2014i). "The Outbreak of Ebola Virus Disease in Senegal is Over," Ebola Situation Assessment, 17 October, 〈https://apps.who.int/mediacentre/news/ebola/17-october-2014/en/index.html〉

WHO (2014j). "Mali Confirms Its First Case of Ebola," Ebola Situation Assessment, 24 October, 〈https://apps.who.int/mediacentre/news/ebola/24-october-2014/en/index.html〉

WHO (2014k). "Mali Case, Ebola Imported from Guinea," Ebola Situation Assessment, 10 November, 〈https://apps.who.int/mediacentre/news/ebola/10-november-2014-mali/en/index.html〉

WHO (2014l). "Mali: Details of the Additional Cases of Ebola Virus Disease," Ebola Situation Assessment, 20 November, 〈https://apps.who.int/mediacentre/news/ebola/20-november-2014-mali/en/index.html〉

WHO (2014m). "WHO Congratulates Spain on Ending Ebola Transmission," Statement, 2 December, 〈https://www.who.int/news/item/02-12-2014-who-congratulates-spain-on-ending-ebola-transmission〉

WHO (2014n). "Ebola Response Roadmap Situation Report," 5 November, 〈https://apps.who.int/iris/bitstream/handle/10665/137510/roadmapsitrep_5Nov14_eng.pdf〉

WHO (2014o). "Ebola Virus Disease, West Africa – Update," Global Alert and Response, 5 April, 〈https://www.who.int/emergencies/disease-outbreak-news/item/2014_04_05_ebola-en〉

WHO (2014p). "Cuban Medical Team Heading for Sierra Leone," 1 September, 〈https://www.afro.who.int/news/cuban-medical-team-heading-sierra-leone〉

WHO (2015a). "Liberia: A Country – and Its Capital – Are Overwhelmed with Ebola Cases," January, 〈https://www.who.int/news-room/spotlight/one-year-into-the-ebola-epidemic/liberia-a-country-and-its-capital-are-overwhelmed-with-ebola-cases〉

WHO (2015b). *WHO Strategic Response Plan 2015: West Africa Ebola Outbreak.*

WHO (2015c). "Key Events in the WHO Response to the Ebola Outbreak," January, 〈https://www.who.int/news-room/spotlight/one-year-into-the-ebola-epidemic/key-events-in-the-who-response-to-the-ebola-outbreak〉

WHO (2015d). "The Ebola Outbreak in Liberia is Over," 9 May, 〈https://www.afro.who.int/news/ebola-outbreak-liberia-over〉

Recovery,'" Independent, 12 November, 〈https://www.independent.co.uk/news/uk/home-news/ebola-nurse-pauline-cafferkey-released-london-hospital-after-full-recovery-a6731111.html〉
Wilkie, David S. & Julia F. Carpenter (1999). "Bushmeat Hunting in the Congo Basin: an Assessment of Impacts and Options for Mitigation," *Biodiversity and Conservation, 8*: 927–955.
Wilkinson, Annie (2017). "Emerging Disease or Emerging Diagnosis?: Lassa Fever and Ebola in Sierra Leone," *Anthropological Quarterly, 90*(2): 369–397.
Williams, Corinne L. (2015). "Leading the Charge: Médecins Sans Frontières receives the 2015 Lasker-Bloomberg Public Service Award," *The Journal of Clinical Investigation, 125*(10): 3737–3741.
Williams, Wade (2014). "Liberia Struggles to Contain Spread of Ebola, U.S. State Dept. Issues Travel Warning," Time, 7 August, 〈https://time.com/3089377/ebola-liberia-state-of-emergency/〉
Woodward, Aniek & Danny McLernon-Billows (2018). "Undergraduate Medical Education in Sierra Leone: A Qualitative Study of the Student Experience," *BMC Medical Education, 18*(1): 298.
World Bank (2017). "World Bank Launches First-Ever Pandemic Bonds to Support $500 Million Pandemic Emergency Financing Facility," Press Release, 28 June, 〈https://www.worldbank.org/en/news/press-release/2017/06/28/world-bank-launches-first-ever-pandemic-bonds-to-support-500-million-pandemic-emergency-financing-facility〉
World Bank (2020). "Fact Sheet: Pandemic Emergency Financing Facility," Brief, 27 April, 〈https://www.worldbank.org/en/topic/pandemics/brief/fact-sheet-pandemic-emergency-financing-facility〉
World Bank Data (n.d.[a]) "Life Expectancy at Birth, Total (Years): Sierra Leone," World Bank, 〈https://data.worldbank.org/indicator/SP.DYN.TFRT.IN?locations=SL（最終確認日：2022 年 1 月 14 日）〉
World Bank Data (n.d.[b]) "GDP per Capita (Current US$): Sierra Leone," World Bank, 〈https://data.worldbank.org/indicator/SP.DYN.LE00.IN?locations=SL（最終確認日：2022 年 1 月 14 日）〉
World Bank Data (n.d.[c]) "Fertility Rate, Total (Births per Woman): Sierra Leone," World Bank, 〈https://data.worldbank.org/indicator/NY.GDP.PCAP.CD?locations=SL（最終確認日：2022 年 1 月 14 日）〉
World Health Organization (WHO) (n.d.[a]) "Origins of the 2014 Ebola Epidemic," World Health Organization, 〈https://www.who.int/csr/disease/ebola/one-year-report/virus-origin/en/（最終確認日：2021 年 3 月 12 日）〉
WHO (n.d.[b]) "About WHO," 〈https://www.who.int/about（最終確認日：2022 年 1 月 14 日）〉
WHO (n.d.[c]) "SARS: Chronology of a Serial Killer," 〈https://www.who.int/csr/don/2003_07_04-en（最終確認日：2020 年 5 月 19 日）〉
WHO (n.d.[d]) "Partners: Global Outbreak Alert and Response Network (GOARN)," 〈https://www.who.int/csr/disease/ebola/partners/en/（最終確認日：2020 年 5 月 19 日）〉
WHO (n.d.[e]) "Over 800 Institutions in over 80 Countries Supporting WHO Programmes," 〈https://www.who.int/about/partnerships/collaborating-centres（最終確認日：2021 年 5 月 21 日）〉
WHO (n.d.[f]) "Ground Zero in Guinea: the Ebola Outbreak Smoulders – Undetected – for More than 3 Months," 〈https://www.who.int/news/item/04-09-2015-ground-zero-in-guinea-the-ebola-outbreak-smoulders-undetected-for-more-than-3-months（最終確認日：2022 年 1 月 14 日）〉
WHO (2007). T*he World Health Report 2007: A Safer Future.*
WHO (2014a). "Ebola Virus Disease in Guinea," Disease Outbreak News, 23 March, 〈https://www.who.int/csr/don/2014_03_23_ebola/en/〉
WHO (2014b). "Ebola Virus Disease in Guinea – Update," Disease Outbreak News, 26 March, 〈https://

epidemic_a68793.html〉
Toweh, Alphonso & James Harding Giahyue (2015). "Liberia Investigating Animal Link After Ebola Re-emerges," Reuters, 2 July, 〈https://www.reuters.com/article/us-health-ebola-liberia-idUSKCN0PC0WJ20150702〉
UN in Sierra Leone (2014). "Ebola: House to House Information Campaign to Reach Every Household in Sierra Leone with Life-Saving Information," 19 September, 〈https://sl.one.un.org/2014/09/19/ebola-house-to-house-information-campaign-to-reach-every-households-in-sierra-leone-with-life-saving-information/〉
United Nations (2014a). *The Least Developed Countries Report 2014.*
United Nations (2014b). *Identical Letters Dated 17 September 2014 from the Secretary-General Addressed to the President of the General Assembly and the President of the Security Council.*
United Nations Children's Fund (UNICEF) & World Health Organization (WHO)(2009). *Diarrhoea: Why Children are Still Dying and What Can be Done.*
United Nations Development Programme (UNDP) (n.d.) "Literacy Rate, Adult (% Ages 15 and Older)," 〈http://hdr.undp.org/en/indicators/101406 (最終確認日：2022年1月14日)〉
UNDP (2014). *Human Development Report 2014.*
United Nations Educational, Scientific and Cultural Organization (UNESCO) (n.d.) "Data for the Sustainable Development Goals: Sierra Leone," 〈http://uis.unesco.org/en/country/sl (最終確認日：2022年1月14日)〉
United Nations General Assembly (2014). *Measures to Contain and Combat the Recent Ebola Outbreak in West Africa.*
United Nations Mission for Ebola Emergency Response (UNMEER) (2015). "Ebola Outbreak: Ebola Treatment Centres (ETCs) Status," 13 Febuary.
United Nations Mission in Liberia (UNMIL) (2018). *The Story of UNMIL.*
United Nations Office for West Africa (UNOWA) (2014). "Ebola: The Head of UNOWA Visits Humanitarian Corridor in Dakar," 30 December, 〈https://unowa.unmissions.org/ebola-head-unowa-visits-humanitarian-corridor-dakar〉
United Nations Security Council (2013). *Adopting Resolution 2116 (2013), Renews Mandate of Mission in Liberia until September 2014, Launching Second Phase of Drawdown.*
United Nations Security Council (2014). *Security Council Resolution 2177 (2014).*
United States Agency for International Development (USAID) & Centers for Disease Control and Prevention (CDC) (2014). "Regional ETU Status to Ebola Outbreak in West Africa," 31 October, 〈https://www.humanitarianresponse.info/sites/www.humanitarianresponse.info/files/documents/files/Regional%20Map.pdf〉
UN News (2014a). "Ebola Response Must Be Based on 'Scientific Evidence, Not on Fear,' Urge Top UN Officials," UN News, 2 September, 〈https://news.un.org/en/story/2014/09/476502-ebola-response-must-be-based-scientific-evidence-not-fear-urge-top-un-officials〉
UN News (2014b). "'The Only Way to Stop Ebola Is at Its Source' – UN Chief," UN News, 28 October, 〈https://news.un.org/en/story/2014/10/482142-only-way-stop-ebola-its-source-un-chief〉
Vogel, Gretchen (2014). "Genomes Reveal Start of Ebola Outbreak," *Science, 345*(6200): 989–990.
Walsh, Sinead & Oliver Johnson (2018). *Getting to Zero: A Doctor and a Diplomat on the Ebola Frontline*, London: Zed Books.
Wauquier, Nadia et al. (2015). "Understanding the Emergence of Ebola Virus Disease in Sierra Leone: Stalking the Virus in the Threatening Wake of Emergence," *PLOS Currents*, 20 April, 7.
Wilcock, David (2015). "Ebola Nurse Pauline Cafferkey Released from London Hospital After 'Full

Connect, 11 February, 〈https://blogs.unicef.org/blog/ebola-in-liberia-from-secret-burials-to-safe-burials/〉

Sabeti, Pardis & Lara Salahi (2018). *Outbreak Culture: The Ebola Crisis and the Next Epidemic*, Cambridge & Massachusetts: Harvard University Press.

Sack, Kevin et al. (2014). "How Ebola Roared Back," The New York Times, 29 December, 〈https://www.nytimes.com/2014/12/30/health/how-ebola-roared-back.html〉

Saez, Almundena Mari et al. (2015). "Investigating the Zoonotic Origin of the West African Ebola Epidemic," *EMBO Molecular Medicine*, *7*(1): 17–23.

Samb, Saliou (2014). "WHO Says Guinea Ebola Outbreak Small as MSF Slams International Response," Reuters, 2 April, 〈https://www.reuters.com/article/us-guinea-ebola-idUSBREA301X120140401〉

Samba, Augustine (2014). "As Ebola Survivors on the Increase… Nurse Messie Konneh's Husband Appears in Daru," Awareness Times, 12 June, 〈http://news.sl/drwebsite/publish/article_200525566.shtml〉

Scott, James C. (1972). "Patron-Client Politics and Political Change in Southeast Asia," *The American Political Science Review*, *66*(1): 91–113.

Senga, Mikiko et al. (2016). "Factors Underlying Ebola Virus Infection among Health Workers, Kenema, Sierra Leone, 2014–2015," *Clinical Infectious Diseases*, *63*(4): 454–459.

Shuaib, Faisal et al. (2014). "Ebola Virus Disease Outbreak: Nigeria, July–September 2014," *Morbidity and Mortality Weekly Report (MMWR)*, *63*(39): 867–872.

Sifferlin, Alexandra (2014). "Why Cuba Is So Good at Fighting Ebola," Time, 5 November, 〈https://time.com/3556670/ebola-cuba/〉

Spencer, Craig (2015). "Having and Fighting Ebola: Public Health Lessons from a Clinician Turned Patient," *The New England Journal of Medicine*, *372*: 1089–1091.

Start Fund (2014). "Is Sensitisation Effective in Changing Behaviour to Prevent Ebola Transmission?," Start network, 〈https://start-network.app.box.com/s/qga6qimwrdxwceiy2hu03blmraa7suwg〉

Statistics Sierra Leone (2017). *Sierra Leone 2015 Population and Housing Census: National Analytical Report*.

Stuff (2014). "Ebola Survivors Banned from Sex," Stuff, 29 November, 〈https://www.stuff.co.nz/science/63664787/ebola-survivors-banned-from-sex〉

Sun, Lena H. et al. (2014). "CDC: Ebola Could Infect 1.4 Million in Liberia and Sierra Leone by End of January," The Washington Post, 23 September, 〈https://www.washingtonpost.com/national/health-science/cdc-ebola-could-infect-14-million-in-west-africa-by-end-of-january-if-trends-continue/2014/09/23/fc260920-4317-11e4-9a15-137aa0153527_story.html〉

Sureau, P. et al. (1977). "Containment and Surveillance of an Epidemic of Ebola Virus Infection in Yambuku Area, Zaire, 1976," S. R. Pattyn (ed.) *Ebola Virus Haemorrhagic Fever*, Amsterdam: Elservier.

Sykes, Claire & Miriam Reisman (2015). "Ebola: Working Toward Treatments and Vaccines," *Pharmacy and Therapeutics*, *40*(8): 521–525.

Tengbeh, Angus (2019). "Rumours, Stigma and Stress During Sierra Leone's Ebola Epidemic," London School of Economics, 5 August, 〈https://blogs.lse.ac.uk/africaatlse/2019/08/05/rumours-stigma-and-stress-during-sierra-leones-ebola-epidemic/〉

Tour Mag (2014). "Ebola: the Strategies of Airline Companies to Face the Epidemic," Tour Mag, 26 August, 〈https://www.tourmag.com/Ebola-the-strategies-of-airline-companies-to-face-the-

Pattison, Lisa (2014). "Ebola Survivors in Sierra Leone Speak of Their Hopes and Fears," ICRC, 24 November, 〈https://www.ifrc.org/fr/nouvelles/nouvelles/africa/sierra-leone/ebola-survivors-in-sierra-leone-speak-of-their-hopes-and-fears-67612/〉
Pham, John-Peter (2005). *Child Soldiers, Adult Interests: The Global Dimensions of the Sierra Leonean Tragedy*, New York: Nova.
Poletto, Chiara et al. (2014). "Assessing the Impact of Travel Restrictions on International Spread of the 2014 West African Ebola Epidemic," *Euro Surveillance, 19*(42): 20936.
Poncin, Marc (2016). "Engaging with National Authorities: Médecins Sans Frontières's Experience in Guinea during the Ebola epidemic," *Alternative Humanities, 3*: 28–39.
Pronyk, Paul (2014). "Is It Ebola or Malaria? A Diagnostic Challenge," UNICEF, 20 October, 〈https://blogs.unicef.org/blog/is-it-ebola-or-malaria-the-diagnostic-challenge/〉
Quammen, David (2014). "Insect-Eating Bat May Be Origin of Ebola Outbreak, New Study Suggests," National Geographic, 30 December, 〈https://www.nationalgeographic.com/science/article/141230-ebola-virus-origin-insect-bats-meliandou-reservoir-host〉
Racine, Valerie (2014). "The Pasteur Institute (1887–)," Embryo Project Encyclopedia, 19 August, 〈http://embryo.asu.edu/handle/10776/8151〉
ReBUILT Consortium (2011). *Country Situation Analysis: Sierra Leone.*
Reeck, Darrell (1972). "Islam in a West African Chiefdom: An Interpretation," *The Muslim World, 62*(3): 183–194.
Reed, Tristan & James A. Robinson (2013). "The Chiefdoms of Sierra Leone," Harvard University Manuscript.
Reuters (2014a). "British Ebola Patient Discharged from Hospital after ZMapp Treatment," Reuters, 3 September, 〈https://www.reuters.com/article/health-ebola-idUSL5N0R425H20140903〉
Reuters (2014b). "NBC News Cameraman Is First U.S. Journalist to Contract Ebola Virus," Reuters, 3 October, 〈https://www.haaretz.com/nbc-cameraman-first-u-s-journalist-with-ebola-1.5310794〉
Reuters (2014c). "U.N. Peacekeepers Released from Ebola Quarantine in Mali," Reuters, 6 December, 〈https://www.reuters.com/article/health-ebola-mali-idUSL6N0TQ07O20141206〉
Richards, Paul (1996). *Fighting for the Rain Forest: War, Youth and Resources in Sierra Leone.* Oxford: James Currey; Portsmouth: Heinemann.
Richards, Paul (2016). *Ebola: How a People's Science Helped End an Epidemic*, London: Zed Books.
Richards, Paul et al. (2015). "Social Pathways for Ebola Virus Disease in Rural Sierra Leone, and Some Implications for Containment," *PLOS Neglected Tropical Diseases, 9*(4): e0003567.
Richards, Paul et al. (2019). "Trust, and Distrust, of Ebola Treatment Centers: A Case-Study from Sierra Leone," *PLOS One, 14*(2): e0224511.
Robinson, Colan (2019). "Primary Health Care and Family Medicine in Sierra Leone," *African Journal of Primary Health Care and Family Medicine, 11*(1): 2051.
Ross, Emma (2017). "Command and Control of Sierra Leone's Ebola Outbreak Response: Evolution of the Response Architecture," *Philosophical Transactions of the Royal Society of London. Series B, Biological Sciences, 372*(1721): 20160306.
Ross, Emma et al. (2017). *Sierra Leone's Response to the Ebola Outbreak: Management Strategies and Key Responder Experiences*, London: The Royal Institute of International Affairs.
Rushton, Simon (2016). "Health Security," Mely Caballero-Anthony (ed.) *An Introduction to Non-Traditional Security Studies: A Transnational Approach*, London: Sage Publications, pp.174–192.
Ryeng, Helene Sandbu (2015). "Ebola in Liberia: From Secret Burials to Safe Burials," UNICEF

tented-city-cassava-field-msf%E2%80%99s-newest-ebola-treatment-centre-bo-sierra-leone〉
MSF (2015). *International Activity Report 2014.*
Meltzer, Martin I. et al. (2014). "Estimating the Future Number of Cases in the Ebola Epidemic: Liberia and Sierra Leone, 2014–2015," *Morbidity and Mortality Weekly Report (MMWR), 63* (Supplement 3): 1–14.
Merck & Co. (2020). "ERVEBO® (Ebola Zaire Vaccine, Live) Now Registered in Four African Countries, Within 90 Days of Reference Country Approval and WHO Prequalification," Merck, 14 February, 〈https://www.merck.com/news/ervebo-ebola-zaire-vaccine-live-now-registered-in-four-african-countries-within-90-days-of-reference-country-approval-and-who-prequalification/〉
Miller, Nathan P. et al. (2018). "Community Health Workers during the Ebola Outbreak in Guinea, Liberia, and Sierra Leone," *Journal of Global Health, 8*(2): 020601.
Ministry of Health and Sanitation (2015). *Sierra Leone Basic Package of Essential Health Services 2015–2020,* Freetown: Ministry of Health and Sanitation, Sierra Leone.
Mis, Magdalena (2016). "Sierra Leone Solar Push Aims to Bring Electricity to All by 2025," Reuters, 11 May, 〈https://www.reuters.com/article/us-leone-electricity-idUSKCN0Y21Q3〉
Moores, Victoria (2014). "West Africa's Gambia Bird Suspends Flights," Air Transport World, 31 December, 〈http://atwonline.com/safety/west-africa-s-gambia-bird-suspends-flights〉
Muhindo, Clare & Taddeo Bwambale (2014). "Ugandan Doctor Dies of Ebola in Liberia," New Vision (Uganda), 3 July. 〈https://www.newvision.co.ug/new_vision/news/1342263/ugandan-doctor-dies-ebola-liberia〉
Mukpo, Ashoka (2015). *Surviving Ebola: Public Perceptions of Governance and the Outbreak Response in Liberia,* London: International Alert.
Mundasad, Smitha (2014). "Cuba to Send Doctors to Ebola Areas," BBC News, 12 September, 〈https://www.bbc.com/news/health-29174923〉
Mundasad, Smitha (2015). "British Medic Declared Free of Ebola," BBC News, 27 March, 〈https://www.bbc.com/news/health-32088310〉
Nation (2014). "Sierra Leone to Impose Four-day Nationwide Lockdown to Contain Ebola Spread," 6 September, 〈https://nation.africa/kenya/news/africa/sierra-leone-to-impose-four-day-nationwide-lockdown-to-contain-ebola-spread-1021390〉
NBC News (2014). "Runaway Doctors and Missing Supplies Cripple Care in Ebola-Hit Liberia," NBC News, 8 October, 〈https://www.nbcnews.com/storyline/ebola-virus-outbreak/runaway-doctors-missing-supplies-cripple-care-ebola-hit-liberia-n220686〉
Nossiter, Adam & Denise Grady (2014). "Emergency Efforts in Africa to Contain Ebola as Toll Rises," The New York Times, July 31, 〈https://www.nytimes.com/2014/08/01/world/africa/sierra-leone-declares-health-emergency-over-ebola.html〉
Nyenswah, Tolbert et al. (2014). "Ebola Epidemic: Liberia, March–October 2014," *Morbidity and Mortality Weekly Report (MMWR), 63*(46): 1082–1086.
O'dempsey, Tim (2017). "Failing Dr. Khan," Michael Hofman & Sokhieng Au (eds.) *The Politics of Fear: Médecins Sans Frontières and the West African Ebola Epidemic,* New York: Oxford University Press, pp.175–201.
Oldstone, Michael B. A. & Madeleine Rose Oldstone (2017). *Ebola's Curse: 2013–2016 Outbreak in West Africa,* London, San Diego, Cambridge & Oxford: Elsevier.
Onishi, Norimitsu (2014). "Inquiry Faults Liberia Force That Fired on Protesters," The New York Times, 3 November, 〈https://www.nytimes.com/2014/11/04/world/africa/soldiers-faulted-in-deadly-crackdown-during-ebola-protests-in-liberia.html〉

Lachenal, Guillaume (2014). "Ebola 2014, Chronicle of a Well-Prepared Disaster," Somatosphere, 31 October, 〈http://somatosphere.net/2014/chronicle-of-a-well-prepared-disaster.html/〉

Laverack, Glenn (2018). *Health Promotion in Disease Outbreaks and Health Emergencies*, Boca Raton: CRC Press.

Little, Kenneth (1957). "The Role of Voluntary Associations in West African Urbanization," *American Anthropologist, 59*(4): 579–596.

Lonely Planet (2009). *West Africa 7th Edition*, Victoria, Oakland & London: Lonely Planet.

Lupel, Adam & Michael Snyder (2017). *The Mission to Stop Ebola: Lessons for UN Crisis Response*, New York: International Peace Institute.

MacAulay, Clarence Roy (2015). "New Ebola Death Reported in Northern Sierra Leone," CTV News, 14 September, 〈https://www.ctvnews.ca/health/new-ebola-death-reported-in-northern-sierra-leone-1.2562302〉

Malvy, Denis et al. (2019). "Ebola Virus Disease," *The Lancet, 393*(10174): 936–948.

Manning, Ryann Elizabeth (2009). *The Landscape of Local Authority in Sierra Leone: How "Traditional" and "Modern" Justice Systems Interact*, Washington D.C.: The Legal VICE Presidency, The World Bank.

Margaretha, Isaacson et al. (1977). "Clinical Aspect of Ebola Virus Disease at the Ngaliema Hospital, Kinshasa, Zaire, 1976," S. R. Pattyn (ed.) *Ebola Virus Haemorrhagic Fever*, Amsterdam: Elservier.

Martinez, Luis (2015). "U.S. Military to End Ebola Relief Mission in Liberia," ABC News, 11 February, 〈https://abcnews.go.com/Politics/us-military-end-ebola-relief-mission-liberia/story?id=28876608〉

McElroy, Anita (2015). "Understanding Bleeding in Ebola Virus Disease," *Clinical Advances in Hematology and Oncology, 13*(1): 29–31.

McNeil Jr., Donald G. (2015). "Fewer Ebola Cases Go Unreported Than Thought, Study Finds," The New York Times, 16 December, 〈https://www.nytimes.com/2014/12/16/science/fewer-ebola-cases-go-unreported-than-thought-study-finds-.html〉

Medical Press (2015). "Sierra Leone Marks Grim Ebola Anniversary," Medical Press, 25 May, 〈https://medicalxpress.com/news/2015-05-sierra-leone-grim-ebola-anniversary.html〉

Medicins Sans Frontieres (MSF) (n.d.[a]) "Founding" 〈https://www.doctorswithoutborders.org/who-we-are/history/founding（最終確認日：2022 年 1 月 14 日）〉

MSF (n.d.[b]) "Ebola" 〈https://www.doctorswithoutborders.org/what-we-do/medical-issues/ebola（最終確認日：2022 年 1 月 14 日）〉

MSF (2012). "Burundi and Sierra Leone: Access to Emergency Care Significantly Reduces Maternal Mortality," 19 November, 〈https://www.msf.org/burundi-and-sierra-leone-access-emergency-care-significantly-reduces-maternal-mortality〉

MSF (2013). "For André, Treating Malaria is a 'Personal Commitment'," 3 February, 〈https://www.msf.org/guinea-andr%C3%A9-treating-malaria-personal-commitment〉

MSF (2014a). "Ebola Epidemic Declared, MSF Launches Emergency Response," 22 March, 〈https://www.msf.org/guinea-ebola-epidemic-declared-msf-launches-emergency-response〉

MSF (2014b). "Resurgence of Epidemic Ebola in West Africa," 3 June, 〈https://www.msf.org/resurgence-epidemic-ebola-west-africa〉

MSF (2014c). "Ebola in West Africa: Epidemic Requires Massive Deployment of Resources," 21 June, 〈https://www.msf.org/ebola-west-africa-epidemic-requires-massive-deployment-resources〉

MSF (2014d). "MSF's Newest Ebola Treatment Centre in Bo," 15 October, 〈https://www.msf.org/

IFRC (2016). "Body Team 12: The Story of an Oscar-nominated Red Cross Ebola Responder," 6 April, 〈https://oldmedia.ifrc.org/ifrc/2016/04/06/body-team-12-the-story-of-an-oscar-nominated-red-cross-ebola-responder/〉

IFRC (2017a). "I am an Ebola Nurse. I am Also an Ebola Survivor. This is My Story," 7 April, 〈https://oldmedia.ifrc.org/ifrc/2017/04/07/i-am-an-ebola-nurse-i-am-also-an-ebola-survivor-this-is-my-story/〉

IFRC (2017b). "Life-saving Role of Red Cross Volunteers during Ebola Outbreak Highlighted by New Study," 22 June, 〈https://oldmedia.ifrc.org/ifrc/press-release/life-saving-role-of-red-cross-volunteers-during-ebola-outbreak-highlighted-by-new-study/〉

Institute for Economics and Peace (2018). *Global Peace Index 2018.*

International Bank for Reconstruction and Development (1992). *World Development Report 1992,* New York: Oxford University Press.

International Federation of Red Cross and Red Crescent Societies (IFRC) (2013). *Principles and Rules for Red Cross and Red Crescent Humanitarian Assistance.*

Jah, Umaru S. (2013). "Anatomy of Good Governance in Post-Conflict Sierra Leone," Sierra Express Media, 31 October, 〈http://sierraexpressmedia.com/?p=62419〉

James, Peter B. et al. (2020). "Ebola Survivors' Healthcare-seeking Experiences and Preferences of Conventional, Complementary and Traditional Medicine Use: A Qualitative Exploratory Study in Sierra Leone," *Complementary Therapies in Clinical Practice, 39*: 101127.

Ji Yingjie et al. (2016). "Clinical Presentations and Outcomes of Patients with Ebola Virus Disease in Freetown, Sierra Leone," *Infectious Disease of Poverty, 5*(1): 101.

Johnson, Adebayo (2018). "Sierra Leone: The Most Peaceful Country: Global Peace Index," Star Radio UK, 11 June, 〈https://starradiouk.com/sierra-leone-the-most-peaceful-country-global-peace-index/〉

Johnson, Alex C. (1986). "Multilingualism and Public Policy in Sierra Leone," Brenner Louis (ed.) *Language and Education in Africa.* Bayreuth: Eckhard Breitinger and Reinhard Sander.

Jula, Megan (2018). "Meet the Ebola Doctor Who Trump Viciously Attacked on Twitter," Mother Jones, 21 May, 〈https://www.motherjones.com/environment/2018/05/ebola-craig-spencer-trump-tweeted-now-those-fighting-the-next-outbreak/〉

Kamara, Foday (2017). "New Map of Sierra Leone Unveiled," Salone Stories, 4 August, 〈https://salonestories.wordpress.com/2017/08/04/new-map-of-sierra-leone-unveiled/〉

Kamradt-Scott, Adam (2016). "WHO's to blame? The World Health Organization and the 2014 Ebola Outbreak in West Africa," *Third World Quarterly, 37*(3): 401–418.

Karimi, Faith (2015). "Ebola Crisis: Liberia to Reopen Borders, Lift Curfew," CNN Health, 23 February, 〈https://edition.cnn.com/2015/02/21/health/ebola-liberia-reopens-borders/〉

Keen, David (2005). *Conflict and Collusion in Sierra Leone,* Oxford: James Currey.

Kollie, Ballah (2014). "Liberia: Four Nurses in Ebola Web at Phebe Hospital," Heritage, 21 July, 〈https://allafrica.com/stories/201407211455.html〉

Kratz, Thomas (2017). "The Initial International Aid Response in Sierra Leone: A View Point from the Field," Michael Hofman & Sokhieng Au (eds.) *The Politics of Fear: Médecins Sans Frontières and the West African Ebola Epidemic,* New York: Oxford University Press, pp.85–100.

Kurian, George Thomas (ed.) (1992). "Sierra Leone," *Encyclopedia of the Third World Fourth Edition. Volume III,* New York & Oxford: Facts on File, pp.1711–1728.

Kup, A. P. (1962). *A History of Sierra Leone 1400–1787,* London & New York: Cambridge University Press.

Journal of Infectious Diseases, 214 (Supplement 3): 110–121.

Green, Andrew (2014). "Remembering Health Workers Who Died from Ebola in 2014," *The Lancet, 384*(9961): 2201–2206.

Guardian (2014a). "Liberia: Top Doctor Becomes Latest Ebola Victim," The Guardian, 27 July, 〈https://www.theguardian.com/world/2014/jul/27/liberia-ebola-first-doctor-dies-brisbane-virus-outbreak〉

Guardian (2014b). "Ebola: Airlines Cancel More Flights to Affected Countries," The Guardian, 22 August, 〈https://www.theguardian.com/society/2014/aug/22/ebola-airlines-cancel-flights-guinea-liberia-sierra-leone〉

Guardian (2014c). "Ebola Cremation Ruling Prompts Secret Burials in Liberia," The Guardian, 24 October, 〈https://www.theguardian.com/world/2014/oct/24/ebola-cremation-ruling-secret-burials-liberia〉

Guardian (2014d). "Treating Ebola: Inside the Royal Free Hospital's High-level Isolation Unit," The Guardian, 30 December, 〈https://www.theguardian.com/world/2014/dec/30/treating-ebola-inside-royal-free-hospital-isolation-unit〉

Guilbert, Kieran (2016). "Redemption in Liberia: A Hospital's Painful Recovery from Ebola," Reuters, 26 January, 〈https://www.reuters.com/article/us-liberia-ebola-health-idUSKCN0V40IA〉

Gwynne-Jones, D. R. G. et al. (1978). *New Geography of Sierra Leone*, London: Longman.

Haglage, Abby (2014). "In 1976, an American Doctor Got the Call to Investigate a New, Lethal Fever Sweeping through Central Africa," Daily Beast, 14 September, 〈https://www.thedailybeast.com/the-original-ebola-hunter〉

Hammer, Ashley (2014). "Ebola in Sierra Leone: Lockdown and Food Queues: In Pictures," The Guardian, 9 October, 〈https://www.theguardian.com/global-development/gallery/2014/oct/09/ebola-sierra-leone-lockdown-food-queues-in-pictures〉

Hammer, Joshua (2015). "Ny Nurses Are Dead, and I Don't Know If I'm Already Infected," Matter, 12 January, 〈https//medium.com/matter/did-sierra-leones-hero-doctor-have-to-die-1c1de004941e〉

Harris, David (2014). *Sierra Leone: A Political History*, New York: Oxford University Press.

Haun, Brien K. et al. (2019). "Serological Evidence of Ebola Virus Exposure in Dogs from Affected Communities in Liberia: A Preliminary Report," *PLOS Neglected Tropical Diseases, 13*(7): e0007614.

Heath, Elizabeth (2005). "Sierra Leone (at Glance)," Kwame Anthony Appiah & Henry Louis Gates, Jr. (eds.) *Africana: The Encyclopedia of the African and African American Experience Second Edition*. Oxford & New York: Oxford University Press, p.754.

Hinshaw, Drew & Patrick McGroarty (2014). "Liberia Lifts State of Emergency in Hopes Ebola Is Lessening There," The Wall Street Journal, 13 November, 〈https://www.wsj.com/articles/liberia-lifts-state-of-emergency-as-shifts-view-on-ebola-virus-epidemic-1415896356〉

Hoffman, Danny (2007). "The Meaning of a Militia: Understanding the Civil Defense Force in Sierra Leone," *African Affairs, 106*(425): 639–662.

Hussain, Misha (2015). "Mistrust and Machetes Thwart Efforts to Contain Ebola in Guinea," Reuters, 10 February, 〈https://www.reuters.com/article/us-health-ebola-guinea-hostility/mistrust-and-machetes-thwart-efforts-to-contain-ebola-in-guinea-idUSKBN0LE1HC20150210〉

IFRC (2014). "New Ebola Treatment Centre Opens in Sierra Leone," 23 September, 〈https://www.ifrc.org/fr/nouvelles/nouvelles/africa/sierra-leone/new-ebola-treatment-centre-opens-in-sierra-leone-67077/〉

Challenges, Lessons Learned, and Policy Recommendations," *Value in Health Regional Issues, 13*: 67–70.

Epstein, Joshua M. et al. (2014). "Infectious Disease: Mobilizing Ebola Survivors to Curb the Epidemic," *Nature, 516*: 323–325.

Estrada, Cristina (2014). "Ebola, Snakes and Witchcraft: Stopping the Deadly Disease in its Tracks in West Africa," IFRC, 24 June, 〈https://www.ifrc.org/es/noticias/noticias/africa/sierra-leone/ebola-snakes-and-witchcraft-stopping-the-deadly-disease-in-its-tracks-in-west-africa-66215/〉

Estrada, Christina et al. (2014). "The Face of Humanity," *RCRC*, issue 3, 2014: 4–9.

Fink, Sheri (2014). "WHO Leader Describes the Agency's Ebola Operations," New York Times, 4 September, 〈http://www.nytimes.com/2014/09/04/world/africa/who-leader-describes-the-agencys-ebola-operations.html〉

Fithen, Caspar & Paul Richards (2005). "Making War, Crafting Peace: Militia Solidarities and Demobilisation in Sierra Leone," Paul Richards (ed.) *No Peace, No War: An Anthropology of Contemporary Armed Conflicts*, Athens: Ohio University Press, pp.117–136.

Fofana, Umaru (2016). "Dozens Feared Exposed as Sierra Leone Confirms New Ebola Death," Reuters, 15 January, 〈https://www.reuters.com/article/us-health-ebola-leone-idUSKCN0UT0Q3〉

Fofana, Umaru (2017). "Where are Sierra Leone's Missing Ebola Millions?," BBC News, 23 January, 〈https://www.bbc.com/news/world-africa-38718196〉

Forestier, Colleen et al. (2016). "Coordination and Relationships between Organisations during the Civil-military International Response Against Ebola in Sierra Leone: An Observational Discussion," *Journal of the Royal Army Medical Corps, 162*(3): 156–162.

Formenty, Pierre et al. (1999). "Human Infection Due to Ebola Virus, Subtype Côte d'Ivoire: Clinical and Biologic Presentation," *The Journal of Infectious Diseases, 179*(Supplement 1): 48–53.

France 24 (2014). "Regional Summit to Tackle Deadly Ebola Outbreak," France 24, 1 August, 〈https://www.france24.com/en/20140801-ebola-west-africa-emergency-plan-epidemic-health-guinea-sierra-leone〉

Francis, David (2015). "Ebola's Toll Was Horrific. It Could Have Been Much Worse," FP, 11 February, 〈https://foreignpolicy.com/2015/02/11/epidemic-ebola-pentagon-obama-outbreak-africa/〉

Front Page Africa (2014). "Liberia: Ebola Transmission Risks 'Very Low': U.S. Updates Citizens," AllAfrica, 3 April, 〈https://allafrica.com/stories/201404030636.html〉

Gatherer, Derek (2014). "The 2014 Ebola Virus Disease Outbreak in West Africa," *Journal of General Virology, 95*(8): 1619–1624.

Gbandia, Silas (2014a). "Villagers Stone Workers Tracking Ebola in Sierra Leone," Bloomberg, 29 May, 〈https://www.bloomberg.com/news/articles/2014-05-28/villagers-stone-workers-tracking-ebola-in-sierra-leone〉

Gbandia, Silas (2014b). "Sierra Leone Police Use Tear Gas to Curb Ebola-Related Riot," Bloomberg, 26 July, 〈https://www.bloomberg.com/news/articles/2014-07-25/sierra-leone-police-use-tear-gas-to-curb-ebola-related-riot〉

Gleason, Brigette et al. (2015). "Establishment of an Ebola Treatment Unit and Laboratory: Bombali District, Sierra Leone, July 2014–January 2015," *Morbidity and Mortality Weekly Report (MMWR), 64*(39): 1108–1101.

GOAL Sierra Leone (n.d.) *Support to Quarantined Homes*, Freetown: GOAL Sierra Leone.

Goba, Augustine et al. (2016). "An Outbreak of Ebola Virus Disease in the Lassa Fever Zone," *The*

Practices and Implications," *Science China Life Sciences, 58*(9): 918–921.
Chevalier, Michelle S. et al. (2014). "Ebola Virus Disease Cluster in the United States: Dallas County, Texas, 2014," *Morbidity and Mortality Weekly Report (MMWR), 63* (Early Release): 1–3.
Chippaux, Jean-Philippe (2014). "Outbreaks of Ebola Virus Disease in Africa: the Beginnings of a Tragic Saga," *Journal of Venomous Animals and Toxins including Tropical Diseases, 20*(1): 44.
CIDRAP (2015). "Ebola Total Grows by 2 with New Cases in Guinea," CIDRAP News, 23 September, 〈https://www.cidrap.umn.edu/news-perspective/2015/09/ebola-total-grows-2-new-cases-guinea〉
Cleaton, Julie M. et al. (2015). "Characterizing Ebola Transmission Patterns Based on Internet News Reports," *Clinical Infectious Diseases, 62*(1): 24–31.
Cole, Gibril R. (2013). *The Krio of West Africa: Islam, Culture, Creolization, and Colonialism in the Nineteenth Century*, Athens: Ohio University Press.
Curtin, Philip D. (1961). "'The White Man's Grave': Image and Reality, 1780–1850," *Journal of British Studies, 1*(1): 94–110.
Curtin, Philip D. (1998). *Disease and Empire: The Health of European Troops in the Conquest of Africa,* Cambridge & New York: Cambridge University Press.
Daily Observer (2014a). "Ebola Suspect Cleared, Gets New Start," Daily Observer, 25 April, 〈https://www.liberianobserver.com/columns/health/ebola-suspect-cleared-gets-new-start/〉
Daily Observer (2014b). "Ebola Corpses 'Dumped' in Wetlands," Daily Observer, 4 August, 〈https://www.liberianobserver.com/news/ebola-corpses-dumped-in-wetlands/〉
Dallas Morning News (2014). "Ebola Outbreak in Dallas Officially Ends," The Dallas Morning News, 6 November, 〈https://www.dallasnews.com/news/2014/11/07/ebola-outbreak-in-dallas-officially-ends/〉
Davies, Sara E. & Simon Rushton (2016). "Public Health Emergencies: A New Peacekeeping Mission? Insights from UNMIL's Role in the Liberia Ebola Outbreak," *Third World Quarterly, 37*(3): 419–435.
de Vries, Nina (2015). "Sierra Leone's 3-Day Ebola Lockdown is Over," VOA News, 30 March, 〈https://www.voanews.com/a/sierra-leone-three-day-lockdown-comes-to-a-close/2699608.html〉
Diallo, Mamadou Sadio (2018). "The Social Impact of the Ebola Epidemic on Local Communities in Guinea,"『アジア・アフリカ地域研究』*18*(1): 90–95.
Dixon, Robyn (2014). "Texas Ebola Patient Aided Liberia Woman Thought to Have Malaria," Los Angeles Times, 2 October, 〈https://www.latimes.com/world/africa/la-fg-ebola-liberia-20141003-story.html〉
Dokubo, Emily Kainne et al. (2018). "Persistence of Ebola Virus After the End of Widespread Transmission in Liberia: an Outbreak Report," *Lancet Infectious Diseases, 18*(9):1015–1024.
Donald G. McNeil Jr. (2014). "Fewer Ebola Cases Go Unreported than Thought, Study Finds," The New York Times, 16 December, 〈https://www.nytimes.com/2014/12/16/science/fewer-ebola-cases-go-unreported-than-thought-study-finds-.html〉
Doucleff, Michaeleen (2014). "Doctors Aren't Sure How to Stop Africa's Deadliest Ebola Outbreak," NPR, 18 June, 〈https://www.npr.org/sections/health-shots/2014/06/18/323213138/doctors-aren-t-sure-how-to-stop-africa-s-deadliest-ebola-outbreak〉
Drexler, Madeline (n.d.) "The Ebola Response: Special Report," Harvard Public Health, 〈https://www.hsph.harvard.edu/magazine/magazine_article/the-ebola-response/（最終確認日：2022年1月14日）〉
Elmahdawy, Mahmoud et al. (2017). "Ebola Virus Epidemic in West Africa: Global Health Economic

Bobo, Kadiri S. et al. (2015). "Bushmeat Hunting in Southeastern Cameroon; Magnitude and Impact on Duikers," *African Studies Monographs, Supplementary Issue, 51*: 119–141.

Bolten, Catherine E. (2014). "Articulating the Invisible: Ebola Beyond Witchcraft in Sierra Leone," Society for Cultural Anthropology, 7 October, 〈https://culanth.org/fieldsights/articulating-the-invisible-ebola-beyond-witchcraft-in-sierra-leone〉

Breman, J. G. et al. (1977). "The Epidemiology of Ebola Hemorrhagic Fever in Zaire, 1976," Pattyn, S. R. (ed.) *Ebola Virus Haemorrhagic Fever*, Amsterdam: Elservier.

Breman, J. G. et al. (2016). "Discovery and Description of Ebola Zaire Virus in 1976 and Relevance to the West African Epidemic During 2013–2016," *Journal of Infectious Diseases, 214* (Supplement 3): 93–101.

Breslow, Jason M. (2015). "Meet a Nurse Who Survived Ebola, then Went Back to the Outbreak," Frontline, 5 May, 〈https://www.pbs.org/wgbh/frontline/article/meet-a-nurse-who-survived-ebola-then-went-back-to-the-outbreak/〉

Brink, Susan (2015). "A Man Said to Be Ebola-Free Could Still Infect a Partner During Sex," NPR, 1 May, 〈https://www.npr.org/sections/goatsandsoda/2015/05/01/403600464/a-man-said-to-be-ebola-free-could-still-infect-a-partner-during-sex〉

Brittain, Amy (2015). "The Fear of Ebola Led to Slayings: and a Whole Village was Punished," The Washington Post, 28 February, 〈https://www.washingtonpost.com/world/africa/the-fear-of-ebola-led-to-murder--and-a-whole-village-was-punished/2015/02/28/a2509b88-a80f-11e4-a162-121d06ca77f1_story.html〉

Bullard, Stephan G. (2018). *A Day-by-Day Chronicle of the 2013–2016 Ebola Outbreak*, Cham: Springer.

Butler, Declan (2013). "Agency Gets a Grip on Budget," *Nature, 498*(7452): 18–19.

Buzan, Barry, Ole Wæver, & Jaap de Wilde (1998). *Security: A New Framework for Analysis*, Boulder: Lynne Rienner.

Campbell, Leah (2017). *Ebola Response in Cities: Learning for Future Public Health Crises*, London: ALNAP/ODI.

CBC (2014). "Ebola Outbreak: Canada Sends 2nd Mobile Lab to Sierra Leone," CBC News, 5 October, 〈https://www.cbc.ca/news/health/ebola-outbreak-canada-sends-2nd-mobile-lab-to-sierra-leone-1.2787817〉

CBS (2014). "China Builds Ebola Treatment Center in Liberia," CBS News, 25 November, 〈https://www.cbsnews.com/news/china-builds-ebola-treatment-center-in-liberia/〉

Centers for Disease Control and Prevention (CDC) (2019a). "2014–2016 Ebola Outbreak in West Africa," 8 March, 〈https://www.cdc.gov/vhf/ebola/history/2014-2016-outbreak/index.html〉

CDC (2019b). "Mission, Role and Pledge," 13 May, 〈https://www.cdc.gov/about/organization/mission.htm〉

CDC (2020). "Number of Cases and Deaths in Guinea, Liberia, and Sierra Leone During the 2014–2016 West Africa Ebola Outbreak," 19 February, 〈https://www.cdc.gov/vhf/ebola/history/2014-2016-outbreak/case-counts.html〉

CDC Museum (n.d.) "Tragedy in Kenema, Sierra Leone," David J. Sencer CDC Museum Digital Exhibits, 〈http://www.cdcmuseum.org/exhibits/show/ebola/westafrica/tragedyinkenema（最終確認日：2022 年 1 月 14 日）〉

Chabal, Patrick & Jean-Pascal Daloz (1999). *Africa Works: Disorder as Political Instrument*, Bloomington: Indiana University Press.

Chen, Zeliang et al. (2015). "Mobile Laboratory in Sierra Leone during Outbreak of Ebola:

Barr, Arwen et al. (2019). "Health Sector Fragmentation: Three Examples from Sierra Leone," *Globalization and Health, 15*(8): https://doi.org/10.1186/s12992-018-0447-5

Barry, Alpha Amadou Bano (2017). "Interpretating the Health, social and Political Dimensions of the Ebola Crisis in Guinea," Ibrahim Abdullah & Ismail Rashid (eds.) *Understanding West Africa's Ebola Epidemic Towards a Political Economy*, London: Zed Books, pp.69–84.

Bausch, Daniel G. et al. (2014). "A Tribute to Sheik Humarr Khan and All the Healthcare Workers in West Africa who Have Sacrificed in the Fight against Ebola Virus Disease: Mae We Hush," *Antiviral Research, 111*: 33–35.

BBC (2014a). "Ebola Outbreak in Guinea Unprecedented: MSF" BBC News, 31 March, 〈https://www.bbc.com/news/world-africa-26825869〉

BBC (2014b). "Seven Die in Monrovia Ebola Outbreak," BBC News, 17 June, 〈https://www.bbc.com/news/world-africa-27888363〉

BBC (2014c). "Africa's Ebola Outbreak 'Out of Control,' Warns MSF," BBC News, 20 June, 〈https://www.bbc.com/news/av/world-africa-27950827〉

BBC (2014d). "Ebola Outbreak: Liberia Shuts Most Border Points," BBC News, 28 July, 〈https://www.bbc.com/news/world-africa-28522824〉

BBC (2014e). "Ebola: Liberia Shuts Schools to Tackle Outbreak," BBC News, 30 July, 〈https://www.bbc.com/news/world-africa-28576010〉

BBC (2014f). "Ebola Crisis: World Bank Announces $200m Emergency Fund," BBC News, 5 August, 〈https://www.bbc.com/news/world-africa-28652083〉

BBC (2014g). "Ebola Outbreak: Ivory Coast Bans Flight from Three States," BBC News, 11 August, 〈https://www.bbc.com/news/world-africa-28746020〉

BBC (2014h). "Ebola Outbreak: Senegal Confirms First Case," BBC News, 29 August, 〈https://www.bbc.com/news/world-africa-28983554〉

BBC (2014i). "Obama Says Ebola Outbreak a 'Global Security Threat,'" BBC News, 17 September, 〈https://www.bbc.com/news/world-us-canada-29231400〉

BBC (2014j). "Profile: Leading Ebola Doctor Sheik Umar Khan," BBC News, 30 July, 〈https://www.bbc.com/news/world-africa-28560507〉

BBC (2014k). "Sierra Leone's Ebola Lockdown Will Not Help, Says MSF," BBC News, 6 September, 〈https://www.bbc.com/news/world-africa-29096405〉

BBC (2015). "Ebola Crisis: Mali Says It Has No More Cases," BBC News, 18 January, 〈https://www.bbc.com/news/world-africa-30875317〉

BBC (2019). "Ebola Drugs Show '90% Survival Rate' in Breakthrough Trial," BBC News, 13 August, 〈https://www.bbc.com/news/world-africa-49326505〉

Bell, Beth P. et al. (2016). "Overview, Control Strategies, and Lessons Learned in the CDC Response to the 2014–2016 Ebola Epidemic," *Morbidity and Mortality Weekly Report* (*MMWR*), *65* (Supplement 3): 4–11.

Benjamin, A. Dahl et al. (2016). "CDC's Response to the 2014–2016 Ebola Epidemic: Guinea, Liberia, and Sierra Leone," *Morbidity and Mortality Weekly Report* (*MMWR*), *65*(3): 12–20.

Blake, Matthew (2014). "Dogs EATING corpses of Ebola victims in Liberia...," Mail Online, 29 August, 〈https://www.dailymail.co.uk/news/article-2737684/Dogs-EATING-corpses-Ebola-victims-Liberia-health-teams-pile-bodies-shallow-grave-middle-night-locals-refused-permission-use-land.html〉

Bledsoe, Caroline (1990). "'No Success without Struggle': Social Mobility and Hardship for Foster Children in Sierra Leone," *Man, 25*(1): 70–88.

参考文献

【一次資料】

Government of Liberia (2014). *Statement on the Declaration of a State of Emergency by President Ellen Johnson Sirleaf, R. L.*, August 6, 2014.

Government of Sierra Leone (1983). *The Births and Deaths Registration Act.*

Government of Sierra Leone (2014). *Address to the Nation on the Ebola Outbreak by His Excellency the President Dr. Ernest Bai Koroma, July 30, 2014.*

United Nations (1945). *Charter of the United Nations*, 1 UNTS XVI.

World Health Organization (WHO) (1969). *International Health Regulations(1969)*.

WHO (2005). *International Health Regulations(2005)*.

【英　　語】

ABC (2015). "Ebola Outbreak Eases as World's Largest Treatment Centre Dismantled in Liberia," ABC News, 29 January, 〈https://www.abc.net.au/news/2015-01-29/worlds-largest-ebola-unit-dismantled-as-outbreak-retreats/6053498〉

Abdullah, Ibrahim (1998). "Bush Path to Destruction: The Origin and Character of the Revolutionary United Front/Sierra Leone," The Journal of Modern African Studies, *36*(2): 203–235.

AFP (2015). "New Ebola Case in Sierra Leone Quarantine Village: President," Yahoo News, 7 September, 〈https://news.yahoo.com/ebola-case-sierra-leone-quarantine-village-president-013552935.html〉

Africa against Ebola Solidarity Trust (AAEST) (2016). Africa against Ebola Solidarity Trust Contribution to African Union Support to Ebola Outbreak in West Africa, 〈https://www.nepad.org/publication/africa-against-ebola-solidarity-trust-contribution-african-union-support-ebola〉

African Union (AU) (2015). "Timeline of AU Response to the Ebola Outbreak," 3 February, 〈https://au.int/en/newsevents/26997/timeline-au-response-ebola-outbreak〉

Aldis, William (2008). "Health Security as a Public Health Concept: a Critical Analysis," *Health Policy and Planning, 23*: 369–375.

Alie, Joe A. D. (1990). *A New History of Sierra Leone*, New York: St. Martin's Press.

Aljazeera (2014). "Cuba Pledges 300 More Doctors, Nurses to Combat Ebola," Aljazeera, *26* September, 〈http://america.aljazeera.com/articles/2014/9/26/ebola-cuba-who.html〉

Allen, Denis R. et al. (2015). *Understanding Why Ebola Deaths Occur at Home in Urban Montserrado County, Liberia: Report on the Findings from a Rapid Anthropological Assessment December 22–31, 2014*, Centers for Disease Control and Prevention (CDC), 〈http://www.ebola-anthropology.net/wp-content/uploads/2015/07/FINAL-Report-to-Liberia-MoH-Understanding-Why-Ebola-Deaths-Occur-at-Home-Liberia.pdf〉

Alpren, Charles et al. (2017). "The 117 Call Alert System in Sierra Leone: from Rapid Ebola Notification to Routine Death Reporting," *BMJ Global Health, 2*: e000392.

Apland, Kara et al. (2014). *Birth Registration and Children's Right: A Complex Story*, Woking: Plan International.

Awoko (2014). "Ebola…Kills Dr. Khan," Awoko, 30 July.

Baize, Sylvain et al. (2014). "Emergence of Zaire Ebola Virus Disease in Guinea," *The New England Journal of Medicine, 371*: 1418–1425.

Barnett, Michael (2011). *Empire of Humanity: A History of Humanitarianism*, Ithaca: Cornell University Press.

執筆者紹介

岡野英之（オカノ ヒデユキ）
1980年三重県生まれ。近畿大学・講師。大阪大学大学院人間科学研究科博士課程修了。博士（人間科学）。文化人類学。西アフリカや東南アジアで現地調査を行い、武力紛争や平和構築、国家の統治（汚職や人脈）について研究してきた。本書と関連する著作として、「シエラレオネにおける国家を補完する人脈ネットワーク――エボラ危機（2014-2016年）からの考察」（末近浩太・遠藤貢編『紛争が変える国家 グローバル関係学4』岩波書店，2020年）、『アフリカの内戦と武装勢力――シエラレオネにみる人脈ネットワークの生成と変容』（昭和堂，2015年）がある。

西アフリカ・エボラ危機 2013-2016
最貧国シエラレオネの経験

2022年 2月22日　初版第1刷発行

著　者　岡野英之
発行者　中西　良
発行所　株式会社ナカニシヤ出版
〒606-8161　京都市左京区一乗寺木ノ本町15番地
Telephone　075-723-0111
Facsimile　075-723-0095
Website　http://www.nakanishiya.co.jp/
Email　iihon-ippai@nakanishiya.co.jp
郵便振替　01030-0-13128

印刷・製本＝ファインワークス／装幀＝白沢　正

ISBN978-4-7795-1633-7